Orthopädie von A–Z

Orthopädie von A–Z

für die krankengymnastische
und physiotherapeutische
Praxis

Klaus-Dieter Thomann

109 meist zweifarbige Abbildungen

1989
Georg Thieme Verlag Stuttgart · New York

Dr. med. Klaus-Dieter Thomann
Arzt für Orthopädie und Rheumatologie
Hammarskjöldring 141
6000 Frankfurt/M.

Zeichnungen: Bernhard Salzer

CIP-Titelaufnahme der Deutschen Bibliothek

Thomann, Klaus-Dieter:
Orthopädie von A–Z / Klaus-Dieter Thomann. - Stuttgart ; New York : Thieme, 1989
NE: HST

© 1989 Georg Thieme Verlag
Rüdigerstraße 14, D-7000 Stuttgart 30
Printed in Germany

Satz: Setzerei Lihs, Ludwigsburg
gesetzt auf System 4 mit Linotronic 300
Druck: Druckhaus Dörr, Inhaber Adam Götz, Ludwigsburg

ISBN 3-13-731901-3   1 2 3 4 5 6

Wichtiger Hinweis: Medizin als Wissenschaft ist ständig im Fluß. Forschung und klinische Erfahrung erweitern unsere Kenntnisse, insbesondere was Behandlung und medikamentöse Therapie anbelangt. Soweit in diesem Werk eine Dosierung oder eine Applikation erwähnt wird, darf der Leser zwar darauf vertrauen, daß Autoren, Herausgeber und Verlag größte Mühe darauf verwandt haben, daß diese Angabe genau dem **Wissensstand bei Fertigstellung des Werkes** entspricht. **Dennoch ist jeder Benutzer aufgefordert,** die Beipackzettel der verwendeten Präparate zu prüfen, um in eigener Verantwortung festzustellen, ob die dort gegebene Empfehlung für Dosierungen oder die Beachtung von Kontraindikationen gegenüber der Angabe in diesem Buch abweicht. Das gilt besonders bei selten verwendeten oder neu auf den Markt gebrachten Präparaten und bei denjenigen, die vom Bundesgesundheitsamt (BGA) in ihrer Anwendbarkeit eingeschränkt worden sind. Benutzer außerhalb der Bundesrepublik Deutschland müssen sich nach den Vorschriften der für sie zuständigen Behörde richten.

Vorwort

Krankengymnastik und Physiotherapie spielen in der Behandlung orthopädischer Leiden eine wesentliche Rolle. Durch den Wandel des Krankheitsspektrums wird ihre Bedeutung in Zukunft noch zunehmen. Standen früher anlagebedingte Krankheiten im Vordergrund, so sind heute zunehmend körperliche Veränderungen behandlungsbedürftig, die durch unsere einseitige Lebensweise verursacht werden. Als Stichpunkte seien die sitzende Tätigkeit, der Bewegungsmangel, die statische Belastung einzelner Muskelgruppen und die mentale Anspannung genannt. Vielfach wird der Körper überfordert. „Orthopädische Zivilisationskrankheiten" wie z. B. therapieresistente Zervikalsyndrome, Muskelverspannungen, Lumbalgien und der „Weichteilrheumatismus" mindern die Lebensqualität vieler Menschen. Auch der geplante Ausgleichsport kann die Gesundheit beeinträchtigen. Neben Verletzungen wie Distorsionen, Bandrupturen und Frakturen treten nicht selten Überlastungen an Muskeln, Sehnen oder Gelenken auf, die sich auch bei günstigen Trainingsbedingungen nicht immer vermeiden lassen.

Krankengymnasten und Physiotherapeuten spielen nicht nur in der Behandlung der arbeits- und umweltbedingten Leiden, der Überlastungsbeschwerden und Sportschäden eine wesentliche Rolle. Sie wirken auch bei der Rehabilitation des älteren Menschen durch eine gezielte Aktivierung und die Betreuung nach operativen Eingriffen mit.

Voraussetzung für eine effektive Therapie ist die Zusammenarbeit zwischen Arzt, Masseur und Krankengymnast. Nicht immer ist eine direkte Rücksprache mit dem behandelnden Arzt möglich. Das vorliegende Nachschlagewerk soll die Arbeit erleichtern. Es informiert kurz über die wichtigsten orthopädischen Krankheiten und die üblichen therapeutischen Verfahren. Neben der Definition finden Sie Informationen zu der Krankheitsentstehung, dem Krankheitsbild, dem Vorkommen, der Diagnostik, Therapie und Prognose. Eine kurze Darstellung verlangt Mut zur Lücke. Mancher Leser wird Begriffe, die ihn interessieren, nicht oder nicht ausführlich genug dargestellt finden. Hier sei auf die umfassenden Lehr- und Handbücher der Orthopädie verwiesen.

Da im medizinischen Sprachgebrauch die Benennung der Erkrankungen, Therapien und diagnostischen Verfahren sowohl mit lateinischen als auch deutschen Ausdrücken erfolgt, wurde der jeweils häufiger benutzte Begriff als Überschrift des Artikels gewählt. Die weniger gebräuchliche Bezeichnung wurde in das Stichwortverzeichnis aufgenommen.

Mein Dank gilt dem Georg Thieme Verlag und seinen Mitarbeitern, insbesondere Frau Dr. G. Volkert, Herrn Th. Fertig und Frau L. Brlečić-Enslin für die Betreuung des Textes und die gute Ausstattung des Bandes.

V

Bedanken möchte ich mich auch bei allen, die zum Entstehen dieses Nachschlagewerks beigetragen haben. Frau G. Klaus schrieb das Manuskript, Frau M. Lausmann-Grüber gab mir aus ihrer praktischen Tätigkeit als Krankengymnastin wichtige Hinweise. Meine Frau, Dr. Cornelia Thomann-Honscha, hat einen wesentlichen Anteil an der Verwirklichung des Bandes; mit ihr konnte ich alle offenen Fragen diskutieren. Sie ermöglichte mir auch die Zeit, um mich neben Praxis und Familie auf dieses Thema zu konzentrieren.

Frankfurt am Main   Klaus-Dieter Thomann
Sommer 1989

Inhaltsübersicht

Wichtige orthopädische Krankheitsbilder

Achillessehnenruptur

Definition

Plötzlich eintretender Riß der Achillessehne.

Krankheitsentstehung

Im Laufe des Lebens kommt es zu einer Alterung des Sehnengewebes und zu Umbauvorgängen, die die Belastbarkeit der Achillessehne oberhalb ihres Ansatzes an der Ferse herabsetzen. Die Achillessehne muß die Last des gesamten Körpers bei jedem Schritt übernehmen, der große Wadenmuskel hebt die Ferse vom Boden ab. Bei einer plötzlichen Belastung, dem Anlaufen beim Rennen oder auch beim normalen Spazierengehen, kann es zu einem plötzlichen Riß der Sehne kommen.

Krankheitsbild

Der Riß geht oftmals mit einem „Knall" einher. Es besteht sofortige Gehunfähigkeit. Der Zehenspitzenstand kann nicht mehr eingenommen werden. Im Verlauf der Achillessehne läßt sich eine Delle tasten, das umgebene Gewebe ist geschwollen und füllt sich mit einem Bluterguß.

Vorkommen

Achillessehnenrisse sind zwischen dem 30. und 50. Lebensjahr relativ häufige Ereignisse. In einigen Fällen kann auch die Achillessehne des anderen Beins zu einem späteren Zeitpunkt reißen.

Neben der Alterung des Gewebes spielen konstitutionelle Faktoren eine wesentliche Rolle bei der Entstehung der Achillessehnenruptur.

Diagnostische Verfahren

Orthopädische Untersuchung, Röntgen, Ultraschalluntersuchung.

Therapie

Die Therapie der Wahl ist die operative Behandlung. Die gerissenen Achillessehnenteile werden durch Naht miteinander vereinigt. Die operierte Sehne wird in einem Spitzfußgips für 6 Wochen ruhiggestellt. Durch mehrfaches Umgipsen und eine Minderung der Spitzfußstellung wird die Gefahr einer fixierten Fehlhaltung des Fußes verringert. Zur Entlastung der Achillessehne sollte in den ersten Monaten eine Absatzerhöhung getragen werden. In letzter Zeit werden Achillessehnenrisse z. T. auch konservativ behandelt. Es erfolgt eine längere Gipsruhigstellung in ausgeprägter Spitzfußposition.

Prognose

Bei operativer Behandlung ist die Prognose günstig, ein Riß der genähten Sehne kommt praktisch nie vor.

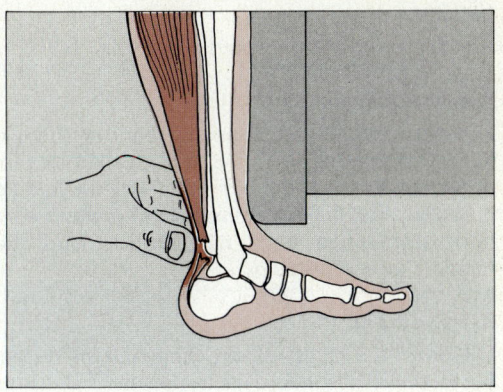

Abb. **1**   Tastbare Sehnen-
lücke bei Achillessehnenriß

Achillodynie

Definition
Reizzustand der Achillessehne.

Krankheitsentstehung
Die Achillessehnenreizung entsteht vor allem bei Sportlern. Durch die intensive Belastung, z. B. beim Dauerlauf, kommt es zu einem Reizzustand und einer Entzündung der Achillessehne und des Achillessehnengleitgewebes. Die Achillodynie nimmt häufig einen chronischen Verlauf. Während normales Gehen noch möglich ist, wird die sportliche Belastung als schmerzhaft empfunden.

Krankheitsbild
Die Patienten klagen über Schmerzen im Verlauf der Achillessehne und der Ferse, die insbesondere nach sportlicher Belastung zunehmend vorkommen.

Vorkommen
Die Achillodynie betrifft hauptsächlich Sportler, die Langstrecken laufen. In geringerem Maße sind auch Tennis-, Handball-, Fußballspieler usw. betroffen.

Die Häufigkeit der Achillodynie nimmt mit dem Alter zu.

Diagnostische Verfahren
Klinische Untersuchung, Röntgen zum Ausschluß einer knöchernen Veränderung der Ferse.

Therapie
Voraussetzung für eine Besserung ist die Reduzierung der sportlichen Belastung. Darüber hinaus sollte ein Fersenkissen getragen werden, das die Achillessehne entlastet.

Als gut wirksam erweisen sich physikalische Behandlungen, vor allem die Behandlung mit Kälte, die Ultraschallbehandlung und eine stoffwechselaktivierende Massage.

Zur anfänglichen Ruhigstellung und Entlastung kann auch ein Spezialverband unter Verwendung von Teersalbe angelegt werden.

In sehr schmerzhaften und therapieresistenten Fällen erweist sich eine 2- bis 3wöchige Gipsruhigstellung als wirksames Behandlungsverfahren.

Prognose
Die Prognose ist immer günstig, oftmals verschwinden die Beschwerden jedoch erst nach Monaten.

Definition

Vererbbarer, disproportionierter Zwergwuchs.

Krankheitsentstehung

Es handelt sich um eine anlagebedingte, vererbte Störung des gesamten Skelettsystems, bei dem die Knochenneubildung aus dem bereits vorhandenen, angelegten Knorpel gestört ist (Störung der enchondralen Ossifikation). Die Knochenneubildung, die im Bindegewebe abläuft, ist ungestört (normale perichondrale Ossifikation). Dadurch kommt es zu einem Mißverhältnis zwischen dem normal großen, im Wachstum jedoch leicht veränderten Schädel und den verkürzten Armen und Beinen. Bei der Achondroplasie liegt ein sog. „dysproportionierter Zwergwuchs" vor.

Bei allen körperlichen Unterschieden zu Personen mit ungestörtem Knochenwachstum ist die Intelligenz der von der Achondroplasie betroffenen Menschen in der Regel normal.

Vorkommen

Die Achondroplasie wird meist dominant vererbt. Darüber hinaus kommt die Achondroplasie auch vereinzelt ohne den Nachweis einer vorbestehenden genetischen Anlage vor.

Diagnostische Verfahren

Orthopädische Untersuchung.

Therapie

Eine ursächliche Therapie ist nicht bekannt. Bei stärkeren Fehlstellungen der Extremitäten können korrigierende Eingriffe empfehlenswert sein.

Prognose

Die Lebenserwartung ist nicht eingeschränkt. Kinder, die mit den beschriebenen Veränderungen geboren werden, behalten diese Zeit ihres Lebens bei.

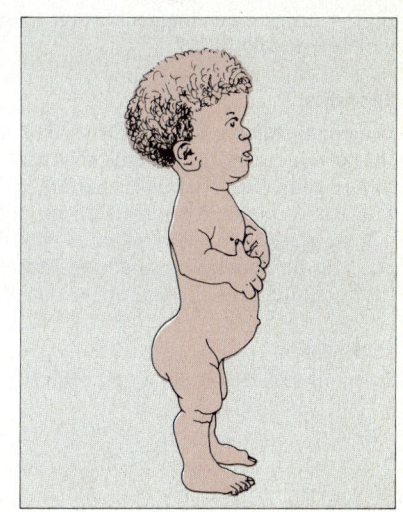

Abb. **2** Achondroplasie

Amelie

Definition
Bereits bei der Geburt vorhandenes Fehlen einer oder mehrerer Gliedmaßen.

Krankheitsentstehung
Durch endogene oder exogene Faktoren, die die Ausbildung einer Gliedmaße in Embryonalzeit verhindern, entsteht eine Amelie. Als Ursache kommen Medikamente (Thalidomid etc.), Abschnürungen der Extremitätenanlage durch die innere Eihaut (Amnion), ionisierende Strahlen, Infektionen usw. in Frage. Das schädigende Agens muß zwischen dem 29. und 38. Tag der Schwangerschaft einwirken, um eine Amelie hervorrufen zu können.

Krankheitsbild
Menschen, die von einer Amelie betroffen sind, fehlt die betreffende Gliedmaße vollständig.

Vorkommen
Die Amelie ist selten. Sie kommt nur sporadisch vor. Häufiger trat sie in den Jahren 1959–1962 in der Folge der Einnahme des Medikaments Thalidomid (Contergan) auf.

Diagnostische Verfahren
Ggf. Röntgen des angrenzenden Rumpfabschnittes, um weitere Fehlanlagen aufzudecken.

Therapie
Eine ursächliche Therapie ist nicht möglich. Eine untere Extremität läßt sich befriedigend durch eine Prothese mit Beckenkorb kompensieren. Eine Versorgung der oberen Extremitäten mit einem Schmuckarm ist möglich. Der funktionelle Armersatz durch aufwendige Prothesen hat sich nicht bewährt. Menschen, die von einer Amelie betroffen sind, bilden die Fähigkeit aus, mit den noch vorhandenen Extremitäten, die ausgefallene Funktion zu übernehmen (z. B Essen, Schreiben mit den Füßen).

Prognose
Es handelt sich um ein angeborenes Leiden.

Definition

Gelenkversteifung.

Krankheitsentstehung

Infolge einer langdauernden Ruhigstellung, Entzündungen, Tumoren, Verletzungen und anderen Erkrankungen können knöcherne oder fibröse Ankylosen entstehen. Je länger der Krankheitsprozeß und die Ruhigstellung andauern, um so eher wird sich eine Ankylose entwickeln.

Krankheitsbild

Das von der Ankylose betroffene Gelenk ist unbeweglich. Je nach Lokalisation und der Position, in der das Gelenk versteift ist, bildet sich eine mehr oder minder starke funktionelle Behinderung aus.

Vorkommen

Am häufigsten werden Ankylosen heute nach schweren Unfällen gesehen. Neben Zerstörungen der gelenkbildenden knöchernen Strukturen spielen auch Weichteil- und Kapselverletzungen eine Rolle, die sekundär verkalken und so eine zunehmende Bewegungseinschränkung hervorrufen (periartikuläre Verkalkung). Ankylosen entstehen relativ häufig am Ellenbogen-, Hüft- und Schultergelenk.

Diagnostische Verfahren

Orthopädische Untersuchung, Röntgen.

Therapie

Die Therapie richtet sich nach der Grundkrankheit. Sofern möglich, wird man eine operative Mobilisierung anstreben (*Arthrolyse*).

Prognose

Die Prognose muß zurückhaltend beurteilt werden. Eine völlig freie Beweglichkeit wird sich auch durch eine *Arthrolyse* nur selten erreichen lassen. Anzustreben ist eine Verbesserung des funktionellen Ergebnisses, sei es durch die Wiedergewinnung einer Restbeweglichkeit oder eine Versteifung in günstiger Position.

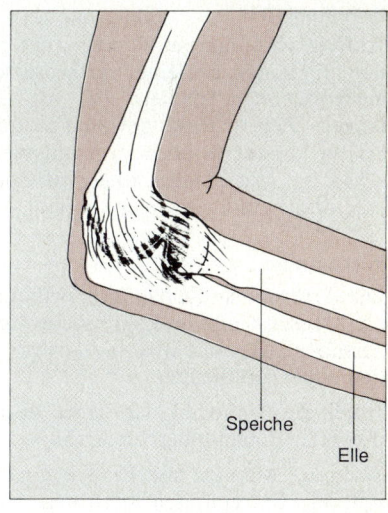

Speiche

Elle

Abb. **3** Knöcherne Ankylose durch periartikuläre Verkalkungen

Arthrose

Definition

Gelenkverschleiß, mechanische Abnutzung der knorpeligen Gelenkflächen.

Krankheitsentstehung

Durch mechanische Abnutzung findet im Laufe des Lebens eine Verschmälerung des Glasknorpels statt. Der Knochen versucht die nun stärker auf ihn einwirkende Belastung abzufangen. Er verdichtet sich. Zusätzlich kommt es zu Knochenanbauten an den Rändern der Gelenkfläche. Der Knorpel wird mit der Zeit rauh. „Knorpelfetzen" und Knorpelabbauprodukte können zu einer Entzündung führen. Man spricht dann von einer „aktivierten Arthrose".

Die Arthrose ist eine Altersveränderung, die alle Menschen betrifft. Je nach Anlage und Belastung ist das Ausmaß des Gelenkverschleißes unterschiedlich. Schwere körperliche Arbeit begünstigt die Ausbildung einer Arthrose. Entsprechend häufig sind Arthrosen an den Gelenken, die der stärksten mechanischen Belastung ausgesetzt sind, wie die Sprunggelenke, Kniegelenke (Gonarthrose) und Hüftgelenke (Koxarthrose). Häufig befallen sind auch die Wirbelgelenke (Spondylarthrose) und die Daumensattelgelenke (Rhizarthrose).

Krankheitsbild

Anfänglich kommt es zu uncharakteristischen, „rheumatischen" Beschwerden. Patienten mit einer Arthrose schildern einen ziehenden, fließenden, ausstrahlenden Schmerz, der vor allem dann eintritt, wenn das Gelenk längere Zeit in Ruhe gewesen ist und nun bewegt wird *(Anlaufschmerz)*. Später kommt es auch zu Schmerzen nach langer Belastung *(Belastungsschmerz)*. Ein *Dauerschmerz* ist Zeichen für eine schwere Arthrose und einen hochgradigen Gelenkabrieb.

Vorkommen

Die Arthrose ist die häufigste orthopädische Erkrankung überhaupt. Kaum ein Mensch bleibt im Laufe seines Lebens von arthrotischen Reizzuständen verschont. Bewußt wird die Arthrose erst registriert, wenn die Beschwerden dauerhaft bleiben.

Auch die Mehrzahl der heute durchgeführten orthopädischen Eingriffe dient der Behandlung der Arthrose.

Während Männer und Frauen ungefähr gleich häufig von Arthrosen der unteren Extremitäten betroffen werden, sieht man Fingermittelglieds- und Endgliedarthrosen (Heberden-, Bouchard-Arthrosen) häufiger bei Frauen.

Diagnostische Verfahren

Orthopädische Untersuchung, Röntgen.

Durch die Arthrose verursachte Erguß- und Zystenbildungen können auch mittels Ultraschall diagnostiziert werden.

Therapie

Die Therapie der Arthrose beruht auf 3 Säulen:
1. Verhaltensänderung,
2. konservative Behandlung,
3. operative Behandlung.

Die *Verhaltensänderung* soll eine gelenkschonende Lebensweise erreichen. Übermäßige, einseitige Belastungen sind zu vermeiden. Günstig wirkt sich Bewegung ohne extreme Belastung aus. Sofern ein Übergewicht vorliegt, sollte eine Gewichtsreduktion angestrebt werden. Eine mäßige sportliche Belastung (Schwimmen, Fahrradfahren) wirkt sich in der Regel günstig aus.

Die *konservative Behandlung* der Arthrose besteht in physikalischen Anwendungen, je nach Stadium und entzündlicher Reaktion, Wärme- und Kältepackungen, Bestrahlungen, Ultraschallbehandlungen, Interferenzstrombehandlungen und entlastenden krankengymnastischen Übungen. In akuten Fällen kann eine medikamentöse Behandlung mit antirheumatischen Medikamenten notwendig sein. Die aktivierte Arthrose spricht gut auf eine einmalige Injektion mit Cortisonpräparaten an. Versucht werden können auch Gelenkinjektionen mit wäßrigen Lösungen (z. B. Zeel), die eine Verbesserung der Nährstoffsituation des Knorpels erbringen sollen. Manche Patienten geben nach der Einnahme von Gelantine eine Besserung ihrer Beschwerden an.

Mit der *operativen Arthrosebehandlung* lassen sich Fehlstellungen und Gelenkinkongruenzen beseitigen. Die Abtragung von Randwülsten und die Glättung der Gelenkflächen wird als „Nettoyage" (Gelenktoilette) bezeichnet. Kleinere Unebenheiten und freie Gelenkkörper können auch mit der Arthroskopie (Gelenkspiegelung) erfolgreich behandelt werden. Bei hochgradig aktivierten Arthrosen kommt auch die Synovektomie (Entfernung der Gelenkinnenhaut) in Betracht. Bei schwersten Gelenkzerstörungen ist der endoprothetische Gelenkersatz das Mittel der Wahl.

Prognose

Während die Arthrose früher oftmals zu einer starken Bewegungsbehinderung führte, läßt sich heute in den allermeisten Fällen mit den konservativen und operativen orthopädischen Verfahren eine ausreichende Bewegungsfreiheit bis ins hohe Alter erzielen. Da die Arthrose jedoch die Belastbarkeit des betroffenen Gelenk- und Knochenabschnittes einschränkt, hängt der Erfolg der Behandlung im wesentlichen von der Einstellung des

Patienten ab. Es gilt, mit der Arthrose zu leben. Ziel der medizinischen Maßnahme ist nicht die Heilung, sondern die Funktionsverbesserung und die Linderung der Beschwerden.

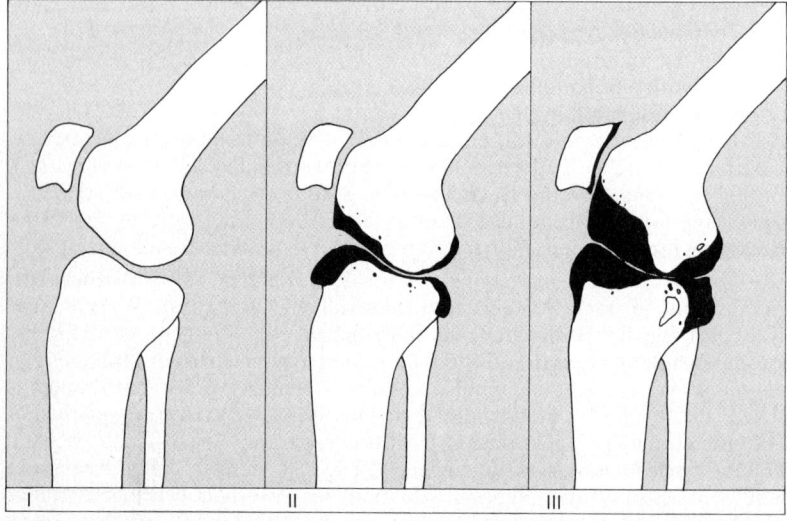

Abb. **4** Arthrose, eine fortschreitende Erkrankung. I Normalbefund. II Mittelschwere Arthrose. III Schwere Arthrose

Aseptische Knochennekrose (Osteochondrose)

Definition

Nekrose (Gewebstod) einzelner Knochen bzw. Knochenabschnitte. Im Gegensatz zur Osteomyelitis, die auch zu einer Nekrose führt, spielen entzündliche Vorgänge bei der aseptischen Knochennekrose keine Rolle. Als Folge von Ernährungs- bzw. Durchblutungsstörungen im Knochen entstehen Struktur- und Umbauvorgänge, die im lokalen Gewebstod enden. Überwiegend befallen sind Skelettabschnitte, die zum großen Teil von Knorpel überzogen sind und bei denen die Durchblutung leicht gestört werden kann.

Krankheitsentstehung

Die Ursache der aseptischen Knochennekrosen ist weitgehend ungeklärt. Man nimmt an, daß kleinere, häufiger auftretende Verletzungen und Stauchungen des Gelenkknorpels eine Rolle spielen. Die Osteochondrosen kommen überwiegend im kindlichen und jugendlichen Alter vor. Befallen sein können u. a. die Hüft- und Kniegelenke, in geringerem Maße auch die Füße, der Schienbeinkopf, die Wirbelkörper und das Schlüsselbein. Der Teil des Knochens, der von der Durchblutung abgeschnitten ist, „stirbt ab". Das wachsende Gewebe ist in der Lage, neue Blutgefäße zu bilden, die in den erkrankten Skelettabschnitt einwachsen. Der nekrotische Knochen baut sich wieder auf, die Erkrankung heilt aus.

Krankheitsbild

Die Erkrankung beginnt mit Schmerzen und einer Schonung des betreffenden Skelettabschnittes. Je nach Lokalisation ist die funktionelle Auswirkung und die Stärke des Schmerzes unterschiedlich. Das jeweilige Krankheitsbild kann unter dem entsprechenden Stichwort nachgelesen werden.

Häufig sind die folgenden aseptischen Knochennekrosen:

Befallener Knochenabschnitt	Bezeichnung
Hüftgelenk	Perthessche Erkrankung
Schienbeinkopfapophyse	Schlattersche Erkrankung
Kahnbein des Fußes	Köhlersche Erkrankung (I)
Mittelfußköpfchen	Köhlersche Erkrankung (II)
Mondbein	Kienböcksche Erkrankung
Wirbelkörper: Grund-, Deckplatten	Scheuermannsche Erkrankung

Eine Sonderform der aseptischen Knochennekrose ist die „idiopathische Hüftkopfnekrose" des Erwachsenen. Hier stirbt der Hüftkopf im tragenden Anteil ab.

Betroffen sind vor allem Männer zwischen dem 30. und 60. Lebensjahr. Bei ihnen spielen Stoffwechselstörungen und Lebererkrankungen als Auslöser eine entscheidende Rolle. Oftmals liegt eine Alkoholkrankheit vor.

Aseptische Knochennekrose (Osteochondrose)

Vorkommen

Mit Ausnahme der idiopathischen Hüftkopfnekrose sind Kinder und Jugendliche von den aseptischen Knochennekrosen betroffen. Während die Osteochondrose der Metatarsalköpfchen (Köhler II) häufiger bei Mädchen auftritt, werden die anderen Erkrankungen überwiegend bei Jungen gesehen.

Diagnostische Verfahren

Orthopädische Untersuchung, Röntgen, Skelettszintigraphie, Computertomographie, Kernspinresonanztomographie.

Therapie

Die orthopädische Behandlung der aseptischen Knochennekrosen unterstützt die körpereigenen Heilungsvorgänge.

Durch das Absterben des Knochens vermindert sich dessen Tragfähigkeit, er wird weich. Wird der Knochen nicht entlastet, so entsteht eine Fehlform, aus der sich später eine Arthrose entwickelt. Um den frühzeitigen Gelenkverschleiß und eine Behinderung, die sich aus einer Umformung des Gelenkes ergibt, zu vermeiden, wird das befallene Gelenk entlastet.

Hierzu dienen Schienen, Gipsverbände und Apparate. Diese müssen so lange getragen werden, bis der Wiederaufbau des Knochens abgeschlossen und die normale Belastbarkeit erreicht ist. Dabei können, z. B. bei der Perthesschen Erkrankung, bis zu 3 Jahre vergehen. Eine Beschleunigung läßt sich durch operative Verfahren erzielen, die die Knochenneubildung anregen.

Bei der idiopathischen Hüftkopfnekrose des Erwachsenen ist die operative Behandlung die Therapie der Wahl. Der abgestorbene Knochen wird teilweise entfernt und gesunder Knochen an seiner Stelle verpflanzt (Spongiosaplastik, gestielte Knochentransplantate, Dreh- bzw. Umstellungsosteotomie).

Prognose

Die Prognose der aseptischen Knochennekrosen des Jugendalters ist bei frühzeitiger Diagnostik und Therapie gut. Von den kleinen Patienten und ihren Eltern wird viel Geduld verlangt. Die Kinder sind jedoch durch die Apparate weniger behindert, als es auf den ersten Blick erscheinen mag. Selbst mit einer Schiene, die von der Hüfte bis zum Fuß reicht und mit der der Hüftkopf entlastet wird (Thomas-Splint), läßt sich rennen, rutschen und klettern. Im Gegensatz dazu sind die Heilungsaussichten bei der idiopathischen Hüftkopfnekrose des Erwachsenen ungünstig. Trotz operativer Behandlung ist bei vielen Patienten mit einer bleibenden Behinderung, einer späteren Hüftgelenkarthrose und Versteifung zu rechnen.

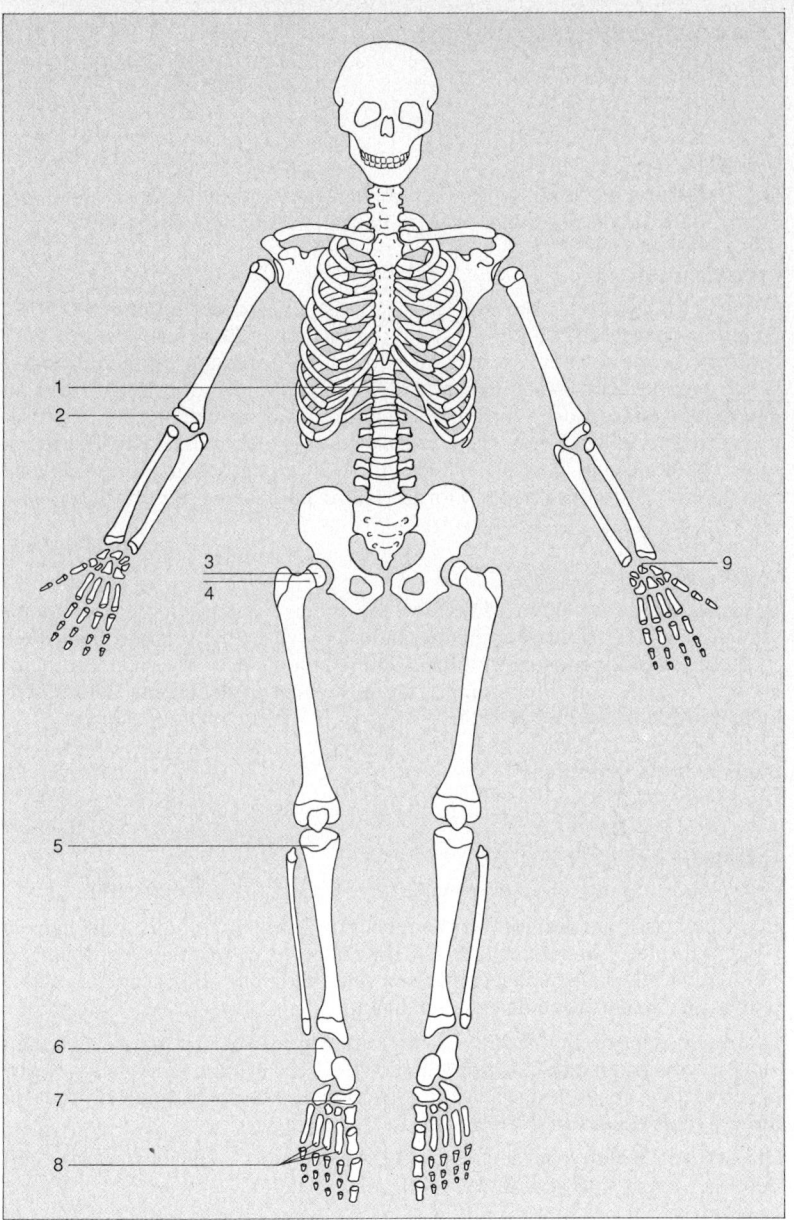

Abb. **5** Wichtige aseptische Knochennekrosen 1 Calvé. 2 Panner. 3 Perthes. 4 Idiopathische Hüftkopfnekrose bei Erwachsenen. 5 Osgood-Schlatter. 6 Haglund-Sever. 7 Köhler. 8 Freiburg-Köhler. 9 Kienböck

Baastrupsche Veränderung

Definition
Die Baastrupsche Veränderung bezeichnet einen normalerweise nicht vorhandenen Kontakt der Dornfortsätze der unteren Lendenwirbelsäule.

Krankheitsentstehung
Ursache für den sog. „Morbus Baastrup" ist eine vertiefte Lendenlordose. Dadurch verringert sich der Abstand der einzelnen Dornfortsätze der Wirbelkörper voneinander, so daß sie bereits bei normalem Stehen Kontakt bekommen können. Nach längerer Zeit können knöcherne Reaktionen an den Kontaktstellen der Dornfortsätze auftreten. Es entsteht eine Sklerose, in dieser speziellen Form auch „Nearthrose" genannt. Bei der Baastrupschen Veränderung handelt es sich nicht im eigentlichen Sinne um eine Krankheit. Ein Kontakt der Dornfortsätze muß keine Beschwerden machen.

Vorkommen
Betroffen sind vor allem Menschen mit einer ausgeprägten Lendenhohlschwingung. Die Baastrupsche Veränderung wird überwiegend nach dem 35. Lebensjahr diagnostiziert. Nicht selten handelt es sich jedoch um radiologisch beschriebene Phänomene, die in keinem ursächlichen Zusammenhang mit den von dem Patienten geklagten Rückenschmerzen stehen.

Diagnostische Verfahren
Röntgen.

Therapie
Eine isolierte Baastrupsche Veränderung ist nicht therapiebedürftig.

Bei Rückenschmerzen und vorhandenem „Baastrup" sollte eine genaue Abklärung der Entstehung der Beschwerden vorgenommen werden. Nur wenn andere Ursachen ausgeschlossen sind, kann der „Baastrup" als auslösend angesehen werden (Ausschlußdiagnose).

Krankengymnastische Verfahren zur Entlordosierung und sportliche Aktivitäten, bei denen eine Aufrichtung des Beckens erfolgt, sind geeignet, die Beschwerden zu lindern (Rückenschwimmen, Fahrradfahren, Gymnastik unter Vermeidung von lordosierenden Bewegungen).

Bei stärkeren Beschwerden sind Injektionen mit Lokalanästhetika, ggf. unter geringem Cortisonzusatz, erfolgversprechend.

Nur in Ausnahmefällen kommt die operative Verkleinerung der Dornfortsätze in Frage.

Prognose

Die Prognose ist günstig. Wesentliche funktionelle Einschränkungen bestehen nicht. Oft reicht die Information des Patienten über sein Beschwerdebild. Bei psychosomatischer Auslösung der Rückenschmerzen und Fixierung auf den „organischen Befund" ist mit längerem Krankheitsverlauf zu rechnen.

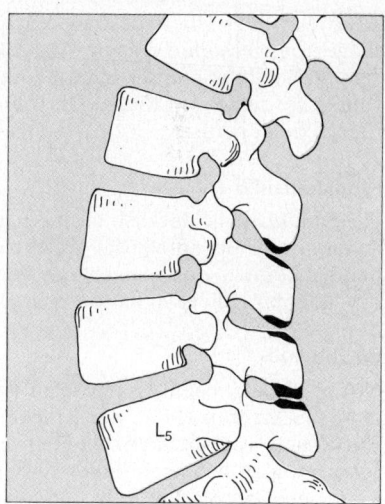

Abb. **6** Baastrupsche Veränderung bei ausgeprägtem Hohlkreuz

Baker-Zyste (Kniegelenkganglion)

Definition

Flüssigkeitsgefüllte, dünnwandige Zyste der Kniekehle, die von der Gelenkkapsel bzw. den Sehnen des M. semimembranosus oder M. semitendinosus ausgeht (benannt nach ihrem Erstbeschreiber William Baker, 1839–1896).

Krankheitsentstehung

Als Folge einer Überbelastung, entzündlicher oder traumatischer Veränderungen entsteht eine dorsale Auswölbung der Kniekehle. Ursächlich kommen Veränderungen der Kniegelenkkapsel und der Sehnen, die durch die Kniekehle ziehen, in Frage. Die Zyste ist mit einem klaren bzw. entzündlichen Exudat gefüllt.

Krankheitsbild

Die Kniekehle ist deutlich nach hinten vorgewölbt. Man ertastet eine rundliche, kirsch- bis apfelgroße weiche oder relativ feste Schwellung. Die Patienten können nur schlecht hocken und knien, das vollständige Durchstrecken des Kniegelenkes bereitet Beschwerden.

Vorkommen

Neben Verletzungen der dorsalen Kniegelenkkapsel, die zu einer Ausstülpung der serösen Häute der Kniekehle nach dorsal führen, spielen bei der Entstehung vor allem entzündlich-rheumatische Erkrankungen eine Rolle. Jedoch finden sich auch Baker-Zysten bei aktivierten Gonarthrosen und bei Menschen, die die Muskeln und Sehnen der Kniekehle übermäßig belastet haben.

Auch Schädigungen des Hinterhorns des Meniskus können eine Baker-Zyste entstehen lassen.

Diagnostische Verfahren

Orthopädische Untersuchung, Röntgen zum Ausschluß einer knöchernen Verletzung, Ultraschalluntersuchung, Arthrographie, Arthroskopie.

Therapie

Die Therapie richtet sich nach der Grundkrankheit. Ist die Baker-Zyste durch eine akute Entzündung oder eine eindeutige Überbelastung entstanden, so verschwindet sie oftmals spontan. Läßt sich durch kühlende Umschläge, stabilisierende Verbände und nichtsteroidale Antirheumatika kein Rückgang der Schwellung erzielen, dann ist eine Punktion mit anschließender Instillation von 10–25 mg Prednisolon oder eines anderen Cortisonabkömmlings angezeigt. Wesentliche Nebenwirkungen sind durch eine einmalige Injektion nicht zu erwarten. Bleibt auch diese Behandlung erfolglos, so sollte nach einer Arthrographie und Arthroskopie eine operative Revision der Kniekehle mit Entfernung der Zyste durchgeführt werden.

Prognose

Die Prognose ist günstig. Mit einer abgestuften Behandlung läßt sich Beschwerdefreiheit erreichen.

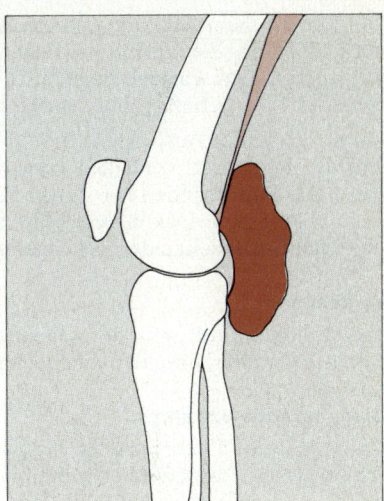

Abb. **7** Baker-Zyste. Zystische Auswölbung, die von der Gelenkkapsel bzw. dem Sehnengleitgewebe ausgeht

Ballenhohlfuß (Pes excavatus)

Definition

Fußfehlform mit ausgeprägtem Längsgewölbe und vermehrter Belastung des Köpfchens des 1. Mittelfußstrahls.

Krankheitsentstehung

Der Ballenhohlfuß entsteht überwiegend anlagebedingt.

Krankheitsbild

Der Fuß erscheint verkürzt und etwas verplumpt. Der 1. Strahl weicht leicht nach innen ab, der Vorfuß wird damit adduziert. Das Fußgewölbe ist stark ausgeprägt. Das Fersenbein steht in einer leichten O-Position. Das Köpfchen des 1. Mittelfußstrahles ist deutlich prominent und häufig beschwielt.

Durch die starke Ausprägung des Längsgewölbes wird die Last beim Gehen von der Ferse und vor allem vom 1. und 5. Mittelfußköpfchen übernommen. Die Strecksehnen der Zehen können verkürzt sein. Dadurch entsteht nicht selten eine Hammerzehenbildung, die zu schmerzhaften Schwielen über den Streckseiten der Zehengelenke und den Kuppen der Zehen führt.

Vorkommen

Der Ballenhohlfuß ist in der voll ausgebildeten Form eher selten. Häufiger ist eine Normvariante, der sog. hochgesprengte Fuß oder Hohlfuß (s. dort).

Diagnostische Verfahren

Orthopädische Untersuchung. Ggf. neurologische Untersuchung zum Ausschluß eines neurologischen Leidens.

Therapie

Versorgung mit ausreichend weiten und fußgerechten Schuhen. Zumeist ist eine Einlagenversorgung, die den Fuß bettet, angezeigt. Bleiben Beschwerden bestehen, so kann es notwendig sein, orthopädische Schuhe anzufertigen.

Nur in Ausnahmefällen kommt eine operative Behandlung in Betracht.

Prognose

Entscheidend für das Befinden des Patienten ist die Schuhversorgung. Bei guter Schuhversorgung ist die Prognose in bezug auf die Leistungsfähigkeit des Fußes günstig.

Abb. **8** Ballenhohlfuß

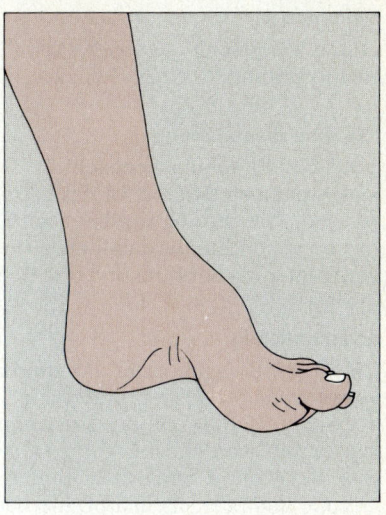

Bandinstabilität

Definition

Durch Verletzung oder Zerstörung eines oder mehrerer Bänder hervorgerufene Instabilität eines Gelenkes.

Krankheitsentstehung

Eine Bandinstabilität entsteht in der Regel als Folge einer schweren Gelenkverletzung. Hierbei ist das betroffene Band bis zum Zerreißen gedehnt worden. Gleichzeitig werden auch Kapselstrukturen mit verletzt. Am häufigsten treten Bandinstabilitäten am Kniegelenk auf. Hier ist auch die Beeinträchtigung der Funktion und Belastbarkeit am größten.

Krankheitsbild

Die Auswirkungen einer Bandinstabilität sind je nach Lokalisation und betroffenen Strukturen unterschiedlich. Eine leichte Instabilität des oder der Seitenbänder bzw. der Kreuzbänder kann am Kniegelenk muskulär gut kombiniert werden. Im Alltag treten keine Beschwerden auf. Bei sportlicher Belastung kommt es zu einer erhöhten Reibung zwischen Oberschenkelrolle und Schienbeinkopf; hierbei kann leicht eine Ergußbildung entstehen. Nach schweren, kompletten Zerreißungen der Seiten- und Kreuzbänder entsteht ein Schlottergelenk, das ein normales Gehen behindert.

Weniger gravierend sind Bandinstabilitäten am Sprunggelenk. Bei ausgeprägter Instabilität knicken die Patienten häufiger nach außen um.

Vorkommen

Bandinstabilitäten entstehen überwiegend unfallbedingt. An erster Stelle sind hier Sport- und Verkehrsunfälle zu nennen. Aber auch ein „Umknikken" beim normalen Gehen auf der Straße kann bei unzureichender Behandlung zu einer Bandinstabilität führen.

Diagnostische Verfahren

Röntgen zum Ausschluß einer knöchernen Verletzung, „gehaltene" Röntgenaufnahmen, Röntgenkontrastaufnahmen, Ultraschalluntersuchung, Kernspinresonanztomographie (Kreuzbänder), Arthroskopie.

Therapie

Eine alte Bandinstabilität kann unterschiedlich behandelt werden. In Frage kommt ein kompensatorisches muskuläres Training, das die Gelenkführung verbessert. Läßt sich dadurch allein keine befriedigende Stabilität erzielen, so ist eine Orthese bzw. ein operativer Eingriff zur Stabilisierung angezeigt. Die operativen Verfahren unterscheiden sich in der Wahl derjenigen Materialien, die zur Rekonstruktion des Bandes eingesetzt werden. In Frage kommen körpereigene Sehnen und Faszien, Kunststoffbänder und Sehnenersatzgewebe tierischer Herkunft.

Postoperativ ist eine Gips- bzw. Orthesenruhigstellung erforderlich. Gelenkbelastende Sportarten sollten, soweit möglich, gemieden werden.

Prognose

Durch verfeinerte Operationstechniken läßt sich heute überwiegend ein befriedigendes Ergebnis erzielen. Voraussetzung für den langfristigen Erfolg ist eine gelenkschonende Lebensweise.

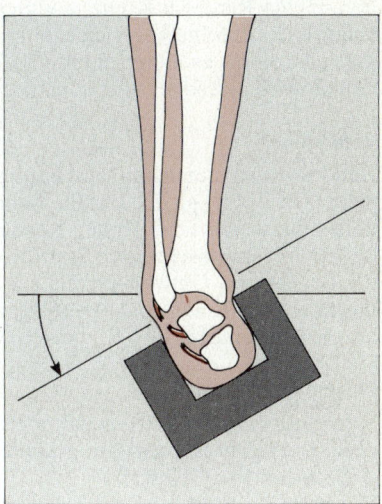

Abb. **9** Seitenbandinstabilität des oberen Sprunggelenkes (gehaltene Röntgenaufnahme)

Bandruptur

Definition
Riß eines oder mehrerer Bänder, die ein Gelenk stabilisieren.

Krankheitsentstehung
Durch eine schwere Distorsion kommt es zu einer Überdehnung und zu einem Riß eines oder mehrerer das Gelenk stabilisierender Bänder.

Krankheitsbild
Am häufigsten ist die Ruptur der fibularen Bänder am Sprunggelenk. Hier entsteht eine hochgradige Schwellung unterhalb und vor dem Außenknöchel. Gleichzeitig klagen die Patienten über ausgeprägte Schmerzen. Daneben spielen Risse der Kreuz- und Seitenbänder am Kniegelenk eine wesentliche Rolle. Infolge von gleichzeitig eintretenden Kapsel- und Gefäßverletzungen kommt es meist zu einem blutigen Kniegelenkerguß. Das normale Gehen wird erschwert und ist stark schmerzhaft.

Vorkommen
Bandrupturen entstehen am häufigsten während der sportlichen Betätigung. Daneben spielen Unfälle beim normalen Gehen und im Straßenverkehr eine wesentliche Rolle. Neben dem Fußball gehört das Skifahren zu den verletzungsträchtigsten Sportarten. Durch hochgezogene Skistiefel sind die Brüche des Unterschenkels geringer geworden, während nun die Last direkt auf das Kniegelenk übertragen wird und in vermehrtem Maße Kreuz- und Seitenbandrisse des Kniegelenkes auftreten.

Diagnostische Verfahren
Röntgen, einschließlich gehaltener Aufnahmen, Arthroskopie, Sonographie, Kernspinresonanztomographie.

Therapie
Die Behandlung richtet sich nach der Lokalisation der Verletzung. Am Sprunggelenk können Risse der fibularen Seitenbänder sowohl konservativ als auch operativ behandelt werden. Neben der Bandnaht steht hier die Gipsbehandlung und die Ruhigstellung mit funktionellen Verbänden (Tape-Verbänden) oder Orthesen.

Abb. **10** Häufige Bandrupturen. 1 Bänder des Schultereckgelenkes. 2 Ulnares und ▶ radiales Seitenband des Ellenbogens. 3 Ulnares Seitenband des Daumengrundgelenkes. 4 Kollateralbänder der Finger. 5 Seiten- und Kreuzbänder des Knies. 6 Fibulare Seitenbänder am Knöchel

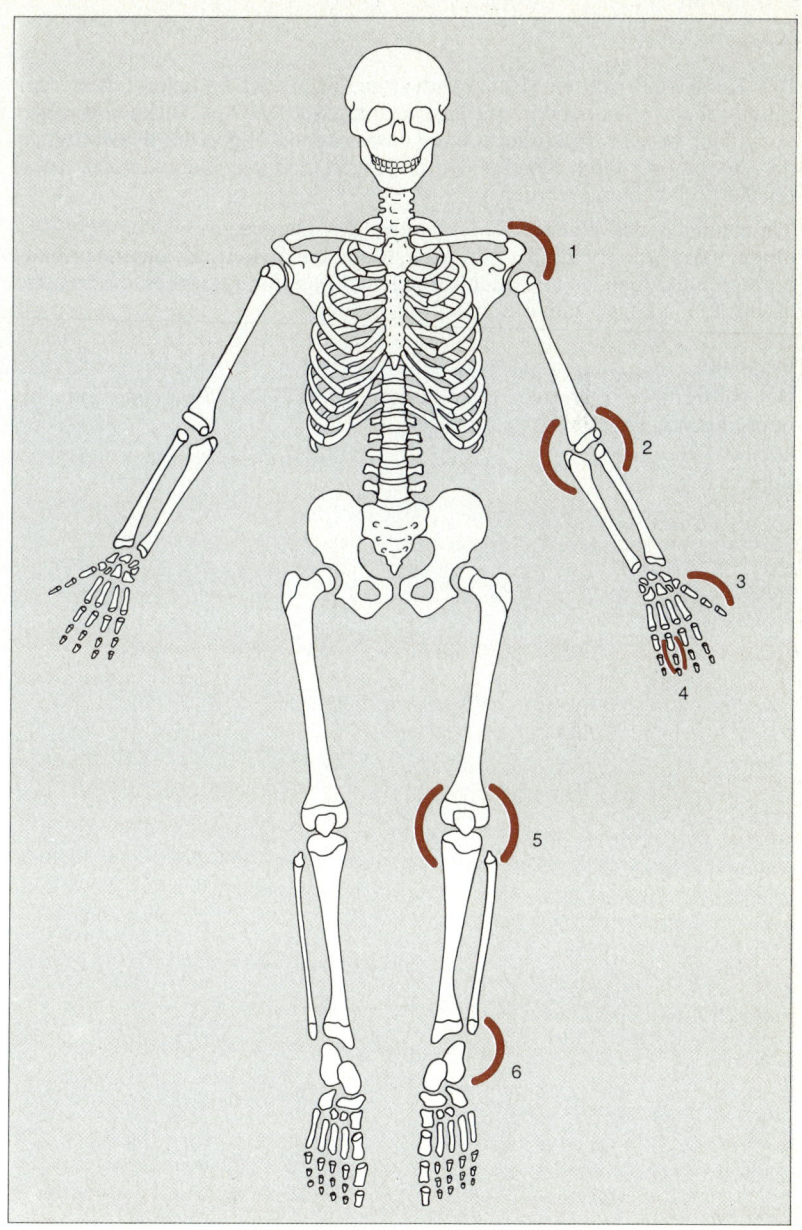

Am Kniegelenk sollten Kreuzbandverletzungen und komplette Risse der Innen- oder Außenbänder operativ versorgt werden. Bei Anrissen der Seitenbänder ist eine Gipsruhigstellung ausreichend. Wegen der Schwierigkeit der Operation sollten Kniebandverletzungen in eigens hierauf spezialisierten Zentren versorgt werden.

Verletzungen des ulnaren Seitenbandes des Daumengrundgelenkes (Skidaumen) sollten ebenfalls operiert werden. Bei Rissen des medialen bzw. ulnaren Seitenbandes am Ellenbogengelenk kommt sowohl eine operative als auch eine konservative Behandlung in Frage.

Prognose

Bei frühzeitiger operativer oder konservativer Behandlung sind gute bis befriedigende Ergebnisse zu erwarten.

Definition

Funktionseinbuße des Bandscheibengewebes als Folge des Alterungsprozesses.

Krankheitsentstehung

Nach Abschluß des Wachstums verringert sich der Wassergehalt und die Elastizität des Bandscheibengewebes. Es kommt zu einer Höhenminderung des Bandscheibenraumes und zu kleineren Vorwölbungen der Bandscheiben sowie knöchernen Anbauten an den Grund- und Deckplatten der Wirbelkörper. Gleichzeitig wächst der Druck auf die kleinen Wirbelgelenke, die die Bewegung der Wirbelsäule steuern und limitieren.

Krankheitsbild

Die Bandscheibendegeneration führt zu einer Druckerhöhung in den kleinen Wirbelgelenken und somit sekundär zur Entstehung einer Spondylarthrose. Gleichzeitig führen die knöchernen und knorpeligen Auswulstungen von Bandscheibe und Wirbelkörpern zu einer Reizung der austretenden Spinalnerven. Die Bandscheibendegeneration ist durch wiederkehrende Neuralgien, z. B. an der Lendenwirbelsäule durch Lumboischialgien, gekennzeichnet.

Kennzeichnend für abnutzende Veränderungen an den Bandscheiben sind die folgenden Klagen der Patienten: Sie berichten darüber, daß sie erhebliche Beschwerden haben, wenn sie morgens das Bett verlassen, daß sie nur gebückt vor dem Waschtisch beim Zähneputzen stehen können, daß sie beim Liegen im Bett das Gefühl haben, sie „brächen durch". Im Laufe des Tages nehmen die Beschwerden ab. Typisch ist das wiederholte Auftreten von „Hexenschüssen" oder von ausgeprägten Verspannungen im Bereich von Halswirbelsäule, Schulter und Nacken sowie ausstrahlenden Schmerzen in einen oder beide Arme (Zervikobrachialgie). In ausgeprägten Fällen kann es durch den Druck auf die Nervenwurzeln zu sensiblen oder motorischen Ausfällen kommen.

Vorkommen

Die Bandscheibendegeneration ist ein physiologischer Prozeß des Alterns, der erst dann Krankheitswert bekommt, wenn wiederholte und stärkere Reizzustände auftreten. Morgendliche Beschwerden nach dem Aufstehen, Schmerzen nach längerer Vorneigung bzw. bei einseitigen Arbeiten in Zwangshaltung der Wirbelsäule sind physiologisch und als normal anzusehen.

Die Bandscheibendegeneration und die von ihr verursachten Beschwerden sind eines der Hauptgründe, einen Orthopäden aufzusuchen. Ein großer Teil der von Masseuren und Krankengymnasten behandelten Menschen leiden an degenerativen Veränderungen der Bandscheiben.

Bandscheibendegeneration

Diagnostische Verfahren

Orthopädische Untersuchung, Röntgen, in besonderen Fällen Computertomographie.

Therapie

Die Bandscheibenabnutzung ist, sofern sie keine wesentlichen Beschwerden macht, nicht therapiebedürftig.

Erst wenn häufig Beschwerden auftreten, die die Lebensqualität des einzelnen beeinträchtigen, sollte eine Behandlung durchgeführt werden. In akuten Phasen können nichtsteroidale Antirheumatika oder Analgetika wie
Acetylsalicylsäure (z. B. Aspirin) oder Paracetamol lindernd wirken.

Günstig wirken sich Wärme, Wannenbäder und Massagen aus. Langfristig
ist eine Kräftigung der Rückenstreckmuskulatur anzustreben, um die durch
die Degeneration bedingte übermäßige Beweglichkeit der Wirbelkörper
gegeneinander zu limitieren. Entscheidend ist die Aufklärung des Patienten
über die Harmlosigkeit seines Leidens. Er muß akzeptieren, mit gewissen
Beschwerden zu leben.

Prognose

Eine Regeneration der Bandscheibenräume ist nicht möglich. Bei ausreichender Information und gezielter, punktueller Therapie bleibt eine gute
Lebensqualität erhalten.

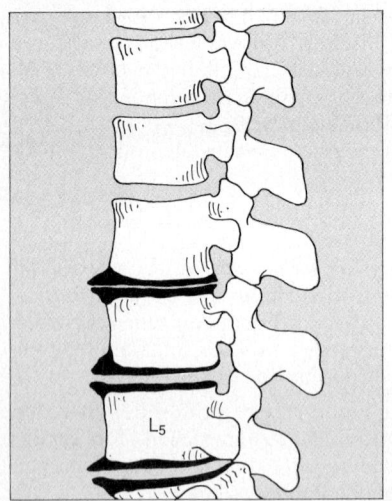

Abb. 11 Schmerzhafte Bandscheibendegeneration, die sich im Röntgenbild
als Osteochondrosis intervertebralis
zeigt

Bandscheibenvorfall (Nucleus-pulposus-Prolaps)

Definition

Durch Zermürbung des Bandscheibenringes hervorgerufenes Austreten von Bandscheibengewebe gegen den Rückenmarkskanal und dadurch bedingte Reizung bzw. Verletzung von Nervenfasern.

Krankheitsentstehung

Die Bandscheibe verbindet die einzelnen Wirbelkörper miteinander. Sie dient gleichzeitig als Puffer für die auf die Wirbelsäule einwirkenden Kräfte. Damit übt sie eine Stoßdämpferfunktion aus; gleichzeitig erlaubt ihre große Elastizität umfangreiche Bewegungen der Wirbelsäule.

Durch den aufrechten Gang des Menschen wird die Bandscheibe stärker axil belastet. Sie altert im Laufe des Lebens. Beim Bandscheibenvorfall ist der äußere Ring der Bandscheibe zermürbt, er reißt ein, und Bandscheibengewebe, das unter hohem Druck steht, tritt aus. Sofern das Gewebe gegen einen Rückenmarksnerven drückt, sind Schmerzen und Lähmungen bzw. Gefühlsstörungen die Folge. In seltenen Fällen kann auch das Blasen- und Mastdarmzentrum, das im Rückenmark liegt, betroffen sein.

Krankheitsbild

Als Folge einer plötzlichen Bewegung, des Anhebens einer starken Last oder auch nur beim Drehen im Bett kommt es zu stärksten, in die Lende bzw. in beide Beine ausstrahlenden Schmerzen. Der Patient ist anfangs kaum in der Lage, sich fortzubewegen. Je nach Größe des Bandscheibenvorfalles können die Schmerzen vorübergehend und weniger stark oder als „zerreißend" empfunden werden. Bei großen Bandscheibenvorfällen wird die Schmerzattacke von einem Gefühlsausfall einer bestimmten Hautregion und von einer Schwäche in einzelnen Muskeln begleitet. Die Lendenwirbelsäule ist am häufigsten von Bandscheibenvorfällen betroffen. Meistens strahlt der Schmerz in ein oder beide Beine aus; Teile der Fußzehen und des seitlichen Unterschenkels werden taub. Bei einigen Patienten ist der Großzehenhebermuskel gelähmt. Seltener ist der Bandscheibenvorfall an der Halswirbelsäule. Er äußert sich durch akute, in den Arm ausstrahlende Schmerzen und, je nach Lokalisation und Größe, durch motorische und sensible Ausfälle.

Vorkommen

Der Bandscheibenvorfall betrifft hauptsächlich Menschen im Alter zwischen 30 und 60 Jahren. Einerseits muß der äußere Ring schon in seiner Festigkeit beeinträchtigt sein, andererseits muß das Bandscheibengewebe noch über einen ausreichenden inneren Druck verfügen, um den Ring zum Bersten zu bringen. Je älter der Mensch wird, desto geringer wird der Druck. Aus diesem Grunde sind bei alten Menschen Bandscheibenvorfälle sehr selten. Selbst bei einer Verletzung des äußeren Bandscheibenringes tritt kaum noch eine größere Menge von Bandscheibengewebe aus.

Menschen, die schwere körperliche Arbeiten ausüben, sind häufiger von Bandscheibenvorfällen betroffen. Nur in seltensten Fällen ist die Ursache eines Bandscheibenvorfalles ein Unfall.

Diagnostische Verfahren

Orthopädische, neurologische Untersuchung; Röntgen, Computertomographie, Myelographie, Kernspinresonanztomographie.

Therapie

Man unterscheidet bei der Behandlung des Bandscheibenvorfalles zwischen einer konservativen und einer operativen Therapie.

Sind keine neurologischen Ausfälle vorhanden und läßt sich der Schmerz mit Medikamenten und physikalischen Behandlungen in Grenzen halten, dann wird man immer der konservativen Behandlung den Vorzug geben. Hier kommen unterschiedliche Verfahren in Frage:

Stufenbettlagerung; vorsichtige Extension; die versuchsweise Anwendung des Perlschen Gerätes; die Anwendung von Stanger-Bädern, vorsichtigen, muskellockernden Massagen und krankengymnastischen Übungen.

Unterstützt wird diese Therapie durch die Gabe von schmerzlindernden, antirheumatisch wirkenden Medikamenten, die sowohl eingenommen als auch gespritzt werden können.

Darüber hinaus sind in bestimmten Fällen Injektionen mit schmerzlindernden und krampflösenden Medikamenten an den Austrittsstellen der Wirbelsäulennerven angezeigt.

Geht der Schmerz zurück und bessert sich die Zwangshaltung, dann brauchen auch größere Bandscheibenvorfälle nicht operiert werden.

Beim Vorliegen von ausgedehnten Gefühlsstörungen, stärksten Schmerzen, andauernden Schmerzfehlhaltungen sowie Lähmungen einzelner Muskeln ist die Operation indiziert.

Bei dem üblichen Operationsverfahren wird die Bandscheibenetage, in der der Bandscheibenvorfall festgestellt wurde, operativ eröffnet, das vorgefallene Gewebe entfernt und das Bandscheibengewebe, soweit erreichbar, ausgeräumt.

In den allermeisten Fällen besteht direkt nach der Bandscheibenoperation eine sofortige Schmerzbefreiung bzw. Schmerzerleichterung. Der Rückgang der Lähmung bzw. der Gefühlsstörung dauert in der Regel einige Monate.

Krankengymnastische Übungen und elektrotherapeutische Verfahren schließen sich an den stationären Aufenthalt an.

Bei ca. 5 % aller Patienten bleiben Beschwerden bestehen, da der Bandscheibenvorfall nicht die alleinige Ursache der Wirbelsäulenbeschwerden war, sondern andere abnutzende Veränderungen eine ausschlaggebende Rolle spielten. Man spricht dann auch von einem Postnukleotomiesyndrom.

Prognose

Sowohl bei konservativer als auch bei operativer Behandlung ist die Prognose gut. Die Ergebnisse der operativen Behandlung sind um so besser, je enger die Indikation zur Operation gestellt wird. Aufgabe des behandelnden Orthopäden, Neurologen oder Neurochirurgen ist es, eine sorgsame Auswahl bei den zu operierenden Patienten zu treffen.

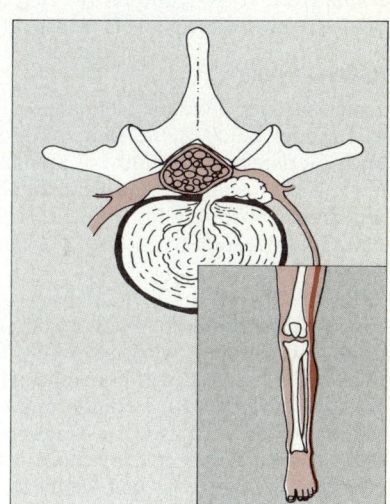

Abb. 12 Bandscheibenvorfall, der die austretende Nervenwurzel komprimiert: Gefühlsstörung

Bandscheibenvorwölbung (Nukleusprotrusion)

Definition

Vorwölbung von Bandscheibengewebe bei erhaltenem Faserring der Bandscheibe.

Krankheitsentstehung

Eine Bandscheibenvorwölbung ist keine Erkrankung im eigentlichen Sinne. Im Laufe des Alters kommt es durch den eintretenden Wasserverlust zu einer Höhenminderung der Bandscheibe. Das die Bandscheibe umgebende Ringband kann sich vorwölben. Sofern durch diese Vorwölbung kein Nerv unter Druck kommt, handelt es sich um einen normalen, physiologischen Alterungsvorgang.

Bei ungünstiger Lage der Vorwölbung kann jedoch ein Spinalnerv gereizt werden. Es kommt zu kurzzeitigen, leichten bis starken und andauernden Schmerzen, vorwiegend im Bereich der Lendenwirbelsäule, die in ein oder beide Beine ausstrahlen (Hexenschuß).

Krankheitsbild

Langsam oder plötzlich beginnende Rückenschmerzen, die über das Gesäß in ein oder beide Beine ziehen können. Bei extremen Vorwölbungen sind auch Gefühlsausfälle und Lähmungen einzelner Nerven, so z. B. die Lähmung des Muskels des Großzehenhebers, möglich. Seltener führt die Bandscheibenvorwölbung im Bereich der Halswirbelsäule zu Muskellähmungen und Gefühlausfällen.

Vorkommen

Eine leichte Bandscheibenvorwölbung, die z. B. in einer Computertomographie festgestellt wird und keine Beschwerden macht, ist nicht behandlungsbedürftig. Sie liegt bei vielen Menschen im mittleren Lebensalter vor. Krankhaft wird diese Veränderung erst dann, wenn es zu einer andauernden oder wiederkehrenden Nervenreizung kommt. Menschen, die körperlich schwere Arbeiten verrichten, sind häufiger von einer Abnutzung des Bandscheibengewebes und auch einer Bandscheibenvorwölbung betroffen.

Diagnostische Verfahren

Orthopädische, neurologische Untersuchung; Röntgenuntersuchung, Computertomographie, Myelographie, Kernspinresonanztomographie.

Therapie

In den allermeisten Fällen wird die Behandlung der Bandscheibenvorwölbung konservativ sein.

Ziel ist die Druckentlastung des oder der betroffenen Nerven. Hierzu können spezielle Lagerungen, z. B. im Stufenbett, der Einsatz des Perlschen

Gerätes, muskeltonusmindernde Massagen, die Anwendung von Reizströmen und elektrochemischen Vollbädern (Stanger-Bäder), dienen.

Sofern sich dadurch keine ausreichende Schmerzverminderung erzielen läßt, ist der Einsatz von Schmerzmitteln aus der Gruppe der Antirheumatika angezeigt. Bei extremen Schmerzen kann auch kurzfristig ein Cortisonzusatz gegeben werden.

Nur in seltensten Fällen, so beim Vorliegen von Lähmungen, wird man sich zur Operation, der Ausräumung der Bandscheibe (Nukleotomie), entschließen können.

Nach Rückgang der akuten Beschwerden ist eine Krankengymnastik angezeigt, um über das Auftrainieren der Rückenstreckmuskulatur eine bessere Führung der einzelnen Wirbelkörper zu erreichen (Aufbau eines Muskelkorsetts).

Sofern eine stärkere Instabilität in einem oder mehreren Bewegungssegmenten vorhanden ist, kann eine äußere Stabilisierung durch ein Mieder angezeigt sein (für die HWS: Zervikalstütze). Die Versorgung mit dem Mieder sollte zeitlich begrenzt und durch eine isometrische Krankengymnastik ergänzt werden.

Prognose

Die Prognose der Bandscheibenvorwölbung ist gut. Es muß jedoch mit wiederkehrenden Beschwerden gerechnet werden.

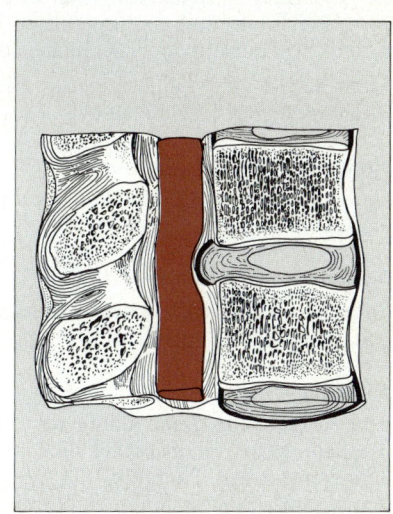

Abb. **13**   Bandscheibenvorwölbung mit
Impression des Duralschlauches

Bechterewsche Erkrankung (Spondylitis ankylosans)

Definition

Entzündlich-rheumatische Erkrankung der Wirbelsäule, die zu einer Bewegungseinschränkung führt.

Krankheitsentstehung

Die Ursache der Bechterewschen Erkrankung ist nicht bekannt. Es kommt zu einer Entzündung der Kreuzbein-Darmbein-Gelenke (Sakroileitis), der die Wirbelkörper verbindenden Bänder und der kleinen Wirbelgelenke. Als Folge des Entzündungsprozesses wird in die betroffenen Bandscheibenregionen Kalk eingelagert. Im Laufe von Jahren und Jahrzehnten steift die Wirbelsäule mehr oder weniger stark ein. Von der Entzündung können auch vorwiegend große Gelenke, so z. B. die Hüft- und Kniegelenke, betroffen sein.

Krankheitsbild

Je nach Ausprägung der Bechterewschen Erkrankung und Befall einzelner Teile bzw. der ganzen Wirbelsäule und der Gelenke, ist das Krankheitsbild sehr unterschiedlich.

In leichten Fällen besteht nur ein Schmerz bei leichter Einschränkung der Beweglichkeit der Wirbelsäule.

Bei voll ausgeprägter Bechterewscher Erkrankung ist die Wirbelsäule komplett versteift. Zusätzlich können sich einzelne Gelenke entzünden und mit der Zeit in ihrer Funktion erheblich beeinträchtigt werden. Menschen mit einer fortgeschrittenen Bechterewschen Erkrankung zeigen eine starke Vorneigung der Wirbelsäule und eine erhebliche Einschränkung der Beweglichkeit des Kopfes. Mit zunehmender Krankheitsdauer nehmen die Schmerzen ab.

Nicht selten geht ein Schub der Bechterewschen Erkrankung mit einer Entzündung der Regenbogenhaut des Auges (Iritis) einher.

Vorkommen

Die Bechterewsche Erkrankung betrifft weit mehr Männer als Frauen. Auf die Bedeutung eines Erbfaktors weist das häufige familiäre Auftreten hin.

Diagnostische Verfahren

Orthopädische Untersuchung, Röntgen, Szintigraphie, Laboruntersuchungen (Vorliegen eines Bechterew-typischen Antigens: HLA B 27).

Therapie

Eine ursächliche Behandlung der Bechterewschen Erkrankung ist nicht möglich. Man unterscheidet eine medikamentöse und physikalisch-krankengymnastische Therapie. Da die Bechterewsche Erkrankung schubförmig verläuft, wird zuzeiten einer erhöhten Entzündungsaktivität eine medikamentöse Behandlung mit entzündungshemmenden, antirheumatischen Medikamenten erforderlich sein (z. B. Diclofenac, Indometacin).

Die medikamentöse Behandlung sollte sich im wesentlichen an der Stärke der Beschwerden orientieren und kann vom Patienten variiert werden. Zwischen den Schüben der Bechterewschen Erkrankung ist eine krankengymnastische Behandlung notwendig. Diese sollte am Anfang mit einem Therapeuten eingeübt und später täglich selbst ausgeführt werden. Ziel der krankengymnastischen Therapie ist es, eine Einsteifung der Wirbelsäule soweit wie möglich zu verhindern und die normale Wirbelsäulenform zu erhalten. Vor allem muß der Rundrückenbildung der Brust- und Halswirbelsäule entgegengewirkt werden.

Ergänzt werden diese beiden Behandlungsverfahren durch die Anwendung von Bädern, Massagen, elektrotherapeutischen Verfahren und einer angemessenen sportlichen Belastung.

Erwähnt werden sollte noch die Behandlung mit radioaktiven Stoffen, speziell die sog. „Stolleneinfahrten", so z. B. in Bad Kreuznach, Böckstein (Österreich) und Jachimov (ČSSR).

Prognose

Bei der Bechterewschen Erkrankung handelt es sich um eine chronische Erkrankung, die zu jedem Zeitpunkt zum Stillstand kommen kann. Entscheidend für den Patienten ist das Wissen um seine Krankheit und das bewußte Leben mit ihr. Bei einer aktiven und optimistischen Einstellung des Betroffenen ist die Prognose in bezug auf die Lebensqualität als gut zu bewerten.

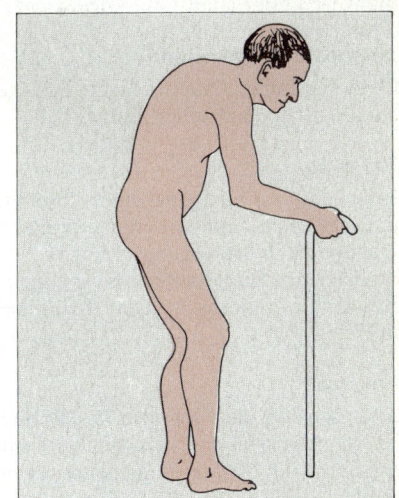

Abb. **14** Körperhaltung bei der Bechterewschen Erkrankung

Definition

Arthrose (Gelenkverschleiß) der Fingermittelgelenke, benannt nach dem Erstbeschreiber Charles B. Bouchard (1837–1915).

Krankheitsentstehung

Die Ursachen der Bouchard-Arthrose sind im einzelnen nicht geklärt. Einerseits liegt, wie bei anderen Arthrosen, eine mechanische Abnutzung vor, andererseits spielen bei dieser Erkrankung auch hormonelle und genetische Faktoren eine wesentliche Rolle. Anders läßt sich nicht erklären, daß auch Menschen mit geringen körperlichen Belastungen diese Arthrose entwickeln, während viele körperlich sehr belastete Personen von ihr verschont bleiben.

Krankheitsbild

Die Mittelgelenke der Finger sind stark aufgetrieben. Ihre Beweglichkeit nimmt ab. Zum Teil entsteht eine Achsenabweichung. In der aktivierten Form der Bouchard-Arthrose bestehen schmerzhafte Entzündungen der befallenen Gelenke. Nicht selten findet sich gleichzeitig eine Heberden-Arthrose.

Vorkommen

Betroffen sind überwiegend Frauen im Alter über 50 Jahre. In Einzelfällen beginnt die Veränderung früher. Häufig tritt die Bouchard-Arthrose an mehreren oder allen Langfingern auf.

Diagnostische Verfahren

Orthopädische Untersuchung, Röntgen, Labor zum Ausschluß einer entzündlich-rheumatischen Erkrankung.

Therapie

Eine Heilung im Sinne einer „biologischen Erneuerung" der Gelenke ist nicht möglich. Ziel der Behandlung ist der Erhalt der Bewegungsfähigkeit. Dazu dienen Bewegungsübungen, warme Handbäder, „Rapsbäder" und die Ergotherapie. Salbeneinreibungen und Selbstmassage der Gelenke können eine Linderung bringen. In Einzelfällen kommt eine Cortisoninjektion in Frage.

Prognose

So ungünstig die Prognose im Hinblick auf eine völlige Wiederherstellung ist, so günstig ist der Verlauf. Die Funktion der Finger bleibt fast immer gut erhalten, die Veränderung schreitet nur langsam, in Jahren und Jahrzehnten fort.

Abb. **15**   Bouchard-Arthrose

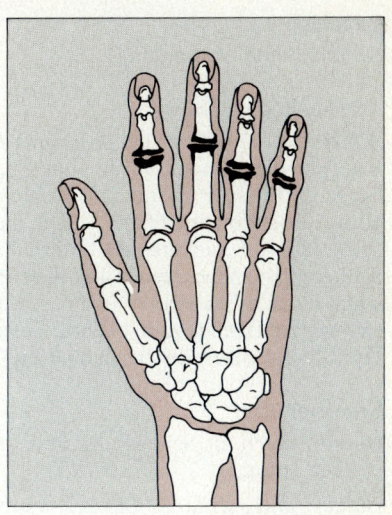

Bursitis

Definition
Schleimbeutelentzündung.

Krankheitsentstehung
Schleimbeutel finden sich an allen Körperstellen, an denen sich prominente Knochenvorsprünge befinden und über die Haut, Muskeln oder Sehnen gleiten (z. B. Bursa trochanterica – Schleimbeutel über dem großen Rollhügel der Hüfte; Bursa praepatellaris – Schleimbeutel vor der Kniescheibe; Bursa subacromialis – Schleimbeutel unterhalb des Schulterdaches; Bursa olecrani – Schleimbeutel über dem Ellenbogen). Durch vermehrte mechanische Belastung kann es zu einer Flüssigkeitsansammlung im Schleimbeutel kommen. Oftmals ist dabei das umgebende Gewebe gerötet, entzündet und schmerzhaft. Die Beweglichkeit des benachbarten Gelenkes kann stark beeinträchtigt sein.

Krankheitsbild
Bursitis olecrani: Schwellung über dem Ellenbogen, die bis hühnereigroß werden kann.

Bursitis praepatellaris: Druckdolente Schwellung vor der Kniescheibe, die eine Tendenz zur Ausbreitung in Richtung Lig. patellae hat (keine Schwellung des Recessus suprapatellaris wie bei einem Kniegelenkerguß).

Bursitis subacromialis: Durch die Raumbeengung unterhalb des Schulterdaches steht weniger die Schwellung als vielmehr der Schulterschmerz im Vordergrund. Häufig besteht eine Schultersteife.

Bursitis trochanterica: Schmerzen bei geringer Schwellung, aber deutlicher Druckempfindlichkeit des großen Rollhügels der Hüfte.

Vorkommen
Eine Bursitis ist ein häufiges orthopädisch-chirurgisches Krankheitsbild. Auslösende Momente sind längeres Aufstützen des Ellenbogens (B. olecrani), längeres Knien (B. praepatellaris), Überkopfarbeiten bzw. einseitige Belastung eines Armes (B. subacromialis), längere Wanderung, insbesondere in den Bergen, oder ungewohntes, übermäßiges Treppensteigen (B. trochanterica).

Diagnostische Verfahren
Orthopädische Untersuchung, Röntgen zum Ausschluß knöcherner Veränderungen, Ultraschall.

Therapie
In der akuten Phase sind die Vermeidung der auslösenden Bewegung sowie kalte Umschläge bzw. eine Kryotherapie angezeigt. Sofern dadurch keine

Besserung des Befundes zu erreichen ist, empfiehlt sich die Punktion, ggf. auch die Instillation von einigen wenigen Milligramm eines Cortisonabkömmlings (z. B. 5 mg Prednisolon).

In chronischen Fällen sind physikalische Anwendungen (z. B. Iontophoresen, Phonophoresen mit Hyaluronidase) und Ultraschallanwendungen angezeigt.

Bei absoluter Therapieresistenz kann an eine operative Entfernung der Bursa gedacht werden. Ein bleibender Schaden entsteht hierdurch nicht; es bildet sich nach der Operation ein neuer Schleimbeutel, der die normale Funktion wieder übernimmt.

Bei Patienten, die gleichförmige Bewegungen auch weiterhin ausführen müssen (z. B. Fliesenleger), empfiehlt sich die Benutzung eines entlastenden Hilfsmittels (z. B. Kniepolster).

Prognose

Sofern die auslösende Bewegung vermieden werden kann, ist die Prognose günstig, mit einem völligen Ausheilen ist zu rechnen.

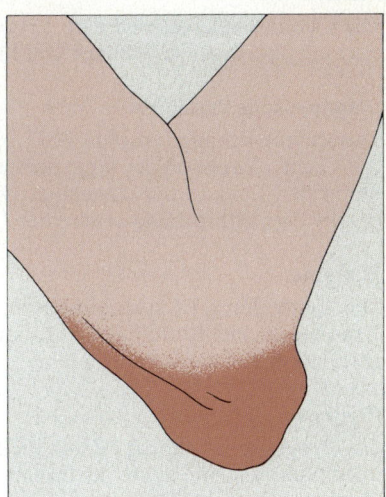

Abb. **16** Bursitis des Ellenbogengelenkes

Chondrokalzinose (Pseudogicht)

Definition

Entzündliche Gelenkerkrankung, bei der sich Calciumpyrophosphatkristalle im Gelenkinneren ablagern.

Krankheitsentstehung

Bei disponierten Menschen lagern sich Calciumpyrophosphatkristalle in den Faserknorpel und den Gelenkknorpel ein. Dies kann über viele Jahre reaktionslos geschehen. Durch erhöhten Anfall der Kristalle bzw. andere äußere Reize, z. B. im Rahmen einer aktivierten Arthrose, kommt es zu einer Entzündung des Gelenkes.

Krankheitsbild

Blande, bis hochakute Arthritis vorwiegend des Knie- oder Handgelenkes. Die Gelenkentzündung geht mit Überwärmung, Schmerzen und Funktionseinbußen einher. Die Blutsenkung ist erhöht.

Im Röntgenbild der Kniegelenke findet sich eine ausgeprägte Verkalkung der Menisken.

Vorkommen

Die Chondrokalzinose ist eine Erkrankung des älteren Menschen. Betroffen sind überwiegend Männer und Frauen über 50 Jahre.

Diagnostische Verfahren

Laboruntersuchung (erhöhte BSG, kein spezifischer Nachweis wie z. B. bei der Gicht), Punktion des Gelenkes mit dem Nachweis von Mikrokristallen, die in den Leukozyten eingelagert werden und im Polarisationsmikroskop positiv doppeltbrechend erscheinen (Synoviaanalyse).

Therapie

Die Behandlung ist symptomatisch: Kurzfristige Ruhigstellung, kühlende Umschläge, nichtsteroidale Antirheumatika, Punktion des Gelenkes, ggf. Instillation von Corticosteroiden.

Prognose

Die Prognose ist günstig. Zwar bleibt die Chondrokalzinose bestehen, jedoch bildet sich die akute Arthritis nach einigen Tagen bis Monaten weitgehend zurück.

Abb. **17** Meniskusverkalkung bei
Chondrokalzinose

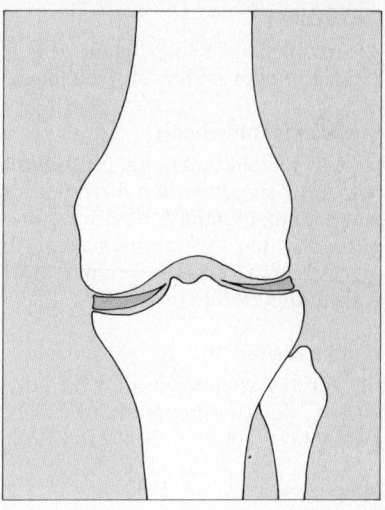

Chondromatose der Gelenke

Definition

Ausbildung von knorpeligen, zum Teil verknöchernden „Fremdkörpern" in einzelnen oder mehreren Gelenken.

Krankheitsentstehung

In der Gelenkinnenhaut von Patienten, die von einer Chondromatose betroffen sind, werden Knorpelzellen produziert, die entweder der Gelenkinnenhaut anhaften oder zu einem späteren Zeitpunkt als freie Gelenkkörper in den Gelenkinnenraum abgesondert werden. Die Fehlbildungen (Metaplasien) können pflaumengroß werden und das betroffene Gelenk vollständig ausfüllen.

Krankheitsbild

Im Anfangsstadium kommt es zu Ausbildungen kleinerer Knorpelfremdkörper, die zu Einklemmungserscheinungen und zu einem Erguß im Gelenk führen können. Größere Chondrome sind tastbar.

Vorkommen

Es handelt sich um eine seltene Erkrankung. Disponierende Faktoren sind nicht bekannt.

Diagnostische Verfahren

Orthopädische Untersuchung, Röntgen, Ultraschall, Arthrographie, Arthroskopie.

Therapie

Sofern die knorpeligen Gelenkeinschlüsse keine Beschwerden machen, ist eine Therapie nicht erforderlich.

Treten Beschwerden auf, ist die Entfernung einzelner Chondrome oder der gesamten Gelenkinnenhaut angezeigt (Synovektomie). Die Behandlung nach der Synovektomie sollte wie üblich erfolgen (s. S. 346).

Prognose

Die Prognose ist insgesamt günstig, jedoch kann es nach operativen Eingriffen zu Rezidiven kommen, die eine erneute Arthrotomie bzw. Synovektomie erforderlich machen.

Abb. **18** Chondromatose des
Ellenbogengelenkes

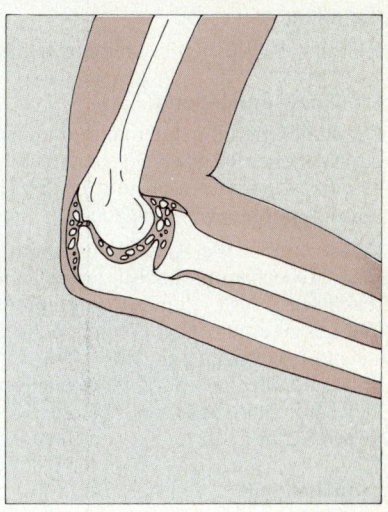

Chondropathia patellae

Definition

Reizzustand der Kniescheibenrückfläche.

Krankheitsentstehung

Die Kniescheibe gehört zu den am stärksten belasteten Gelenkanteilen des menschlichen Körpers. Beim Beugen und Strecken des Kniegelenkes, beim Treppensteigen, Knien und in der Hocke muß sie ein Vielfaches des eigenen Körpergewichtes tragen.

Durch eine große Anzahl von äußeren Einflüssen, wie z. B. einer mechanischen Überlastung nach langem Knien oder Bergwandern, durch eine Unterkühlung des Gelenkes, durch eine einseitig sitzende Körperhaltung usw., kann es zu einer oberflächlichen Auffaserung des Gelenkknorpels der Kniescheibenrückfläche und der Oberschenkelrolle kommen. In der Anfangsphase bemerkt man lediglich ein Reiben der Kniescheibenrückfläche beim Bewegen des Gelenkes. Ist die Knorpelveränderung ausgeprägter, dann treten Schmerzen und unter Umständen sogar ein Gelenkerguß hinzu.

Krankheitsbild

Die Patienten klagen über unterschiedlich starke Kniebeschwerden, die vor allem im Bereich der Kniescheibe lokalisiert werden. In leichten Fällen handelt es sich nur um ein unangenehmes Gefühl; bei einer stark ausgeprägten Chondropathie können eine schmerzhafte Bewegungseinschränkung und ein Gelenkerguß vorliegen.

Charakteristisch ist der Kniescheibenverschiebeschmerz, manchmal liegt auch ein Erguß oder eine Schwellung der Gelenkinnenhaut (Synovialitis) vor. Weitere krankhafte Zeichen, die auf eine Schädigung des Meniskus oder der Bänder hinweisen könnten, sind nicht vorhanden.

Vorkommen

Die Chondropathie ist eine sehr häufige Erkrankung, die vor allem Jugendliche, nicht selten jedoch auch Erwachsene betrifft.

Zumeist sind ungewohnte Belastungen Auslöser für die Kniescheibenbeschwerden. Genannt seien: Bergwanderungen, häufiges Treppensteigen, Konditionstraining durch Kniebeugen, „Arbeiten" an Kraftmaschinen zur Kräftigung der Oberschenkelmuskulatur („Bankdrücken"), Rudern, langes Knien usw.

Männer und Frauen sind etwa gleich häufig betroffen.

Diagnostische Verfahren

Orthopädische Untersuchung, Röntgen, Laboruntersuchung zum Ausschluß einer entzündlich-rheumatischen Erkrankung.

Therapie

Ziel der Behandlung ist die Verbesserung des Stoffwechsels des Kniegelenkes und eine Normalisierung der Gelenkmechanik.

An erster Stelle steht die Ausschaltung des die Chondropathie auslösenden Bewegungsablaufes. Für eine gewisse Zeit ist auf Bergwanderungen, Kniebeugen, Arbeit an Kraftmaschinen usw. zu verzichten.

Günstig wirkt sich eine Bewegung mit nur geringer Belastung aus (z. B. Fahrradfahren im 1. Gang bei hochgestelltem Sattel). Zusätzlich können je nach Schwere des Befundes stoffwechselaktivierende konservative Behandlungsverfahren eingesetzt werden:

Pastenumschläge, Wärme- oder Kältepackungen, Bestrahlungen, Krankengymnastik und Massagen.

Läßt sich mit den genannten Behandlungsverfahren keine Besserung erzielen, so kann ein Versuch mit intraartikulären Injektionen gemacht werden. In Frage kommen hier wäßrige Kochsalzlösungen mit homöopathischem Zusatz (z. B. Zeel). Neben der subjektiven Linderung der Beschwerden soll damit eine Stoffwechselaktivierung erreicht werden. Der Nutzen dieser Therapie ist gegen seltene, aber mögliche Nebenwirkungen kritisch abzuwägen (Gelenkinfektion, Häufigkeit ca. 1:14000 Injektionen).

Nur in sehr hartnäckigen und therapieresistenten Fällen wird man sich zu einer Kniegelenkspiegelung entschließen.

Bei einer stärkeren Schädigung des Gelenkknorpels kommen druckentlastende, operative Eingriffe in Frage (Lateral release, Operation nach Bandi).

Prognose

Die Prognose der Chondropathie ist in der Regel günstig. Bei älteren Patienten kann die Chondropathie in eine Arthrose des Kniescheibenrückflächen-Oberschenkelrollengelenkes einmünden.

Chondropathia patellae

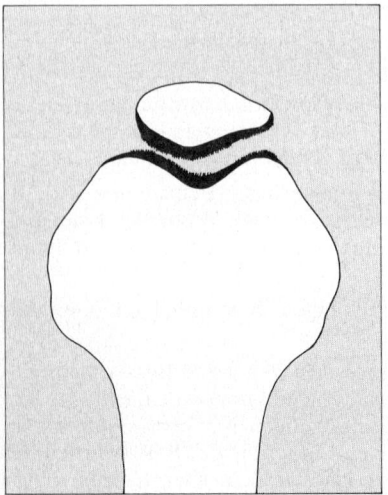

Abb. **19** Aufgerauhter, schaffellartiger Knorpel der Kniescheibenrückfläche, wie er bei der Spiegelung zu erkennen ist

Definition

Verdrehung, Zerrung, Überdehnung eines Gelenkes.

Krankheitsentstehung

Die Distorsion ist die häufigste Gelenkverletzung überhaupt. Jedes Gelenk kann über seinen normalen, physiologischen Bewegungsablauf hinaus bewegt, „gezerrt", „verdreht" werden. Am häufigsten betroffen sind das Hand-, das obere Sprung- und das Kniegelenk.

Zumeist kommt es zu einer Überdehnung der Gelenkkapsel, die zum Teil mit einem Kapseleinriß, der Zerreißung kleinerer Blutgefäße und dem Einriß von Bandstrukturen verbunden ist.

Krankheitsbild

Als Folge der Distorsion tritt eine schmerzhafte Anschwellung des betroffenen Gelenkes auf. Durch den Schmerz leitet der Patient automatisch die „richtige Therapie" ein; er schont den betroffenen Extremitätenabschnitt.

Vorkommen

Distorsionen können bei stärkerer körperlicher Belastung, z. B. bei sportlicher Tätigkeit, ebenso wie als Folge von Stürzen, Umknicken usw. bei normalem Gehen und ruhiger Bewegung entstehen.

Diagnostische Verfahren

Orthopädische Untersuchung, Röntgen, ggf. Durchführung von „gehaltenen" Aufnahmen, Ultraschall; in besonderen Fällen zum Ausschluß schwerwiegender Verletzungen Arthroskopie, Kernspinresonanztomographie (Kniegelenk).

Therapie

In der Frühphase ist eine sofortige Kühlung, Hochlagerung und Kompression des betroffenen Gelenkabschnittes empfehlenswert. Im Verlauf von einigen Tagen bis 2–3 Wochen kommt es zu einem Rückgang der Schwellung und zur vollen Funktionsfähigkeit des Gelenkes. Unterstützend können elastische Wicklungen angelegt werden sowie Verbände mit unelastischen Pflasterzügen (Tape-Verbände), unter Umständen auch eine Gipsschiene oder ein Gipsverband.

Je nach Ausbildung der Distorsion sind krankengymnastische Behandlungen, stoffwechselaktivierende elektrotherapeutische Verfahren und die Behandlung mit niedrig dosiertem Ultraschall angezeigt.

Bei häufigeren Distorsionen ist das Tragen eines entsprechenden Gelenkschutzes (Hand- und Sprunggelenkbandage, Knieorthese) empfehlenswert.

Prognose Die Distorsion heilt folgenlos aus.

Definition

Vernarbung der Sehnenplatte der Hand, der Palmaraponeurose, die zu einer Streckbehinderung der Finger führt.

Krankheitsentstehung

Bis heute ist die Ursache der Dupuytrenschen Kontraktur nicht geklärt. Es kommt zu einer Verdickung und Verkürzung der sehnigen Handgelenkplatte, die unsere Handinnenfläche vor mechanischen Verletzungen schützt. Da von der Palmaraponeurose auch faserige Ausläufer in die Finger ziehen, entsteht eine Streckbehinderung, von der hauptsächlich die Langfinger betroffen sind. Am Anfang bemerkt der Patient narbenähnliche Stränge, die vom Finger zur Handgelenkinnenfläche ziehen und die Finger nicht mehr ganz strecken lassen. Im Laufe der Zeit nehmen die Finger eine Beugehaltung ein: Sie können aktiv nicht ausreichend gestreckt werden.

Krankheitsbild

Je nach Verlauf finden sich unterschiedlich große, narbige Veränderungen, die von der Handinnenfläche bis zu den Fingern ziehen und eine deutliche Behinderung der Funktion der Hand bewirken können.

Vorkommen

Betroffen sind hauptsächlich Männer in höherem Lebensalter.

Diagnostische Verfahren

Orthopädische Untersuchung, Röntgen vor einem operativen Eingriff, um Gelenkzerstörungen erkennen zu können.

Therapie

Bei leichten Formen der Dupuytrenschen Kontraktur kann abgewartet werden. Dehnübungen der Finger, Selbstmassage und Handbäder sind empfehlenswert. Unterstützt können sie durch eine niedrig dosierte Ultraschallbehandlung bzw. Iontophoresen mit gewebeauflockernden Pharmaka.

Bei einem schwereren Verlauf und einer erheblichen Streckbehinderung der Finger sollte mit einer Operation nicht gezögert werden. Die sehnige Handgelenkplatte wird dabei entfernt (Aponeurektomie). Die Resultate sind sehr gut.

Prognose

Bei rechtzeitiger Behandlung ist die Prognose immer gut.

Abb. **20**   Dupuytrensche Kontraktur mit
Beugekontraktur der Langfinger

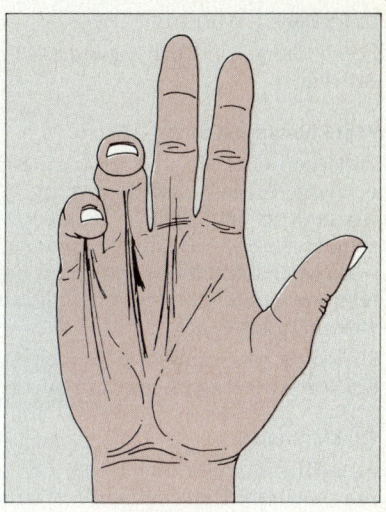

47

Dysmelie

Definition
Fehlbildung von Gliedmaßen als Folge einer intrauterinen Entwicklungsstörung.

Krankheitsentstehung
Zwischen dem 29. und 26. Tag der Schwangerschaft werden die Gliedmaßen angelegt und ausdifferenziert. Während dieser Zeit sind sie für exogene
Noxen sehr empfindlich. Es kann eine Störung in der Gewebedifferenzie-
rung entstehen. Ursächlich kommen neben endogenen oder von außen bewirkten Genmutationen exogene Faktoren, wie Sauerstoffmangel, Medika-
menteneinnahme, ionisierende Strahlen und Abschnürungen durch Eihaut-
stränge in Frage.

Zwischen 1959 und 1962 kamen Dysmelien als Folge der Einnahme des
Schlafmittels Thalidomid häufig vor.

Krankheitsbild
Je nach Zeitpunkt und Dauer der schädigenden Einwirkung sind einzelne
oder mehrere Extremitäten nur teilweise ausgebildet. So können z. B. Finger, Hände, Unter-, Oberarme, ein oder beide Beine usw. fehlen.

Diagnostische Verfahren
Orthopädische Untersuchung; ggf. Röntgen, um das Ausmaß der knöchernen Fehlanlage zu erkennen.

Vorkommen
Die Dysmelie ist selten. Ein gehäuftes Auftreten wurde Ende der 50er
Jahre im Zusammenhang mit dem bereits erwähnten Präparat Thalidomid
(Contergan) gesehen. Durch diese „Contergan-Katastrophe" wurde die
Aufmerksamkeit der Ärzte, der pharmazeutischen Industrie und der Öf-
fentlichkeit auf mögliche Nebenwirkungen von Medikamenten während der
Schwangerschaft und auf eine während dieser Zeit wesentlich strenger zu
stellende Indikation gelenkt.

Therapie
Eine kausale Therapie der Dysmelie ist nicht möglich. Je nach Art der
Schädigung kommt die Versorgung mit Kunstgliedern in Frage. Während
die prothetische Versorgung der unteren Extremitäten sichtlich gute funktionelle Ergebnisse erbringt, spielen für den Ersatz der oberen Extremitäten hauptsächlich kosmetische Gründe eine Rolle. Menschen mit einer Dysmelie verzichten meist auf komplizierte mechanische Prothesen für die oberen Extremitäten und benutzen ihre Füße so geschickt, wie ein nichtgeschä-
digter Mensch seine Hände einsetzt.

Prognose

Eine Änderung nach der Geburt ist nicht zu erwarten.

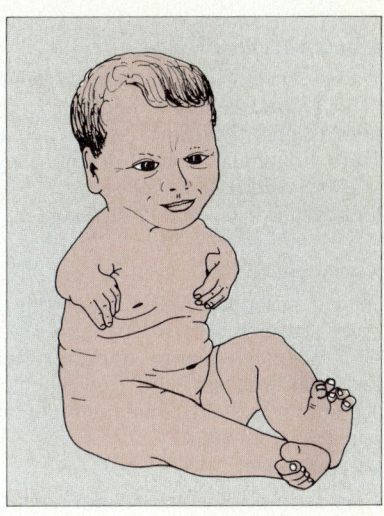

Abb. **21**   Dysmelie

Dysplasiekoxarthrose

Definition

Arthrose (Gelenkverschleiß) des Hüftgelenkes bei dysplastischer Gelenkpfanne.

Krankheitsentstehung

Da bei der Hüftdysplasie der Hüftkopf nur teilweise überdacht ist, muß die nicht voll ausgebildete und verkleinerte Pfanne die gesamte Last des Körpers tragen. Dadurch ist die mechanische Belastung der dysplastischen Hüfte höher als die einer normal ausgebildeten Gelenkpfanne. Der Gelenkknorpel wird stärker belastet, die Pfanne nutzt sich rascher ab. Die Hüftgelenkdysplasie ist eine Präarthrose (s. Hüftgelenkdysplasie, S. 100).

Krankheitsbild

In der Frühphase der Erkrankung klagen die Patienten über Schmerzen beim Aufstehen nach längerem oder tiefem Sitzen (Anlaufschmerz) sowie über Schmerzen nach stärkerer Belastung (Belastungsschmerz). Mit der Zeit schränkt sich die Beweglichkeit der Hüfte immer weiter ein, die schmerzfreie Gehstrecke nimmt ab. Ein Ruheschmerz ist selten.

Vorkommen

Eine nicht im Kindesalter ausgeheilte Hüftgelenkdysplasie muß als Risikofaktor für die Entstehung der Koxarthrose angesehen werden.

Die Dysplasiekoxarthrose tritt einige Jahrzehnte früher als die normale Koxarthrose auf. Oftmals beginnen die Beschwerden um das 3. Lebensjahrzehnt, nicht selten nach einer Entbindung. Wie auch bei der Hüftdysplasie sind Frauen von der Dysplasiekoxarthrose häufiger betroffen als Männer.

Diagnostische Verfahren

Orthopädische Untersuchung, Röntgen.

Therapie

An erster Stelle der Therapie steht das Gespräch mit dem Patienten. Bereits zu Beginn der Erkrankung muß der Betroffene wissen, daß seine Hüftgelenke „ein schwacher Punkt" sind. Dadurch ist eine sinnvolle Einteilung der Belastung und eine gelenkschonende Lebensweise möglich.

Bei Beschwerden stehen krankengymnastische und physikalische Maßnahmen im Vordergrund:

Manuelle Extensionsverfahren, die krankengymnastische Therapie im Schlingentisch, Unterwassergymnastik und mechanische Extensionen sind die Mittel der Wahl.

Bei stärkeren Verspannungen und Schmerzzuständen, die auch die Wirbelsäule mit einbeziehen können, sind Fangopackungen mit manuellen Massagen und Unterwassermassagen angezeigt.

Ist die Arthrose in eine aktivierte Form übergegangen, so ist eine medikamentöse Behandlung indiziert.

Hier empfehlen sich nichtsteroidale Antirheumatika (z. B. Indometacin, Diclofenac), die als Tabletten oder Zäpfchen verabreicht werden. Bei akuten Schmerzen ist eine intramuskuläre Injektion wirksamer.

Sofern die Gelenksituation es ermöglicht, kann der Versuch einer Umstellungsoperation gemacht werden. Hierbei wird auf operativem Wege der Schenkelhalswinkel verändert. Je nach Situation ist eine Varisierung oder Valgisierung möglich. Bisher nicht belastete Knorpelanteile des Hüftkopfes werden nun in die Belastung mit einbezogen. Nicht selten läßt sich durch eine Umstellungsosteotomie eine jahrelange Verbesserung der Gelenksituation erreichen.

Ist die Dysplasiekoxarthrose soweit fortgeschritten, daß mit konservativen Verfahren allein keine Linderung zu erzielen ist, so kommt der endoprothetische Hüftgelenkersatz in Frage. Zur Auswahl stehen eine große Anzahl unterschiedlicher Modelle, die zum Teil mit, zum Teil ohne einen Knochenzement implantiert werden.

Prognose

Je nach Schwere der Dysplasie und der sich entwickelnden Arthrose ist die Prognose unterschiedlich. Manche Patienten erhalten sich über Jahrzehnte ein funktionsfähiges Hüftgelenk, bei anderen schreitet der Verschleißprozeß rasch und unaufhaltsam fort.

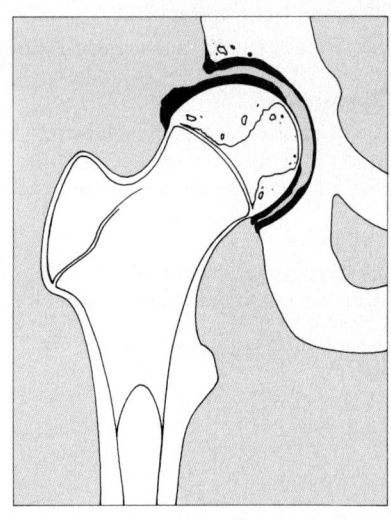

Abb. **22** Dysplasiekoxarthrose

Enchondrom

Definition
Gutartige Geschwulst, die aus einer Ansammlung von Knorpelzellen im Knochen besteht.

Krankheitsentstehung
Während des Wachstums können Knorpelzellen in den Knochen versprengt werden. Erhalten sie durch hormonelle oder anders gesteuerte Wachstumsimpulse einen Anstoß zur Vermehrung, dann entsteht eine Beeinträchtigung der Stabilität des Knochens.

Krankheitsbild
Meist wird das Enchondrom zufällig, z. B. anläßlich einer Verletzung, bei der ein Röntgenbild angefertigt wurde, entdeckt. Da die Knorpelzellen den Knochen verdrängen, sieht man im Röntgenbild eine wabenförmige Aufhellung des Markraumes. Die Kortikalis (Rindenknochen) wird verdünnt. Bei einer größeren Ausdehnung des Enchondroms können pathologische Spontanfrakturen entstehen.

Vorkommen
Betroffen sind sowohl Kinder als auch Erwachsene. Zumeist tritt das Enchondrom an den Fingern auf. Je körpernäher die Knorpelgeschwulst ist, desto leichter kann es bösartig entarten.

Diagnostische Verfahren
Orthopädische Untersuchung, Röntgen.

Therapie
Wird ein Enchondrom festgestellt, so kommt nur die operative Entfernung und die Auffüllung des Defektes mit körpereigenem Knochen, der an anderer Stelle entnommen wird, in Frage.

Prognose
Die Prognose ist bei fehlender Entartung immer günstig. Konnten nicht alle Knorpelzellen entfernt werden, so ist ein Wiederauftreten möglich.

Abb. **23** Enchondrom des Endglieds
des Fingers

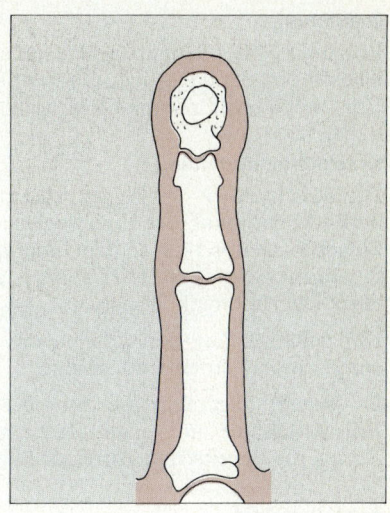

Epikondylitis

Definition

Entzündung der Sehnenansätze am ellen- oder speichenwärtigen Anteil des Ellenbogengelenkes (dem Oberarmknorren). Umgangssprachlich wird die Epikondylitis als „Tennisellenbogen" bezeichnet.

Krankheitsentstehung

Die Strecksehnen der Finger setzen am äußeren Oberarmknorren, der äußeren Vorwölbung des Ellenbogens, an. Die Sehnen der Muskeln, die die Finger beugen, setzen an dem inneren Anteil des Ellenbogens (dem inneren Oberarmknorren) an. Hier kann es durch wiederkehrende Bewegungen zu einer Überlastung kommen.

Der ständige Zug der Sehnen, die in den Knorren einstrahlen, führt zu einer schmerzhaften Entzündung.

Es besteht allgemein die Ansicht, daß abnutzende Veränderungen der Halswirbelsäule mit einer Reizung der austretenden Halswirbelsäulennerven die Bereitschaft zur Entstehung einer Epikondylitis erhöhen.

Krankheitsbild

Die Patienten klagen über Schmerzen, die sich vom inneren oder äußeren Teil des Ellenbogens auf die Streck- bzw. Beugeseite des Unterarms, manchmal auch des Oberarms ausdehnen. Der Arm kann zum Teil nur mit Schmerzen gestreckt werden.

Innerer oder äußerer Oberarmknorren sind stark druckschmerzhaft. Teilweise ist das Anheben einer Kaffeetasse bereits so schmerzhaft, daß der andere Arm zur Hilfe genommen werden muß.

Vorkommen

Auslösend für eine Epikondylitis sind gleichförmige Bewegungen. Die Epikondylitis tritt durchaus nicht am häufigsten bei Tennisspielern auf. Öfter betroffen sind Hausfrauen, die sämtliche Fenster geputzt, Hobbygärtner, die ihren Garten umgegraben oder viele Male versucht haben, den Rasenmäher zu starten. Auch Putzfrauen, Handarbeiter, Strickerinnen usw. gehören zu den „Risikogruppen". Die Epikondylitis tritt bei Kindern und Jugendlichen kaum auf, die Altersgruppe, die am häufigsten von ihr betroffen ist, sind die zwischen 25- und 50jährigen Männer und Frauen.

Diagnostische Verfahren

Orthopädische Untersuchung.

Sofern eine Bewegungseinschränkung besteht, ist auch ein Röntgenbild angezeigt, um eine Arthrose ausschließen zu können.

Therapie

Je nach Intensität der Beschwerden kann allein eine Verhaltensumstellung, eine physikalische, eine medikamentöse, eine operative oder eine Strahlenbehandlung durchgeführt werden.

Am wichtigsten ist die Erhebung der Vorgeschichte. Die auslösende Bewegung muß gemieden werden, um eine Chronifizierung zu vermeiden. Manchmal reicht allein diese Verhaltensänderung aus, um die Beschwerden zum Abklingen zu bringen.

Sofern weiter Beschwerden bestehen, sollte eine physikalische Behandlung durchgeführt werden. Am wirksamsten hat sich die Behandlung mit Eis und niedrigdosiertem Ultraschall ($0,2–0,5$ W/cm^2) erwiesen. $10–20$ Behandlungen sind in der Regel erforderlich, um die Epikondylitis weitestgehend zum Abklingen zu bringen.

Sofern auch hierdurch keine Besserung zu erzielen ist, sollte die Halswirbelsäule mit in die Behandlung einbezogen werden. Geeignet sind Massagen und Fangopackung, die zu einer Entspannung des Muskeltonus des gesamten Armes und der Halswirbelsäule beitragen.

Wem die physikalische Behandlung zu langwierig ist, der wird eine medikamentöse Therapie vorziehen. In Frage kommt hier die Injektion von Cortisonpräparaten am Hauptschmerzpunkt. Auch dadurch läßt sich in den überwiegenden Fällen Beschwerdefreiheit erreichen. Voraussetzung für den dauerhaften Erfolg ist jedoch das Vermeiden der auslösenden Belastung. Erst wenn konsequent durchgeführte physikalische Maßnahmen und maximal 3 Injektionen keine Besserung gebracht haben, sollte man zur Operation raten. Hierbei werden die Sehnenansätze eingekerbt, die Muskelspannung wird für eine gewisse Zeit vom Knochen weggenommen. Der Knochen kann sich „regenerieren", und der Patient wird wieder schmerzfrei. An die Operation schließt sich meist eine Gipsruhigstellung an.

Alternativ kann eine ausschließliche Gipsruhigstellung versucht werden.

Bei älteren Patienten ist eine „Röntgenreizbestrahlung" möglich. Der Erfolg dieser entzündungshemmenden Röntgenbestrahlung bleibt unsicher und sollte wegen der hohen Strahlenbelastung nur bei sehr enger Indikation durchgeführt werden.

Prognose

Behandelt oder unbehandelt ist die Prognose der Epikondylitis immer gut. Eine Epikondylitis mag über Jahre bleiben, irgendwann verschwindet sie von alleine. Sie geht niemals in eine Arthrose über.

Epikondylitis

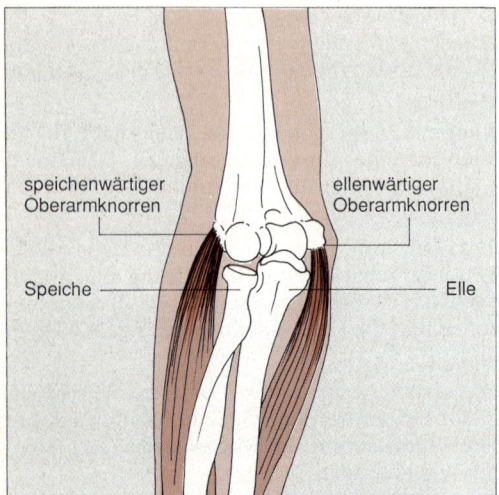

speichenwärtiger
Oberarmknorren

ellenwärtiger
Oberarmknorren

Speiche

Elle

Abb. **24** Lokalisation der
Epicondylitis humeri-
radialis et ulnaris

Definition

Durch mechanische Überlastung einzelner Knochenabschnitte eintretende Unterbrechung der Kontinuität des Knochens.

Krankheitsentstehung

Im Gegensatz zur Entstehung eines normalen Bruches bedarf es bei der Entstehung des Ermüdungsbruches keiner einmalig einwirkenden, starken Gewalt. Auslösend ist eine immer wiederkehrende Belastung, die die Stabilität des betreffenden Knochenabschnittes überfordert. Materialermüdung ist uns aus der Technik gut bekannt. Wenn wir einen Draht abtrennen wollen und keine Zange haben, so biegen wir den Draht so oft, bis er bei der letzten Biegung auseinanderbricht. Es handelt sich hier um einen „Ermüdungsbruch". Ähnlich kann man sich die Krankheitsentstehung am Knochen vorstellen. Wird die gleiche Bewegung oder Belastung, vor allem am Unterschenkel, viele hundert- oder tausendmal wiederholt, dann kann die Stabilität des Knochens überfordert sein. Die Struktur hält der Belastung nicht stand. Es kommt zur Ausbildung eines haarnadelfeinen Risses bzw. einer unscharfen Bruchzone.

Krankheitsbild

Ohne primär erkennbare Ursache treten Schmerzen und eine Schwellung insbesondere am Fuß oder am Unterschenkel auf. Wird die sportliche Belastung fortgesetzt, dann können die Beschwerden so stark werden, daß ein weiteres Gehen unmöglich ist. Mit der Zeit verdickt sich der Knochen an der Stelle des Ermüdungsbruches. Er überbrückt die Instabilität durch die Bildung einer Knorpelmasse, dem „Kallus". Stellt der Patient die auslösende Belastung ein und hält die Gliedmaße ruhig, dann erfolgt eine völlige Abheilung.

Vorkommen

Besonders häufig betroffen sind das körpernahe oder körperferne Schienbein und das Wadenbein ca. eine Handbreit oberhalb des Innenknöchels. Als sog. „Marschfraktur" werden Brüche der Mittelfußknochen bei untrainierten Patienten bezeichnet. Häufig kommt diese Erkrankung bei Rekruten vor.

Die Ermüdungsbrüche nehmen in der letzten Zeit durch intensiveres sportliches Training zu.

Diagnostische Verfahren

Orthopädische Untersuchung, Röntgen, ggf. Szintigraphie.

Therapie

Die konservative Behandlung durch Ruhigstellung ist immer ausreichend. Am einfachsten ist die Entlastung des Fußes bzw. des Unterschenkels durch zwei Unterarmgehstützen. Möglich ist auch die Ruhigstellung im Gehgips.

Prognose

Die Prognose ist günstig. Ermüdungsbrüche heilen funktionell folgenlos, ggf. unter Hinterlassung einer leichten Verdickung des Knochens, aus.

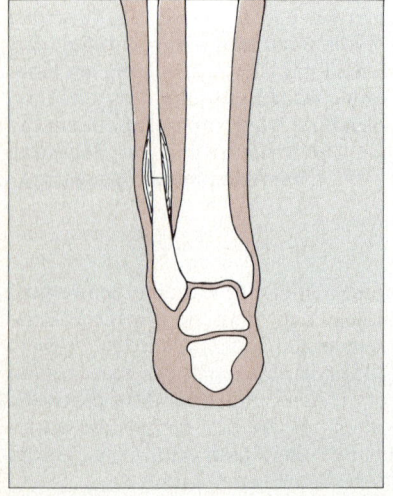

Abb. **25** Ermüdungsbruch des Wadenbeines mit ausgeprägter spindelförmiger Kallusbildung

Exostosenkrankheit (Multiple kartilaginäre Exostosen)

Definition

Erkrankung, bei der sich knorpelige und knöcherne Vorwölbungen in Höhe der Wachstumsfugen finden.

Krankheitsentstehung

Es handelt sich um eine anlagebedingte, dominant vererbbare Erkrankung, bei der Knorpelzellen in Höhe der Wachstumsfugen übermäßig wachsen und sich pilzförmig gegen das umliegende Weichgewebe ausdehnen.

Krankheitsbild

Bei den betroffenen Kindern und Jugendlichen ist eine Vorwölbung von Knochen und Knorpeln in Höhe der Wachstumsfugen nachweisbar. Die Exostosen sind gut zu tasten. Sie können sich auf wenige Knochenabschnitte beschränken, aber auch eine größere Anzahl von Knochen betreffen. Die kartilaginären Exostosen sind gutartig. Nach der Pubertät kommt es zu einem Wachstumsstillstand der Exostosen.

Vorkommen

Die Krankheit ist selten. Sie betrifft Jungen und Mädchen gleichermaßen.

Diagnostische Verfahren

Orthopädische Untersuchung, Röntgen.

Therapie

Eine Behandlung ist nur erforderlich, wenn die Knochenauswüchse Nerven oder Weichgewebe reizen und dadurch zu schmerzhaften Veränderungen oder Funktionseinbußen führen.

Störende Exostosen werden operativ entfernt.

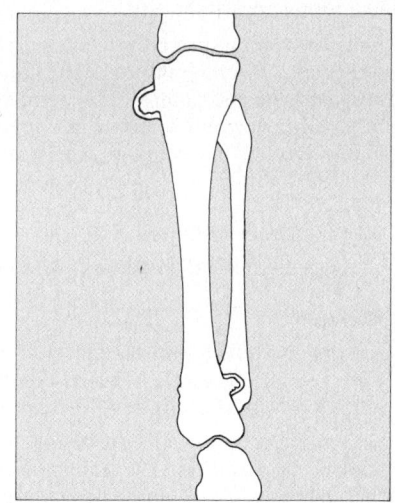

Prognose

Die Prognose ist günstig. Nur in sehr seltenen Ausnahmefällen kommt eine bösartige Entartung vor.

Abb. **26** Kartilaginäre Exostosen

Femuropatellargelenkarthrose

Definition
Arthrose (Gelenkverschleiß) des Oberschenkelrollen-Kniescheibenrückflächen-Gelenkes.

Krankheitsentstehung
Das Femuropatellargelenk gehört zu den am meisten belasteten Gelenken des menschlichen Körpers. Bei jedem Schritt, beim Aufstehen, beim Knien und beim Hocken wird die kleine, nur wenige Quadratzentimeter messende Kniescheibe einer hohen Druckbelastung ausgesetzt. Bei herabgesetzter, anlagebedingter Belastbarkeit oder bei übermäßiger Be- bzw. Fehlbelastung des Gelenkes kommt es zu einem Abrieb des Knorpels und zu einem Gelenkverschleiß.

Krankheitsbild
Im Vordergrund der femuropatellaren Arthrose stehen Schmerzen, die sich beim Gehen, insbesondere beim Treppab- und Treppaufgehen, bemerkbar machen. Das Hocken und Knien kann unmöglich werden. Das Zurücklegen von Steigungen macht besonders viel Beschwerden. Beim Bewegen des Gelenkes und Auflegen der Hand hört und fühlt man deutlich ein feinsandiges Reiben. Wird die Kniescheibe an die Oberschenkelrollen gedrückt, so entsteht ein heftiger Schmerz. Bei aktivierten Formen der Arthrose kann das Kniegelenk überwärmt und von einem Erguß angefüllt sein.

Vorkommen
Die femuropatellare Arthrose ist ein häufiges Leiden.

Es kann sowohl spontan wie auch als Folge von Fehlstellungen der Beinachsen (z. B. bei einer Beugekontraktur des Hüftgelenkes) entstehen. Auslösend mögen auch jahre- oder jahrzehntelange einseitige Belastungen sein (z. B. überwiegendes Sitzen mit angebeugten Knien, durch das eine regelrechte Ernährung der Kniescheibenrückfläche und der Oberschenkelrolle erschwert wird).

Diagnostische Verfahren
Orthopädische Untersuchung, Röntgen.

Therapie
An erster Stelle steht das Gespräch mit dem Patienten über sein Leiden. Eine gelenkschonende Lebensweise kann deutliche Linderung schaffen und motivieren, besser mit den Beschwerden umzugehen.

Kniende und hockende Belastungen sind zu vermeiden. Der Patient sollte wissen, bei welchen Bewegungen das Oberschenkelrollen-Kniescheibenrückflächen-Gelenk unter besonderen Druck kommt. Dadurch kann auch ein schmerzauslösendes Verhalten rechtzeitig erkannt werden (z. B. beim Bodybuilding, Kniebeugen). Empfohlen wird eine gleichmäßige Bewegung ohne besondere Belastung, so z. B. das Fahrradfahren mit hochgestelltem Sattel in der Ebene und im leichten Gang, beim Schwimmen der Kraulschlag und beim Wandern der Verzicht auf die Besteigung höherer Berge.

Krankengymnastisch ist ein isometrisches Training der Oberschenkelmuskulatur angezeigt. Je nach Aktivität der Arthrose können warme oder kalte Umschläge mit Packungen sowie unterschiedliche elektrotherapeutische Verfahren empfohlen werden.

Ein auftretender Erguß kann punktiert werden. Bei stärkerer Schmerzhaftigkeit hat sich die 1- bis 2malige Instillation von 25–50 mg Prednisolon oder eines anderen Cortisonabkömmlings bewährt.

Während das Tragen von Kniewärmern oftmals Linderung verschafft, ist bei der Verordnung von Kniebandagen, die zu einer Druckerhöhung der Kniescheibe führen, Vorsicht angezeigt.

Prognose

Die Prognose ist je nach Fall unterschiedlich. Je besser der Patient lernt, seine Krankheit zu verstehen und mit ihr umzugehen, desto günstiger ist das langfristige Ergebnis.

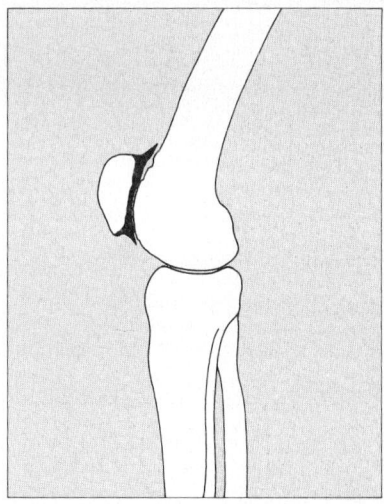

Abb. **27**   Femuropattelargelenk-
arthrose

Fersensporn

Definition
Kleine knöcherne Vorwölbung unter der Trittfläche der Ferse.

Krankheitsentstehung
Der Fersensporn entsteht am Ansatz der kurzen Fußmuskeln an der Ferse. Durch eine Überbelastung lagert sich Knochensubstanz an.

Krankheitsbild
Nicht alle Menschen, die einen Fersensporn haben, bekommen Beschwerden. Durch ungünstiges Schuhwerk, langes Laufen, einseitiges Stehen usw. entsteht ein chronischer Reizzustand.

Vorkommen
Betroffen sind hauptsächlich Erwachsene. Mit der Veränderung und Alterung des Fußes nimmt die Zahl der Menschen zu, die an einem Fersensporn leiden.

Diagnostische Verfahren
Klinische Untersuchung, Röntgen.

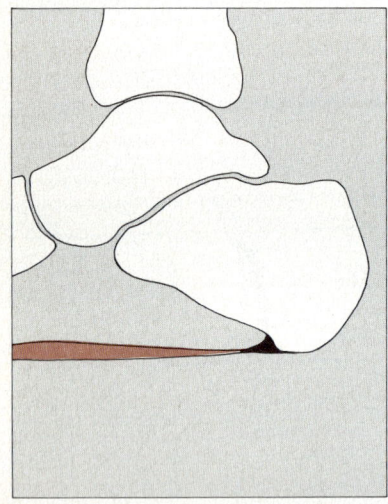

Therapie
In den allermeisten Fällen läßt sich mit einer Einlage, die das Fußgewölbe stützt und die Ferse entlastet, eine Besserung schaffen. Daneben kommen reizmindernde physiotherapeutische Verfahren, wie z. B. Eis und Ultraschall, in Frage. Nur in Einzelfällen kann eine Cortisoninjektion bzw. ein operativer Eingriff erforderlich werden.

Prognose
Die Heilungsaussichten sind immer gut.

Abb. **28** Fersensporn

Definition

Kleiner Einriß im Knochen, der keine Achsenabweichung bewirkt.

Krankheitsentstehung

Als Folge einer äußeren Gewalteinwirkung kann es zu einem kleinen Riß im Knochen kommen, der sich am ehesten mit einem „Sprung" im Porzellan vergleichen läßt.

Krankheitsbild

Fissuren finden sich häufig bei Distorsionen oder bei Prellungen und werden oftmals erst erkannt, wenn der Schmerz und die Schwellung nach einigen Tagen nicht wie üblich zurückgeht.

Während das initiale Röntgenbild oftmals noch keine Lokalisation der Fissur erlaubt, ergibt die 14 Tage später angefertigte Kontrollaufnahme einen kleinen Resorptionssaum, der auf das Vorliegen einer Fissur hindeutet. Im verletzten Gliedmaßenabschnitt bestehen Belastungs- oder Bewegungsschmerzen.

Vorkommen

Fissuren sind relativ häufige Knochenverletzungen, die nicht selten übersehen werden. Bei einer entsprechenden Schonung des Gliedmaßenabschnittes heilen sie mit wenigen Ausnahmen auch ohne eine weitere medizinische Therapie aus. Empfehlenswert ist jedoch eine kurzfristige Ruhigstellung (s. unten).

Diagnostische Verfahren

Röntgen, ggf. Röntgenschichtaufnahmen, Skelettszintigraphie.

Therapie

Ruhigstellung des betroffenen Gliedmaßenabschnittes mittels einer Gipsschiene, einem Gipsverband oder der Entlastung (z. B. Unterarmgehstützen).

Einer besonders intensiven Therapie bedarf die Fissur des Os naviculare (Kahnbein) der Hand, da hier bei mangelnder Ruhigstellung eine Pseudarthrose (Falschgelenk) entstehen kann.

Prognose

Die Prognose ist günstig. Mit einer völligen Ausheilung ist zu rechnen.

Flake fracture

Definition
Abscherbruch von einer Gelenkfläche.

Krankheitsentstehung
Ungünstig auftretende Krafteinwirkungen und Belastungen können zu einem Abscherbruch des Knorpels führen. Hierbei löst sich ein unterschiedlich großes, flockenartiges Knorpelknochenfragment, das als freier Gelenkkörper in den Gelenkraum abgestoßen wird.

Krankheitsbild
Als Folge der Flake fracture kommt es zu einer Gelenkschwellung und einem Gelenkerguß. Bei der Punktion erweist sich dieser Erguß als blutig, da durch die Abscherung des Knorpelknochenfragmentes Blutgefäße im Knochen eröffnet wurden. Der nunmehr freie Gelenkkörper kann sich einklemmen und zu einer Blockierung des Gelenkes führen.

Vorkommen
Eine Flake fracture entsteht am häufigsten am Kniegelenk. Als disponierende Sportart kann der Fußball gelten, da hier hohe Druck- und Rotationseinwirkungen vorhanden sind.

Diagnostische Verfahren
Röntgen, Kniegelenkpunktion, Arthroskopie.

Therapie
Läßt sich eine Flake fracture bereits durch den blutigen Erguß und das Röntgenbild sichern, wird sich ein kleines Fragment arthroskopisch entfernen lassen.

Sofern das abgescherte Knorpelknochenelement größer ist, wird man sich zur Wiedereinpflanzung (Replantation) entschließen. Hierzu ist eine Kniegelenkeröffnung und die Befestigung des Fragmentes mit Fibrinkleber, Knochenstiften oder kleinen Schrauben nötig.

Prognose
Die Prognose ist je nach Größe unterschiedlich. Es besteht die Gefahr, daß sich als Folge des Abscherbruches abnutzende, umformende Veränderungen ergeben, die in eine Arthrose münden.

Abb. **29**   Flake fracture der lateralen
Oberschenkelrolle

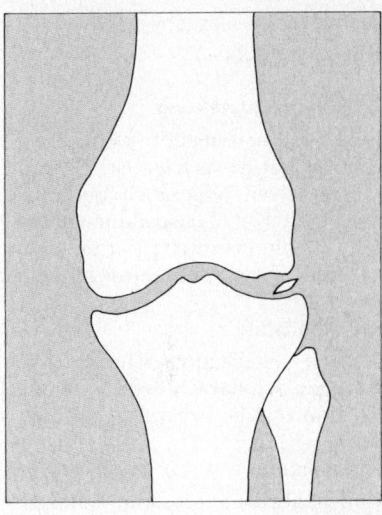

Definition
Knochenbruch.

Krankheitsentstehung
Eine Fraktur entsteht, wenn der Knochen einer einwirkenden Beanspruchung nicht gewachsen ist. Es kann sich dabei um eine direkte oder indirekte Gewalt oder auch um wiederholte kleinere Belastungen handeln. Sofern die Knochenstruktur durch Krankheit oder Alter verändert ist, kann die Gewalteinwirkung gering sein (z. B. der Schenkelhalsbruch des alten Menschen, die Spontanfraktur bei einem metastasierenden Karzinom).

Krankheitsbild
Je nach Lokalisation unterschiedlich. Bei älteren Menschen sollte auch bei geringen Schmerzen der Hüfte, des Oberschenkels und der Wirbelsäule an osteoporotische Frakturen gedacht werden.

Vorkommen
Knochenbrüche treten am häufigsten bei Verkehrs-, Haushalts- und Sportunfällen auf.

Diagnostische Verfahren
Untersuchung, Röntgen.

Therapie
Bei der Erstversorgung eines Patienten mit einem Knochenbruch kommt es darauf an, die betroffene Extremität ruhig zu lagern und zu schienen. Sofern es möglich ist, sollte eine weitgehend achsengerechte Stellung angestrebt werden.

Patienten mit Frakturen der Wirbelsäule und der unteren Extremitäten werden am besten mit Hilfe einer Vakuummatratze transportiert. Die endgültige Versorgung der Fraktur kann entweder konservativ oder operativ durchgeführt werden.

Je nach Lokalisation gebührt dem einen bzw. dem anderen Verfahren der Vorrang (z. B. Oberschenkelfraktur: operative Versorgung; Oberarmfraktur, Frakturen an der Hand sowie des Fußes: eher konservatives Vorgehen).

Prognose
In der Regel ist die Prognose günstig.

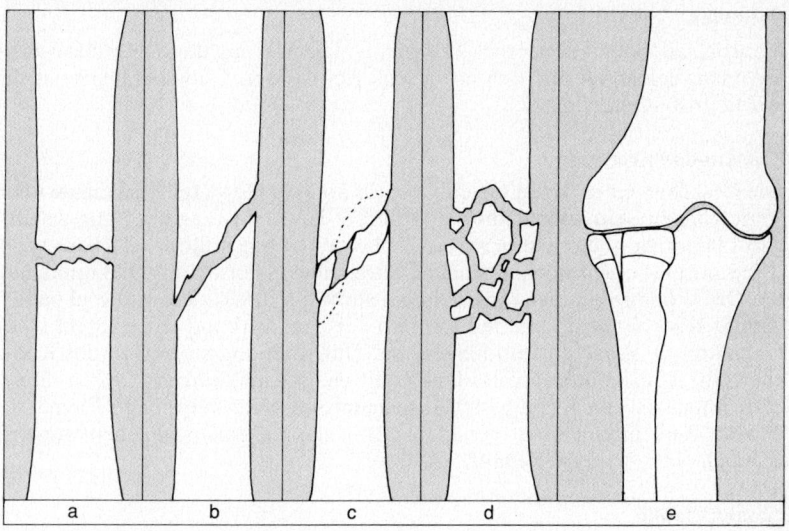

Abb. **30** Typische Frakturen. **a** Querfraktur. **b** Schrägfraktur. **c** Spiralfraktur. **d** Trümmerfraktur. **e** Meißelfraktur

Freier Gelenkkörper

Definition

Knorpeliges oder knöchernes Fragment, das sich aus der Oberfläche des Gelenkes gelöst hat und sich im Gelenk frei bewegt. Gebräuchlich ist auch der Begriff „Gelenkmaus".

Krankheitsentstehung

Die Ursachen eines freien Gelenkkörpers können Gewalteinwirkungen und Verletzungen sein, durch die ein Knorpel-Knochen-Fragment abgeschert wird. Häufiger noch sieht man, insbesondere bei Jugendlichen, Ablösungen von Knorpel- und Knochenlamellen durch eine eigenständige Erkrankung, die *Osteochondrosis dissecans*. Hierbei stirbt ein direkt dem Knorpel anliegender Knochenbezirk ab und löst sich aus dem Verbund. Es entsteht eine Gelenkmaus. Auch Entzündungen und Durchblutungsstörungen des Knochens im Alter können zur Bildung von freien Gelenkkörpern führen. Darüber hinaus ist ein Krankheitsbild bekannt, bei dem knorpelige Elemente von der Gelenkinnenhaut gebildet und in das Gelenk abgegeben werden *(Chondromatose der Gelenke)*.

Krankheitsbild

Typischerweise kommt es zu Einklemmungen im Gelenk. Der freie Gelenkkörper behindert den normalen Bewegungsablauf und führt zu einer sehr schmerzhaften Blockierung. Da hiermit eine neue Verletzung des Knorpels entsteht, reagiert das Gelenk mit einem Erguß. In günstigen Fällen kann sich der freie Gelenkkörper in den seitlichen Teil des Gelenkes ablagern und hier mit der Synovialis verwachsen. Sofern keine Beschwerden vorhanden sind, besteht auch keine Notwendigkeit, ihn operativ zu entfernen.

Vorkommen

Bei Jugendlichen entstehen freie Gelenkkörper vorwiegend im Rahmen einer Osteochondrosis dissecans. Die Gelenkmaus hat sich meist von der Oberschenkelrolle abgelöst und hinterläßt dort eine Vertiefung, das „Mausbett".

Verletzungen des Gelenkes können alle Altersstufen betreffen. Die schwere Durchblutungsstörung im Sinne eines Absterbens von großen Knochenanteilen ist in der Regel auf das Alter begrenzt *(Osteonekrose)*.

Diagnostische Verfahren

Anamnese, klinische Untersuchung, Röntgen, ggf. Kontrastaufnahmen, Arthroskopie.

Therapie

Ein freier Gelenkkörper, der Schmerzen verursacht und zu Einklemmungen führt, sollte entfernt werden.

Je nach Größe ist hierbei eine Kniegelenkspiegelung *(Arthroskopie)* oder eine Kniegelenkeröffnung *(Arthrotomie)* erforderlich.

Bei frisch entstandenen freien Gelenkkörpern, z. B. bei einer Verletzung, kann die Wiederbefestigung der Glenkmaus mit Knochenstiften oder speziellen Klebstoffen versucht werden.

Bei dem Nachweis von älteren Gelenkmäusen wird der Operateur den Ursprungsort, das „Mausbett", aufsuchen und hier ggf. kleinere Bohrungen vornehmen, um diesen Bezirk zu einer Regeneration anzuregen.

In Einzelfällen kommt auch die Übertragung von Knorpel und Knochen aus den nichtbelasteten Bereichen des eigenen Kniegelenkes oder aus einer „Knochenbank" in Frage (Transplantation).

Prognose

Durch die Entfernung des freien Gelenkkörpers werden zukünftige Einklemmungen vermieden. Ob Beschwerdefreiheit eintritt, hängt von der Größe und Lage des bestehenden Mausbettes, d. h. des Defektes im Knorpel ab.

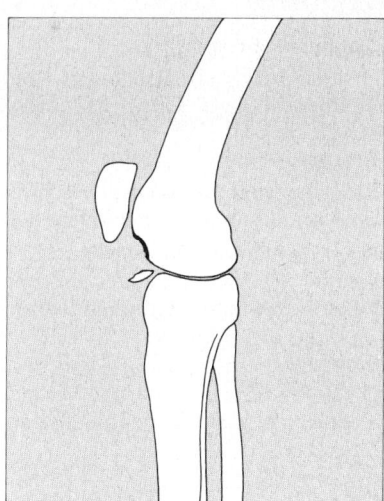

Abb. **31** Freier Gelenkkörper (alte Osteochondrosis dissecans)

69

Ganglion

Definition
Überbein. Zystische Vorwölbung eines Gelenkes bzw. einer Sehnenscheide.

Krankheitsentstehung
Durch einen mechanischen Reiz, eine Überlastung bzw. eine Entzündung wird von der Gelenkkapsel bzw. einer Sehnenscheide vermehrt Flüssigkeit produziert. Diese kapselt sich in kleinen zystischen Gebilden, die von einer Schleimhaut umgeben sind, ab.

Krankheitsbild
Ganglien können an den unterschiedlichen Gelenken auftreten. Häufig befallen sind die Hand-, Fuß- und Kniegelenke. Hier lassen sich erbsen- bis apfelgroße (Kniegelenk) prallelastische Vorwölbungen tasten, die die Bewegung einschränken können und manchmal als schmerzhaft beschrieben werden.

Vorkommen
Ganglien entstehen überwiegend im Erwachsenenalter. Auch Jugendliche können betroffen sein.

Auslösend dürfte neben degenerativen Veränderungen vor allem eine Überlastung des entsprechenden Gelenkes bzw. der Sehnenscheide sein.

Diagnostische Verfahren
Orthopädische Untersuchung, Röntgen zum Ausschluß einer knöchernen Veränderung, ggf. Ultraschalluntersuchung.

Therapie
Ein Überbein, das keine Beschwerden macht und funktionell zu keiner Einschränkung führt, muß nicht behandelt werden.

Klagt der Patient über Schmerzen bzw. eine Bewegungseinschränkung, so kommt die Punktion oder die operative Exstirpation in Frage. Bei der Punktion ist mit einer hohen Rezidivrate zu rechnen.

Prognose
Da es sich um eine gutartige Veränderung handelt, ist die Prognose günstig. Vielfach verschwindet das Ganglion ohne eine weitere Therapie von selbst.

Abb. **32** Ganglion des
dorsalen Handgelenkes

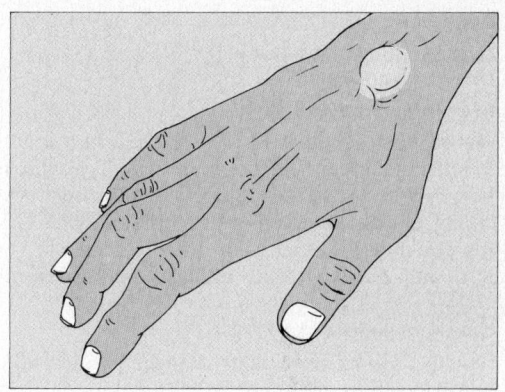

Gelenkerguß (Hydrops articularis)

Definition

Ansammlung von Flüssigkeit in einem Gelenk.

Krankheitsentstehung

Durch eine große Anzahl von Ursachen kann es zu einer Flüssigkeitszunahme in einem Gelenk kommen. Typische Ereignisse sind ungewohnte körperliche Anstrengungen und Überlastungen, Verdrehungen, Verstauchung einzelner Gelenke und entzündliche Erkrankungen. Auf die unterschiedlichen äußeren und inneren Einflüsse reagiert die Gelenkinnenhaut mit einer Zunahme der Flüssigkeitsproduktion.

Krankheitsbild

Das Gelenk ist mehr oder weniger schmerzhaft aufgetrieben. In der Regel liegt eine Bewegungseinschränkung vor. Bei entzündlichen Gelenkergüssen ist meist auch eine Rötung und ein allgemeines Krankheitsgefühl vorhanden.

Vorkommen

Alle Gelenke können von einem Erguß betroffen sein. Häufige Lokalisationen sind das Knie-, Sprung-, Schulter- und Handgelenk. Ergüsse der Fingergelenke finden sich zumeist bei entzündlich-rheumatischen Erkrankungen. Bei vielen Infektionskrankheiten kann ein begleitender „sympathischer" Gelenkerguß bestehen.

Diagnostische Verfahren

Orthopädische Untersuchung; Röntgen, um Verletzungen des Gelenkes auszuschließen; Ultraschalluntersuchung; Punktion des Gelenkes; ggf. mikroskopische, bakteriologische und rheumatologische Untersuchung des Ergusses (Synoviaanalyse).

Therapie

Da ganz unterschiedliche Erkrankungen vorliegen, können nur allgemeine Richtlinien gegeben werden.

Ein stärkerer Gelenkerguß sollte punktiert werden. Neben der Diagnosesicherung spielt auch der Schutz des Gelenkes vor Überdehnung und Gelenkzerstörung durch das Punktat eine wesentliche Rolle.

Prognose

Je nach Erkrankung ist die Prognose unterschiedlich.

Abb. **33** Bei einem Gelenkerguß findet sich eine weiche, verschiebbare Schwellung. Komprimiert man den oberen Rezessus des Kniegelenkes, dann bewegt sich („tanzt") die Patella

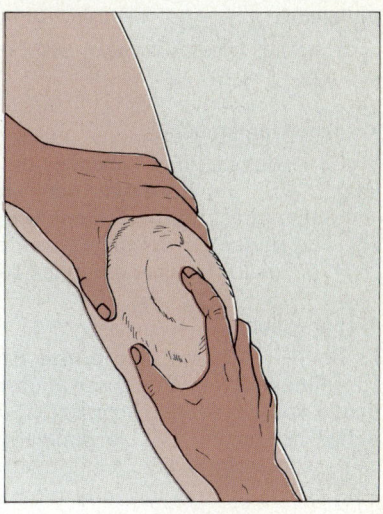

Gelenkinfektion

Definition
Entzündung eines Gelenkes als Folge des Eindringens von Krankheitskeimen.

Krankheitsentstehung
Die Besiedelung eines Gelenkes mit Krankheitskeimen kann auf direktem Wege, z. B. unfallbedingt, oder durch eine therapeutische Maßnahme (Punktion, Injektion) erfolgen. Darüber hinaus können Krankheitskeime über die Blutbahn verschleppt werden und sich in einem Gelenk ansiedeln (z. B. bei einer Angina oder einer Tuberkulose).

Krankheitsbild
Es handelt sich um eine ernste Erkrankung, die mit einer Kniegelenkschwellung, einem Erguß sowie einer Rötung einhergeht. Der Patient berichtet von klopfenden Schmerzen, die in der Wärme, z. B. unter der Bettdecke, zunehmen. Das Allgemeinbefinden des Patienten ist herabgesetzt. Zumeist besteht Fieber.

Vorkommen
Man unterscheidet 3 Formen der Gelenkinfektion:

Posttraumatische Entstehung: Die Gelenkinfektion entsteht als Folge eines schweren Unfalls mit Eröffnung der Gelenkkapsel (Auto-, Motorradunfall).

Hämatogene Entstehung: Auf dem Blutwege können Krankheitskeime bei geschwächter Abwehr in ein Gelenk verschleppt werden. Früher waren tuberkulöse Gelenkinfektionen häufig. In selteneren Fällen kamen und kommen auch Infektionen, z. B. mit Streptokokken, als Folge einer Angina vor.

Iatrogene Entstehung: Als Folge einer Gelenkpunktion bzw. -injektion können Krankheitskeime, die sich auf der Haut des Patienten befinden, in das Gelenk eingebracht werden.

Bei allgemeiner Abwehrschwäche (z. B. Diabetes) können sich die Keime vermehren und eine akute Entzündung hervorrufen. Nach neueren statistischen Untersuchungen ist bei eins pro 14000 Gelenkpunktionen bzw. -injektionen mit einer Infektion zu rechnen.

Diagnostische Verfahren
Röntgen, Laboruntersuchung, Gelenkpunktion, mikroskopische Untersuchung des Punktates, Anlegen einer Kultur und Resistenzbestimmung.

Therapie

Bei leichteren Fällen einer Gelenkinfektion ist eine hochdosierte Antibiotikabehandlung mit gleichzeitiger Kühlung, ggf. auch intraartikulärer Gabe eines Antibiotikas, ausreichend.

Sofern sich dadurch kurzfristig keine wesentliche Besserung erzielen läßt, sind die Kniegelenkeröffnung und die Synovektomie angezeigt.

Prognose

Je konsequenter und frühzeitiger eine Behandlung durchgeführt wird, desto günstiger sind die Heilungsaussichten. Bei längerem Abwarten kommt es zu einem Gelenkempyem (Eiteransammlung im Gelenk) mit einer nachfolgenden Zerstörung des Gelenkknorpels und einer bleibenden, schweren Funktionsbeeinträchtigung des Gelenkes.

Abb. **34** Behandlung der Gelenkinfektion mit antibiotikahaltigen Kugelketten (nach Klemm)

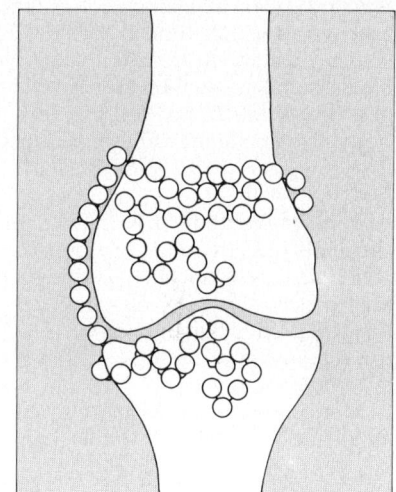

Gelenkknacken

Definition

Durch Bewegung ausgelöstes Geräusch, das durch eine Verschiebung einzelner Gelenkanteile bzw. der Gelenkkapsel und der umliegenden Weichgewebe ausgelöst wird.

Krankheitsentstehung

Eine Krankheit im eigentlichen Sinne liegt nicht vor. Viele Menschen können ihre Gelenke „knacken" lassen, ohne daß sie jemals Beschwerden haben. Da durch willkürliches Knacken Gelenküberdehnungen entstehen können, sollte man ein „Provozieren" des Gelenkknackens vermeiden. Ein gelegentliches Knacken ist ohne jede Bedeutung. Sofern bei unwillkürlichem „Gelenkknacken" Schmerzen ausgelöst werden, sollte eine orthopädische und radiologische Untersuchung stattfinden.

75

Gicht (Arthritis urica)

Definition

Entzündliche, rheumatische Erkrankung, die Gelenke und Weichteile befallen kann und durch das Auskristallisieren der Harnsäure im Gewebe verursacht wird.

Krankheitsentstehung

Bei überreichlichem Genuß von eiweißhaltigen Lebensmitteln oder dem Vorliegen eines Stoffwechselleidens kommt es im Körper zu einem erhöhten Anfall von Harnsäure. Ab einer gewissen Konzentration ist der Körper nicht mehr in der Lage, die Harnsäure in flüssiger Form aufzunehmen, es kommt zum Auskristallisieren von länglichen, spitzen Kristallen. Der Ort, an dem sich eine Gicht am häufigsten zeigt, ist das Großzehengrundgelenk (Podagra). Hier kommt es zu einer schmerzhaften Rötung und Schwellung. Das Gehen wird unmöglich. Der Allgemeinzustand ist herabgesetzt. Der Anfall wird von allgemeinem Krankheitsgefühl begleitet. Neben dem Großzehengrundgelenk können auch das Sprunggelenk oder das Kniegelenk von einem Gichtanfall betroffen sein. Die anderen Gelenke werden weniger häufig befallen. Bei längerer Krankheitsdauer lagern sich größere Mengen der Gichtkristalle im Weichgewebe ab. Besonders oft sieht man kleine Vorwölbungen an den Ohren (Gichttophus).

Krankheitsbild

Aus voller Gesundheit heraus kommt es vorwiegend nachts und am Wochenende (gutes Essen!) zu einer schmerzhaften Anschwellung eines einzelnen Gelenkes. Manchmal ist der Gichtanfall von leichtem Fieber begleitet. Wegen der Stärke der Beschwerden suchen die Patienten einen Arzt auf bzw. lassen den Notarzt kommen.

Vorkommen

Besonders reichliche Ernährung und Alkoholgenuß können einen Gichtanfall auslösen. Männer sind weitaus häufiger als Frauen befallen.

Die Gruppe, die am stärksten unter Gicht zu leiden hat, sind die 40–70 Jahre alten Männer, die wohlgenährt und untersetzt sind. Man rechnet, daß ungefähr 2 % aller Männer im Laufe ihres Lebens an Gicht erkranken.

Diagnostische Verfahren

Orthopädische, internistische Untersuchung; Laboruntersuchung; ggf. Röntgen.

Beweisend ist der Nachweis von Harnsäurekristallen im Gelenkpunktat.

Therapie

Die beste Therapie ist die Umstellung der Ernährung.

Gemieden werden müssen alle Nahrungsmittel, die einen hohen Eiweißanteil und speziell Nucleinsäuren enthalten. Dies sind Innereien, große Mengen von Fleisch, Sardellen, Ölsardinen, Karpfen, Spargel, Spinat und Alkohol im Übermaß.

Allein dadurch wird auch eine Gewichtsreduzierung zu erreichen sein. Der Harnsäurespiegel sollte kontrolliert werden. Bei Männern sollte er nicht mehr als 7 mg %, bei Frauen nicht mehr als 6 mg % betragen.

Sofern allein durch das „Essen in Maßen" keine ausreichende Reduzierung des Harnsäurespiegels zu erreichen ist, kann eine medikamentöse Behandlung mit Allopurinol oder einem anderen Präparat erforderlich sein.

Im akuten Gichtanfall ist Colchicin, ein Extrakt der Herbstzeitlose, in Kombination mit antirheumatischen Medikamenten angezeigt.

Prognose

Die Prognose der Gicht ist bei Umstellung der Ernährung gut.

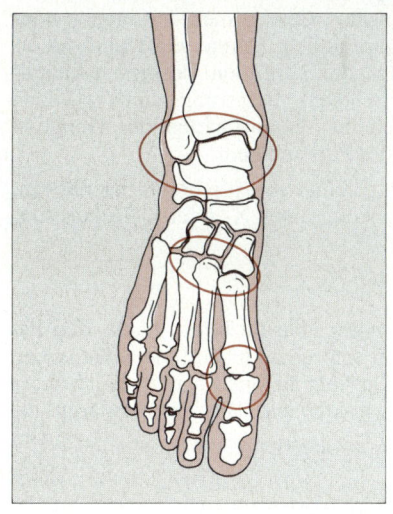 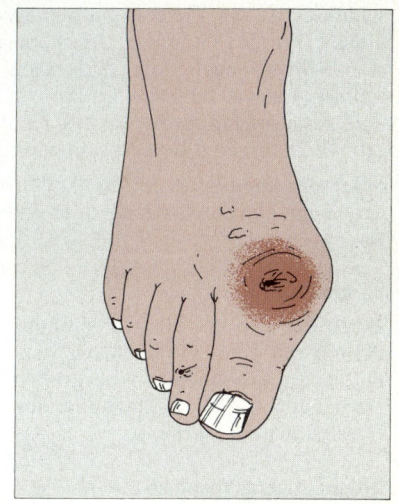

a   b

Abb. **35**   Gicht. **a** Häufig von der Gicht befallene Gelenke. **b** Akuter Gichtanfall des Großzehengrundgelenkes „Podagra"

Gonarthrose

Definition
Arthrose (Gelenkverschleiß) des Kniegelenkes.

Krankheitsentstehung
Das Kniegelenk gehört zu den am stärksten belasteten Gelenken der unteren Extremitäten. Im Stehen, Gehen, ja selbst im Sitzen und Hocken treten mechanische Belastungen auf, die im Laufe der Jahrzehnte die Entstehung einer Gonarthrose begünstigen. Wie auch bei anderen Arthrosen kommt es zu einem Abrieb des Glasknorpels, zum Anfall von knorpeligen Abbauprodukten und teilweise zu einem schmerzhaft-entzündlichen Reizzustand (aktivierte Form der Gonarthrose).

Wichtige, mitauslösende Faktoren sind Fehlstellungen der Kniegelenke, z. B. X- oder O-Beine, ausgeprägtes Übergewicht, vorwiegend statisch-einseitige und körperlich schwere Arbeit.

Krankheitsbild
Das betroffene Kniegelenk ist verplumpt. In der aktivierten Form des Verschleißes ist ein Gelenkerguß nachweisbar. Oft ist hier der innere oder äußere Teil des Gelenkes besonders empfindlich. Schmerzhaft sind die ersten Schritte nach dem Aufstehen aus der sitzenden Position (Anlaufschmerz) sowie längeres Laufen und Belasten (Belastungsschmerz). Eine voll ausgeprägte Arthrose des Kniegelenkes beeinträchtigt das Gangbild erheblich und engt den Aktionsradius des Patienten ein.

Sekundär kann die Kniegelenkarthrose zu einer zusätzlichen Achsenabweichung mit der Ausbildung oder Verstärkung eines X- oder O-Beines führen.

Vorkommen
Betroffen sind vor allem Personen im Alter über 50 Jahre. Unter den Patienten mit einer Gonarthrose befinden sich überwiegend viele Menschen mit einem erheblichen Übergewicht. Darüber hinaus begünstigen frühere Verletzungen, die Entfernung des Meniskus und Bandinstabilitäten die Entstehung der Arthrose.

Diagnostische Verfahren
Orthopädische Untersuchung, Röntgen, ggf. Punktion und Synoviaanalyse zum Ausschluß einer rheumatischen Erkrankung.

Therapie
Menschen mit einer Gonarthrose sollten sich auf eine gelenkschonende Lebensweise umstellen. Als Grundprinzip kann gelten, daß ein Mehr an

Bewegung günstig, eine zusätzliche Belastung jedoch ungünstig ist. Die Bewegung verbessert die Gleiteigenschaften und die Ernährung des Knorpels. Radfahren, Schwimmen (Kraulschwimmen) und kleinere Spaziergänge sind zu empfehlen. Die Benutzung eines Wander- oder Fritzstockes kann das Gelenk wirkungsvoll entlasten.

In den eigentlichen medizinischen Bereich fallen unterschiedliche Therapiemethoden, die den Stoffwechsel des Kniegelenkes erhöhen bzw. die akute Entzündung beeinflussen.

Hierzu gehören: Bestrahlungen, Warm- und Kaltpackungen, Ultraschall, Elektrotherapie, krankengymnastische Behandlungen, Massagen, Kneippsche Güsse usw.

Läßt sich hierdurch keine Besserung erzielen, so kann eine Injektionsbehandlung mit wäßrigen Lösungen unterschiedlicher Zusammensetzung versucht werden, die oftmals zu einer subjektiven Linderung der Beschwerden führen.

In der aktivierten Form der Gonarthrose, die sich durch physikalische und medikamentöse Behandlungen (z. B. durch Antirheumatika) nicht beeinflussen läßt, ist die Injektion eines Cortisonpräparates in das Gelenk indiziert.

Bei gezielter Anwendung läßt sich hier überraschend schnell eine Beschwerdelinderung oder sogar Beschwerdefreiheit für lange Zeit erreichen.

Sofern die genannten Maßnahmen zu keinem ausreichenden Erfolg geführt haben, kommt die Kniegelenkspiegelung mit Abtragung von Knorpelfransen oder die Kniegelenkeröffnung mit Glättung der Gelenkflächen und der Begradigung der Menisken (Nettoyage, „Gelenktoilette") oder in Extremfällen der künstliche Gelenkersatz (Schlitten- oder Totalendoprothese) in Frage.

Prognose

Je nach Schwere der Arthrose läßt sich durch eine abgestufte Behandlung eine gute Linderung der Beschwerden erzielen. Eine Heilung ist nicht möglich.

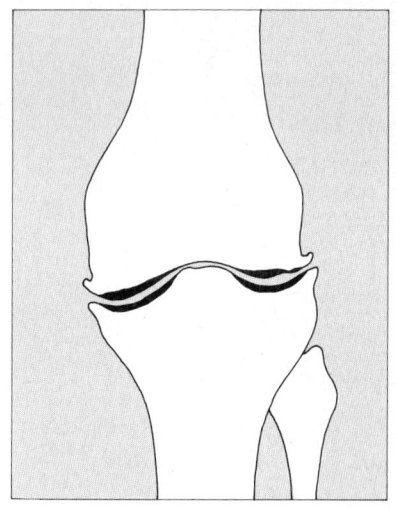

Abb. **36** Gonarthrose

Grünholzfraktur

Definition
Bruch eines wachsenden Knochens, bei dem die Knochenhaut (Periost) erhalten bleibt.

Krankheitsentstehung
Der Grünholzbruch ist die häufigste Fraktur des Kindesalters. Durch Stürze auf die Hand entsteht leicht ein Grünholzbruch der Speiche oder beider Unterarmknochen. Auch andere Röhrenknochen können von einer Grünholzfraktur betroffen sein. Da der Knochen weich und biegsam, das Periost aber fest ist, bleibt die Knochenhaut als Schlauch über der Fraktur erhalten.

Krankheitsbild
Nach Verletzung klagen die Kinder und Jugendlichen über Schmerzen in einem betroffenen Gliedmaßenabschnitt. Die Extremität wird geschont, und oftmals besteht zusätzlich eine Schwellung bzw. ein Hämatom.

Vorkommen
Unter den Frakturen im Kindesalter haben die Grünholzbrüche den größten Anteil. Hier wiederum stehen Brüche der Speiche bzw. beider Unterarmknochen an erster Stelle.

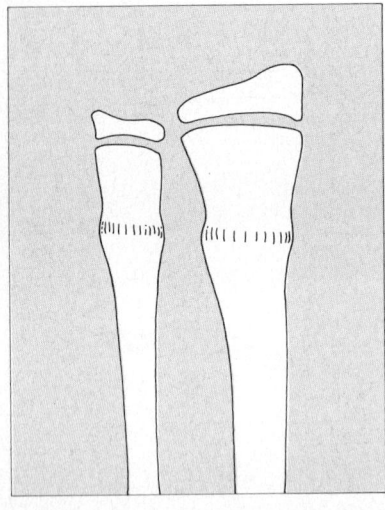

Diagnostische Verfahren
Orthopädische Untersuchung, Röntgen.

Therapie
Ruhigstellung des betroffenen Extremitätenabschnittes für 14 Tage bis 6 Wochen in einer Gipsschiene bzw. einem geschlossenen Gips.

Prognose
Die Prognose ist günstig. Grünholzbrüche heilen folgenlos aus.

Abb. 37 Grünholzbruch von Elle und Speiche

Definition

Betonte Hackenstellung des Fußes.

Krankheitsentstehung

Der Hackenfuß tritt anlagebedingt, wahrscheinlich als Folge einer Zwangshaltung am Uterus auf. Auch bei Hirnschädigung kann ein Hackenfuß gefunden werden.

Krankheitsbild

Der Vorfuß ist nach fußrückenwärts hochgezogen, die Ferse ist sehr prominent. Im Gegensatz zum Klumpfuß ist der Hackenfuß bereits bei der Geburt in der Regel gut korrigierbar; der Fuß erreicht die Normalposition.

Vorkommen

Angeboren. Leichte Hackenfußstellungen kommen häufiger vor.

Diagnostische Verfahren

Orthopädische Untersuchung, ggf. Röntgen.

Therapie

Bei leichten Hackenfußpositionen ist keine Therapie erforderlich. Bei stärkeren Hackenfußfehlstellungen kann eine Redression mit dem Anlegen einer Gipsschiene bzw. eines Oberschenkelgipses erforderlich sein.

Prognose

Die Prognose ist immer günstig.

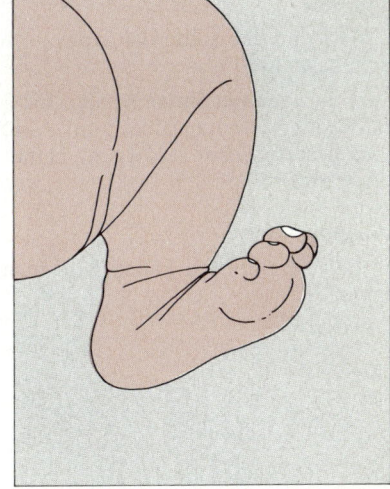

Abb. **38**   Angeborener Hackenfuß

Haglund-Ferse

Definition
Über die Norm herausgehende Vorwölbung des Fersenbeins nach dorsal.

Krankheitsentstehung
Im eigentlichen Sinne liegt keine Erkrankung, sondern eine Formvariante des Fersenbeins vor.

Krankheitsbild
Die Haglund-Ferse macht an sich keine Beschwerden. Erst durch Tragen von zu kurzem, zu engem bzw. nicht an die Ferse angepaßtem Schuhwerk kommt es zu einem Druck auf die Ferse und zur Bildung eines schmerzhaften Schleimbeutels.

Gleichzeitig können langanhaltende Achillessehnenreizungen mit ausgelöst werden.

Vorkommen
Eine stärkere Vorwölbung der Ferse findet sich relativ häufig, Beschwerden treten zumeist beim Kauf neuer Schuhe oder beim Tragen eines ungeeigneten Schuhwerkes auf.

Diagnostische Verfahren
Orthopädische Untersuchung, Röntgen.

Therapie
An erster Linie sollte das Tragen offener bzw. an der Ferse ausgeweiteter Schuhe stehen.

Eine bestehende Bursitis sollte lokal mit Umschlägen (z. B. mit Heparinsalbe oder Ichtolansalbe) zum Abklingen gebracht werden. Sofern auch eine bessere Schuhversorgung keine ausreichende Linderung bringt, kann die Exostose operativ verkleinert werden.

Prognose
In den allermeisten Fällen wird man ohne einen operativen Eingriff auskommen.

Abb. **39** Haglund-Ferse mit Bursitis

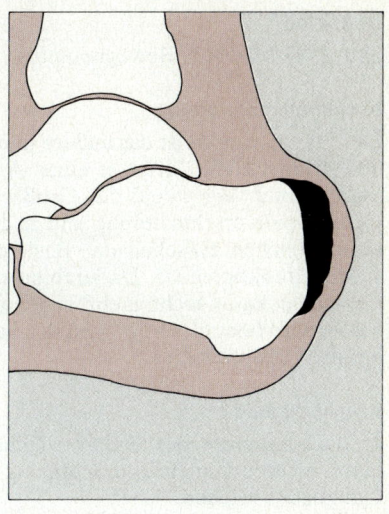

Hallux rigidus

Definition
„Steife Großzehe": Bewegungseinschränkung im Großzehengrundgelenk.

Krankheitsentstehung
Der Hallux rigidus ist das äußere und für den Patienten unangenehme, zum Teil schmerzhafte Zeichen einer Arthrose des Großzehengrundgelenkes. Durch einen Verschleiß des Großzehengrundgelenkes kommt es zu einer Gelenkspaltverschmälerung und zu Knochenanbauten an den Rändern der Gelenkflächen zwischen der Basis des Großzehengrundgelenkes und des 1. Mittelfußköpfchens. Dadurch entsteht eine Bewegungsbehinderung. Die Großzehe kann nicht mehr angehoben werden. Der Abrollvorgang des Fußes wird beeinträchtigt, und der betroffene Patient verlagert das Gewicht auf die Fußaußenseite.

Krankheitsbild
Je nach Schwere des Hallux rigidus liegen Veränderungen vor, die von einer leichten Gangbeeinträchtigung bis zur ausgeprägten Behinderung des Gangbildes reichen.

Vorkommen
Betroffen sind hauptsächlich Menschen, die das 50. Lebensjahr überschritten haben. Neben dem normalen Verschleiß sind falsche, zu enge oder unelastische Schuhe und Verletzungen des Großzehengrundgelenkes Ursachen des Hallux rigidus.

Diagnostische Verfahren
Orthopädische Untersuchung, Röntgen.

Therapie
Bei einem leicht ausgeprägten Hallux rigidus können Bewegungsübungen nach Vorbereitung durch Wärme- oder Kältepackungen eine ausreichende Verbesserung der Beweglichkeit erreichen. In Einzelfällen kann eine Injektion mit entzündungshemmenden Präparaten günstig wirken (z. B. Prednisolon).

Eine Linderung läßt sich durch spezielle Einlagen und Veränderungen an der Schuhsohle (Ballenrolle) erreichen. Wird ein Schuh mit einer Ballenrolle getragen, dann kann die Großzehe auch beim Abrollen relativ gestreckt gehalten werden.

Sofern sich durch die genannten konservativen Maßnahmen keine Besserung ergibt, kommt eine Operation in Frage. Hierbei wird das Grundglied der Großzehe zur Hälfte bis zu ⅔ gekürzt und Weichgewebe in den Zwischenraum eingebracht (Operation nach Brandes).

Prognose

In leichteren Fällen ist die Prognose immer gut. In schwereren Fällen kann der operative Eingriff eine ausreichende Linderung und eine Verbesserung des Gangbildes bewirken.

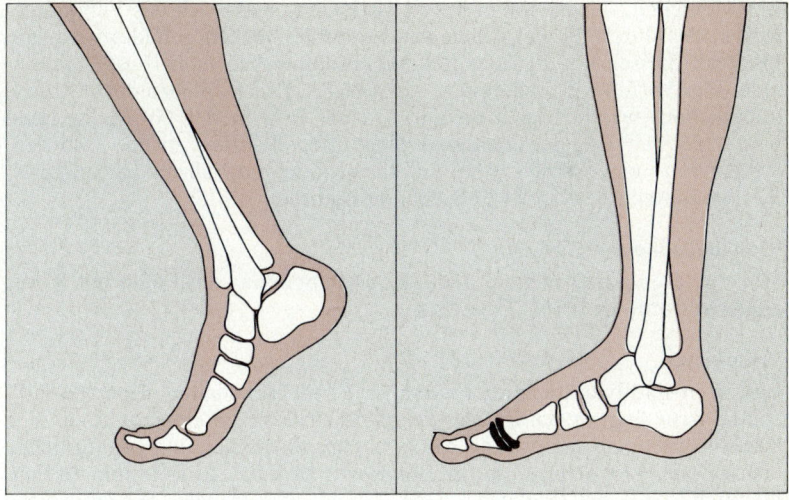

Abb. **40** Hallux rigidus. Die Arthrose des Großzehengrundgelenkes behindert das Abrollen. Die Zehe ist steif

Hallux valgus

Definition
X-förmige Veränderung der Großzehe: Abweichung einer oder beider Großzehen in Richtung des Fußaußenrandes.
In der Regel ist der Hallux valgus mit einem Spreizfuß verbunden.

Krankheitsentstehung
Bei Menschen, die an einem Spreizfuß leiden, senkt sich das Fußquergewölbe, das durch die Köpfchen der Mittelfußknochen gebildet wird, ab. Dadurch müssen der 2., 3. und 4. Mittelfußknochen mehr Last übernehmen. Der Vorfuß wird verbreitert, „gespreizt". Das Köpfchen des 1. Mittelfußknochens wandert nach medial. Da die Sehnen der Großzehe einen relativ starken Zug ausüben und diese ihre Richtung nicht verändern, kommt es zu einer immer weiteren Abweichung der Fußzehe nach lateral. Bei der Betrachtung beider Fußzehen entsteht nun ein „X".

Krankheitsbild
Meist beidseitig auftretende, deutliche Ballenbildung des Fußes mit X-förmiger Verformung beider Fußzehen.

Vorkommen
Betroffen sind hauptsächlich Frauen im Erwachsenenalter. Eine wesentliche Ursache liegt in der von der Schuhindustrie angebotenen und von den Konsumenten angenommenen, völlig unphysiologischen und unnatürlichen Schuhmode. Die Schuhe sind in der Regel zu kurz, zu spitz und zu eng. Dadurch wird die Großzehe nach lateral abgedrängt. Werden solche Schuhe über längere Zeit getragen, dann wird der Fuß zwangsläufig in dieser krankhaften Position fixiert. Er kann sich alleine davon kaum noch erholen.

Über dem Ballen entstehen schmerzhafte Rötungen, die Schuhe passen nun noch weniger, es entsteht eine starke Gehbeeinträchtigung.

Oftmals reichen jedoch auch diese Schmerzen noch nicht aus, um die Trägerinnen davon zu überzeugen, daß bequemes Schuhwerk weitere Schädigungen und Schmerzen vermeiden hilft.

Diagnostische Verfahren
Orthopädische Untersuchung, Röntgen.

Therapie
Die beste Therapie ist die Prophylaxe.

An erster Stelle steht die Auswahl von weitem und bequemem Schuhwerk. Man sollte beim Schuhkauf darauf achten, daß die Breite des

Schuhes in Höhe der Mittelfußköpfchen auch der Breite des Fußes entspricht.

Ein einfaches Hilfsmittel ist hier das Anfertigen einer Umrißzeichnung des Fußes auf Papier im Stehen. Diese kann in den Schuh eingelegt werden. Wellt sie sich an den Seiten hoch, so ist der Schuh um den Teil zu klein, um den das Papier nicht am Boden anliegt.

Symptomatisch günstig wirken sich Einlagen mit einer Anhebung des Quergewölbes aus. In akuten Fällen können kühlende Umschläge um den Ballen oder Injektionen Linderung schaffen.

Besonderen Ausnahmefällen ist der operative Eingriff vorbehalten. Hierbei müssen die Hälfte bis ⅔ des Grundgliedes der Großzehe entfernt und der Ballen abgetragen werden (Operation nach Brandes).

Bei jugendlichen und jüngeren Patienten kann auch die Osteotomie nach Hohmann durchgeführt werden, die den Vorfuß verschmälert.

Leider sind die Ergebnisse, insbesondere in kosmetischer Hinsicht, nicht immer günstig, so daß erst alle konservativen Behandlungsmethoden ausgeschöpft werden sollten.

Prognose

Die Prognose ist um so günstiger, je früher der Hallux valgus erkannt und auf eine bequeme Schuhmode ausgewichen wird.

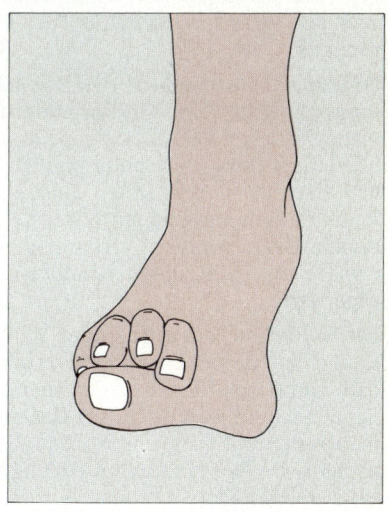

Abb. **41** Hallux valgus

Definition

Unter Haltungsschaden wird eine Abweichung der Körperhaltung, speziell der Wirbelsäule, von der Norm verstanden.

Der Haltungsschaden bzw. die Haltungsschwäche ist keine eigentliche Erkrankung. Seitliche Abweichungen des Wirbelsäulenaufbaues (Skoliosen) fallen nicht unter den Begriff des Haltungsschadens. Hier liegt eine echte strukturelle Veränderung der Wirbelsäule vor.

Im Gegensatz dazu findet sich bei dem Haltungsschaden eine Veränderung der Wirbelsäule in sagittaler Richtung, d. h. eine vermehrte Kyphose bzw. Lordose, die zumeist mit einer schwachen muskulären Entwicklung verbunden ist. Da die Haltung auch vom Bewußtsein und der psychischen Verfassung des Individuums abhängig ist, spiegeln sich in ihr nicht nur morphologische Veränderungen, sondern auch das seelische Befinden wider.

Nicht selten wird der Begriff der guten Haltung mit dem der militärischen Haltung identifiziert, die dem natürlichen und entspannten Bewegungsaufbau widerspricht.

Wie problematisch der Begriff des Haltungsschadens ist, wird deutlich, wenn man sich fragt, was in den letzten hundert Jahren unter einer guten Körperhaltung verstanden wurde. Sieht man von den zeitlosen Idealen der Körperhaltung, wie sie von der „Venus von Milo" oder anderen griechischen Statuen symbolisiert werden, ab, dann wird das Ideal der „guten Haltung" sehr vom Zeitgeist geprägt. So wurde in der Epoche des Wilhelminischen Deutschlands unter Haltung etwas anderes verstanden als zur Zeit der Weimarer Republik, des Faschismus oder der heutigen Bundesrepublik.

Andererseits ermöglicht die Bezeichnung „Haltungsschaden" oder „Haltungsschwäche" eine Groborientierung über das mögliche Vorliegen echter orthopädischer Veränderungen. In diesem Sinne wird sie bei den Schulreihenuntersuchungen benutzt und ist durchaus als wertvoller Begriff anzusehen. Bereits in den ersten Jahrzehnten dieses Jahrhunderts wurden bei Kindern Haltungsschäden festgestellt, hinter denen sich ernstere orthopädische Erkrankungen verbargen. Durch diese Screening-Untersuchung wurden die gefährdeten Kinder einer gezielten orthopädischen Therapie zugeführt.

Da Haltungsschäden in großer Zahl diagnostiziert wurden, lenkte die Öffentlichkeit den Blick auf die Ursachen dieser Veränderung. Man erkannte, daß Umwelteinflüsse an der mangelnden körperlichen Entwicklung der Kinder schuld waren. Neben der unzureichenden, nicht vollwertig zusammengesetzten Ernährung wurden die Kinder durch lichtlose, enge und unhygienische Wohnungen geschädigt. Erst als die sozialen Ursachen der „Haltungsschäden" erkannt worden waren, konnte eine medizinische und soziale Therapie einsetzen. Mit der weiteren Verbesserung der Lebensbedingungen gingen die sozial verursachten Haltungsschäden zurück.

Auch heute noch kann der Begriff des Haltungsschadens bzw. der Haltungsschwäche einen Sinn haben, wenn Eltern und Kinder auf die Notwendigkeit einer körperlichen Betätigung und eines sportlichen Trainings hingewiesen werden. Hierdurch und durch die Einleitung einer Krankengymnastik kann günstig auf die körperliche Gesamtentwicklung des Kindes eingewirkt werden.

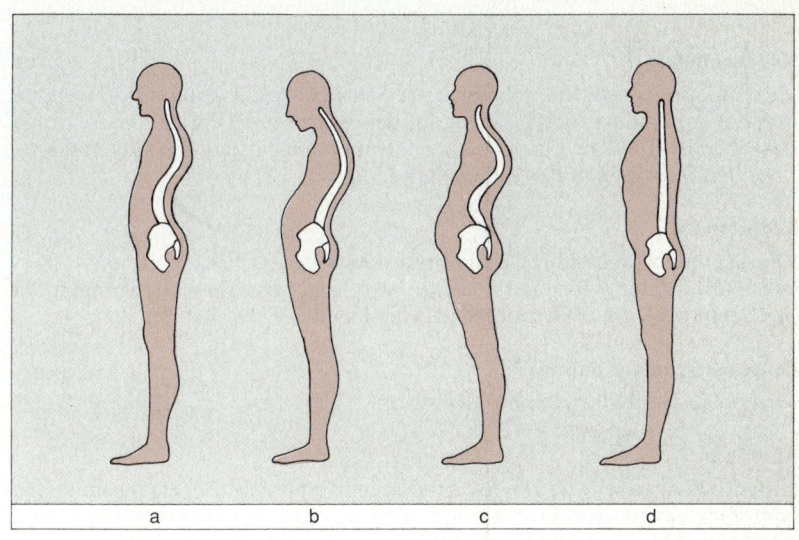

Abb. **42** Konstitutionelle Haltungsvarianten. **a** Normale Haltung. **b** Rundrücken. **c** Hohl-Rund-Rücken. **d** Flachrücken

Hammerzehe (Hallux malleus)

Definition

Abwinkelung des Endgliedes einer oder mehrerer Zehen, die willkürlich nicht mehr gestreckt werden können.

Krankheitsentstehung

Bei unterschiedlichen Fußerkrankungen, insbesondere des Spreizfußes, kommt es zu einer Veränderung in den Grundgelenken der Zehen. Die Zehen stehen etwas stärker nach dorsal als es normalerweise der Fall ist. Da die Beugemuskeln des Fußes einen kräftigeren Zug aufweisen, wird das Endglied gebeugt. Im Laufe der Zeit versteift das Endglied in Beugeposition.

Krankheitsbild

Zum Teil findet sich eine schmerzhafte Schwielenbildung unter den Kuppen der Zehen, da diese beim Gehen auf den Boden bzw. auf die innere Sohle des Schuhs drücken. Oft sind damit Hühneraugen und Schwielenbildung über den Streckseiten der Zehen verbunden.

Vorkommen

Die Hammerzehenbildung nimmt mit dem Alter zu. Patienten mit stärkeren Fußveränderungen sind häufiger betroffen, besonders aber Frauen, da das Schuhwerk einen wesentlichen Anteil an dieser Fehlbildung hat.

Diagnostische Verfahren

Orthopädische Untersuchung, Röntgen.

Therapie

Einer beginnenden Hammerzehenbildung kann mit Bewegungsübungen wie dem selbsttätigen Strecken der Zehen, einer Einlagenversorgung und der Auswahl eines ausreichend großen Schuhes entgegengewirkt werden.

In schweren Fällen bringt ein kleiner operativer Eingriff, bei dem das Mittelglied verkürzt wird, eine gute Besserung (Operation nach Hohmann).

Prognose

Je früher die Hammerzehe diagnostiziert und behandelt wird und je eher bequeme Schuhe getragen werden, desto besser sind die Aussichten auf eine Heilung bzw. Linderung der Beschwerden.

Abb. **43** Hammerzehe

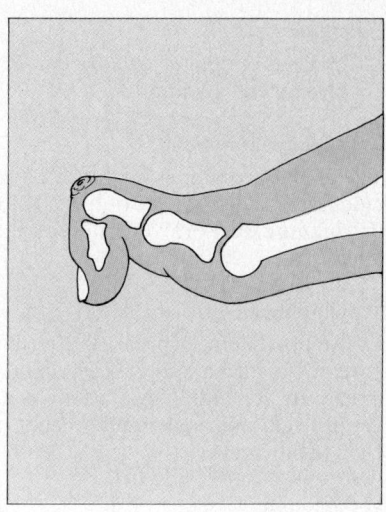

Heberden-Arthrose

Definition
Arthrose (Gelenkverschleiß) der Endgelenke der Finger. Im Volksmund „Gichtknoten" genannt.

Krankheitsentstehung
Wie auch bei anderen Arthrosen, kommt es bei der Heberden-Arthrose zu einem mechanischen Abrieb des Knorpels, zum Anfallen von Stoffwechselprodukten, zur Formveränderung und Funktionseinbuße der Fingerendgelenke.

Krankheitsbild
Es findet sich eine typische Auftreibung der Fingerendgelenke, eine mäßiggradige bis stärkere Bewegungsbehinderung, insbesondere eine Streckhemmung. In der aktivierten Form können die Endgelenke schmerzhaft und gerötet sein. Normalerweise macht die Heberden-Arthrose keine wesentlichen Schmerzen.

Vorkommen
Betroffen sind hauptsächlich Menschen, die das 60. Lebensjahr überschritten haben. In Einzelfällen tritt die Veränderung bereits um das 30. Lebensjahr ein und schreitet im Laufe des Lebens fort. Bei der Entstehung der Heberden-Arthrose spielt neben der körperlichen Belastung die genetische Disposition eine wesentliche Rolle.

Die Heberden-Arthrose kommt familiär gehäuft vor. Darüber hinaus weist der häufigere Befall der Arbeitshand auf den Einfluß der stärkeren mechanischen Belastung hin.

Diagnostische Verfahren
Orthopädische Untersuchung, Röntgen.

Therapie
Eine Heilung im Sinne einer biologischen Erneuerung der Gelenke ist nicht möglich. Ziel der Behandlung ist der Erhalt einer größtmöglichen Bewegungsfähigkeit bzw. einer Schmerzlinderung.

Geeignet sind Bewegungsübungen, warme Handbäder oder Eisabreibungen, je nach Befund Knetübungen oder Ergotherapie. Salbeneinreibungen und Selbstmassagen der Gelenke können eine Lindcrung bewirken. Ein Versuch mit subaqualer Ultraschallbehandlung ist oftmals lohnend (Ultraschallankoppelung im Wasserbad, Aquaschall).

Prognose

Die Heberden-Arthrose schreitet nur langsam voran. Die Funktionsfähigkeit der Hände bleibt erhalten.

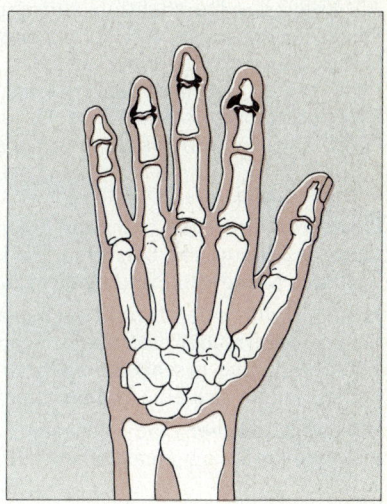

Abb. **44**   Heberden-Arthrose

Hemiplegie

Definition

Halbseitenlähmung.

Krankheitsentstehung

Als Folge der Durchblutungsstörung eines Teiles des Gehirns entfällt die Steuerungsfunktion für die gegenüberliegende (kontralaterale) Körperhälfte. Es kommt zu einer schlaffen Lähmung. Die Durchblutungsstörung (Schlaganfall) kann entweder durch eine Gefäßverengung als Folge einer Arteriosklerose (ischämischer Hirninfarkt) oder durch eine Blutung als Folge eines Gefäßrisses (hämorrhagischer Infarkt) bedingt sein.

Krankheitsbild

Plötzlich auftretende Lähmung einer Körperhälfte. Dabei ist auch die Gesichtsmuskulatur mit betroffen. Es kommt zu einem Herabsinken des betroffenen Mundwinkels, da gleichzeitig eine Fazialislähmung eintritt.

Häufig ist durch den Infarkt auch das Sprachvermögen stark beeinträchtigt. Da das Gehirn über eine ausgezeichnete Fähigkeit zur Kompensation, d. h. zur Übernahme geschädigter Gehirnfunktionen durch andere Gehirnteile verfügt, bildet sich eine Halbseitenlähmung oftmals zurück.

Wesentlich ist hier eine konsequente und systematische physiotherapeutische und krankengymnastische Therapie.

Vorkommen

Betroffen sind hauptsächlich Menschen höheren Lebensalters, bei denen eine Arteriosklerose und eine Hypertonie vorliegen.

Die zerebrovaskulären Erkrankungen gehören mit zu den häufigsten Todesursachen überhaupt. Entsprechend häufig tritt auch eine Apoplexie mit der entsprechenden neurologischen Symptomatik auf.

Diagnostische Verfahren

Neurologische Untersuchung, Computertomographie, digitale Subtraktionsangiographie, Angiographie, Kernspinresonanztomographie, nuklearmedizinische Perfusionsuntersuchungen.

Therapie

Das Ziel der Behandlung besteht darin, die normale Heilungstendenz durch die Bahnung von Bewegungen zu begünstigen und eine ausschließliche Belastung der gesunden Seite zu vermeiden.

In der ersten Zeit werden durch geeignete Lagerungen Komplikationen wie z. B. Kontrakturen und Dekubitalgeschwüre vermieden. Die Gelenkbeweglichkeit der gelähmten Seite wird durch krankengymnastische Behandlung erhalten. Damit wird die Trophik der erkrankten Körperhälfte verbessert. Nach Abklingen des akuten Stadiums ist eine Gehschulung angezeigt. In weiter fortgeschrittenem Stadium sollten auch Bewegungsbäder in die Behandlung mit einbezogen werden. Spezielle, neurologisch ausgerichtete Formen der Krankengymnastik und Ergotherapie sind die Basis einer bestmöglichen Rehabilitation.

Prognose

Die Prognose ist je nach Ort und Größe der Läsion unterschiedlich. Sie kann nur im Einzelfall, nach Ausschöpfung aller diagnostischen Maßnahmen, abgeschätzt werden.

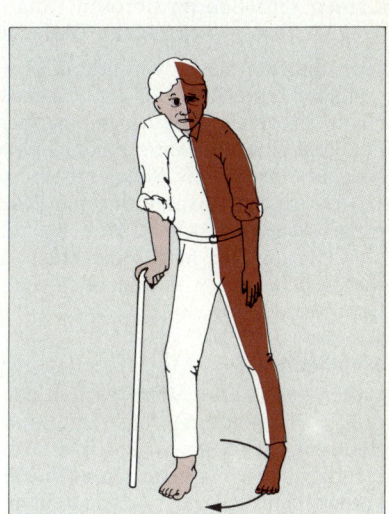

Abb. **45**   Patient mit linksseitiger Hemiplegie (rechte Hirnhälfte betroffen)

Hexenschuß (Akute Lumbalgie)

Definition

Unter einem Hexenschuß wird allgemein ein plötzlich auftretender Schmerz in der Lendengegend verstanden, der in ein oder in beide Beine ausstrahlen kann.

Krankheitsentstehung

Es gibt unterschiedliche Auslöser für die Entstehung eines Hexenschusses bzw. einer akuten Lumbalgie.

Im Laufe des Lebens unterliegt insbesondere die Lendenwirbelsäule einer dauernden starken mechanischen Belastung. Dadurch kommt es zu einer Höhenminderung der Bandscheibe, zu einer Bandscheibenvorwölbung, zu kleinen Einrissen im fibrösen Ring der Bandscheibe und zu einer Abnutzung (Arthrose) der kleinen Wirbelgelenke.

Jede einzelne dieser Veränderungen kann bei einer plötzlichen Bewegung, bei einer Unterkühlung der Rückenstreckmuskulatur, durch das Liegen in einem zu weichen Bett usw. zu einem Hexenschuß führen. Im günstigsten Fall liegt eine Verkantung oder Fehlhaltung in den kleinen Wirbelgelenken vor, die durch feine Schmerznerven versorgt werden. Es kommt zu einer akuten Muskelverspannung der Rückenstreckmuskulatur an der Lendenwirbelsäule und dadurch zu einer Fehlhaltung. Die Schmerzen treten überfallsartig auf, als hätte eine Hexe „geschossen". Daneben kann auch die Bandscheibenvorwölbung oder der Bandscheibenvorfall zu gleichartigen Beschwerden führen.

Krankheitsbild

Neben den akuten Schmerzen in der Lendenwirbelsäule besteht in der Regel eine Fehlhaltung der Wirbelsäule (Schmerzskoliose). Jede überflüssige Bewegung wird vermieden. Das Anziehen der Beine lindert den Schmerz. Handelt es sich nur um eine Verkantung der Wirbelgelenke oder um die Folgen eines „Zuges", dann fehlen Gefühlsausfälle bzw. Muskellähmungen. Bei einem Bandscheibenvorfall kann beides vorhanden sein.

Vorkommen

Der Hexenschuß gehört zu den häufigsten Krankheiten überhaupt. Er betrifft überwiegend Menschen zwischen dem 20. und 60. Lebensjahr. Begünstigend wirken sich kühle und feuchte Witterung und körperliche Arbeiten bei vorgeschädigter Wirbelsäule aus.

Diagnostische Verfahren

Orthopädische, neurologische Untersuchung; Röntgen.

Zum Ausschluß eines Bandscheibenvorfalles evtl. Computertomographie.

Therapie

Die Behandlung des Hexenschusses besteht in einer schmerzarmen Lagerung, Bettwärme, der Behandlung mit Heizkissen und Wärmeflasche und, sofern das nicht ausreichend ist, der medikamentösen Therapie.

Je nach Schwere können hier leichte Schmerzmittel wie z. B. Acetylsalicylsäure (ASS, Aspirin) und Paracetamol oder die stärker wirksamen Antirheumatika zur Anwendung kommen.

Bei therapieresistenten oder höchst schmerzhaften Lumbalgien kann ein geringer Cortisonzusatz, der in Kombination mit einem Antirheumatikum injiziert wird, eine rasche Beschwerdenlinderung bewirken.

Daneben kommt die physikalische Therapie zur Anwendung. Empfohlen werden können Stanger-Bäder, unterschiedliche Formen der Elektrotherapie, Ultraschallbehandlungen, Fangopackungen und Massagen.

Tritt der Hexenschuß häufiger auf, dann sollte eine Krankengymnastik zur Kräftigung der Rückenstreckmuskulatur durchgeführt werden.

Der wiederkehrende Hexenschuß wird durch eine sitzende Lebensweise und eine geschwächte Muskulatur bei Übergewicht begünstigt. Den wiederkehrenden Schmerzen kann mit einer sportlichen Betätigung, die die Rückenstreckmuskulatur kräftigt und eine erhöhte Kalorienausfuhr bewirkt, begegnet werden. Empfehlenswert sind u. a. die folgenden Sportarten: Fahrradfahren, Schwimmen (vor allem Rückenschwimmen) und das Joggen.

Prognose

Die Prognose ist gut. Beim Vorliegen eines Bandscheibenvorfalles sind weitergehende Maßnahmen angezeigt.

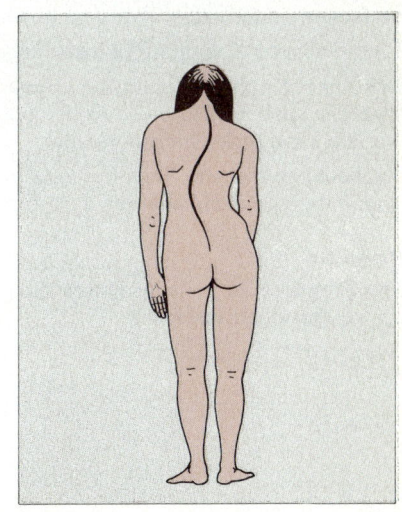

Abb. 46 „Hexenschuß" mit Schmerzskoliose

Hohlfuß (Pes excavatus)

Definition

Fußfehlform, bei dem das Fußlängsgewölbe besonders stark ausgebildet ist.

Krankheitsentstehung

Es handelt sich um eine anlagebedingte Fehlstellung des Fußes, bei dem die Übergänge zum normalen Fuß fließend sind.

Krankheitsbild

Der Fuß erscheint leicht verkürzt. Das Fußlängsgewölbe ist stärker ausgewölbt. Der 1. Strahl weist eine leichte Tendenz nach innen auf. Fertigt man einen Fußabdruck an, so erkennt man, daß der Fußaußenrand nur wenig Last übertragen muß, Ferse und Fußquergewölbe – hier vor allem der 1. und der 5. Strahl – tragen die Hauptlast.

Vorkommen

Es handelt sich um eine häufige Veränderung, die im eigentlichen Sinne nicht als krankhaft anzusehen ist.

Diagnostische Verfahren

Orthopädische Untersuchung.

Therapie

Wesentlich ist die Versorgung mit fußgerechten Schuhen, die den Fuß gut umfassen, andererseits aber dem hohen Spann ausreichend Platz lassen.

Eine Einlagenversorgung ist meist angezeigt.

Bei schmerzhaften Hohlfüßen können eine Fußgymnastik, eine Fußmassage, die auch mit Hilfe von Rollen oder Noppenmatten selbst durchgeführt werden kann, erleichternd wirken.

Fußbäder mit einem Teelöffel Salz lindern die Beschwerden und können vom Patienten nach längeren Belastungen einfach durchgeführt werden.

Prognose

Die Prognose ist günstig. Durch die genannten Maßnahmen läßt sich Beschwerdefreiheit erreichen.

Abb. **47**   Hohlfuß

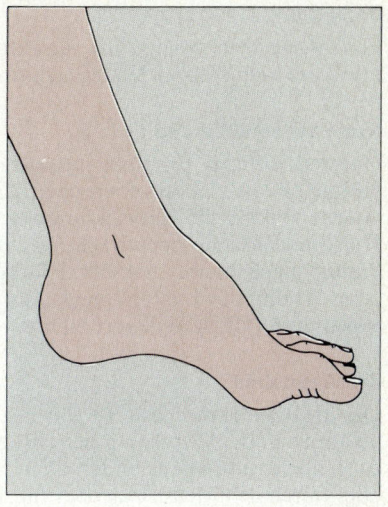

Hüftgelenkdysplasie

Definition
Fehlanlage bzw. mangelnde Ausdifferenzierung der Hüftpfanne, die dem Hüftkopf kein stabiles Widerlager bietet.

Krankheitsentstehung
Unterschiedliche Einflüsse beeinträchtigen die normale Ausreifung des Hüftgelenkes. Neben genetischen Ursachen kann eine ungünstige Lage im Uterus den für die Entwicklung der Hüfte notwendigen Kontakt zwischen Hüfte und Pfanne beeinträchtigen. Es entsteht eine Dysplasie. Sofern die Pfanne flach bleibt, hat der Hüftkopf im späteren Leben, insbesondere beim Beginn des Laufenlernens, die Tendenz, aus dem Hüftgelenk herauszuwandern (Hüftgelenkverrenkung – Hüftgelenkluxation).

Krankheitsbild
Die Hüftgelenkdysplasie ist die Bezeichnung für die Fehlanlage bzw. die unzureichende Ausbildung der Hüftgelenkpfanne. Kopf und Pfanne stehen zwar noch zusammen, bilden aber kein belastbares Gelenk. Da der Hüftkopf durch den Muskelzug oder die auf ihn einwirkende Last beim aufrechten Gehen aus der Gelenkpfanne gegen die oberen Anteile des Beckens herausgetrieben wird, besteht eine Tendenz zur Hüftgelenkluxation.

Vorkommen
Die Hüftgelenkdysplasie ist eine der häufigsten anlagebedingten orthopädischen Fehlbildungen. Ungefähr 2–4 % aller Säuglinge werden mit einer Dysplasie geboren. Mädchen sind häufiger als Jungen betroffen. Für eine genetische Mitverursachung der Hüftgelenkdysplasie spricht ihre regionale Häufung. Entscheidend für den weiteren Verlauf sind die Früherkennung und unmittelbare Behandlung.

Diagnostische Verfahren
Orthopädische Untersuchung unter Einschluß des diagnostischen Ultraschalls, ggf. Röntgen.

Therapie
Die Hüftgelenkdysplasie bedarf unbedingt direkt nach der Geburt einer Behandlung!

Dadurch kann der Entwicklung einer Hüftgelenkverrenkung vorgebeugt und eine schwere Behinderung vermieden werden. Bei rechtzeitigem Erkennen der Fehlanlage des Hüftgelenkes läßt sich allein durch eine zeitweilige Stellungsveränderung des Oberschenkels in Abspreizung eine korrekte Ausbildung der Pfanne erreichen.

Die Kinder müssen bis zum Ausreifen der Hüftgelenkpfanne eine Spreizhose oder eine Abspreizschiene tragen. In schweren Fällen kann auch eine
Spreizbehandlung in Gips notwendig werden.

Die Behandlung der Hüftgelenkdysplasie erfordert von den Eltern und
Kindern viel Geduld. Sie wird konsequent bis zur Normalisierung und vollen Entwicklung des Hüftgelenkes durchgeführt. Jedes zu frühe Abbrechen
der Behandlung gefährdet den gesamten Behandlungserfolg.

Prognose

Bei rechtzeitigem Erkennen, frühzeitiger und konsequenter Behandlung ist
die Prognose sehr gut, eine schwere Behinderung kann vermieden werden.

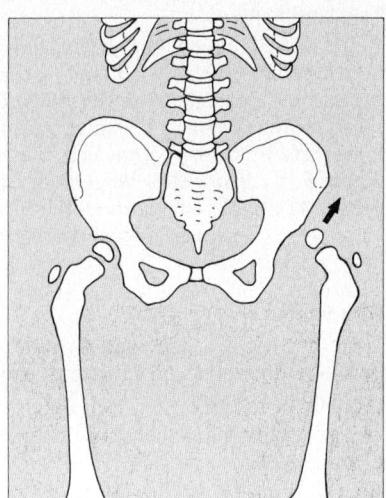

Abb. **48** Bei der Hüftgelenkdysplasie
ist die Pfanne zu flach angelegt. Der
Kopf findet keine Widerlager und wandert kranial

Hüftgelenkluxation, angeborene

Definition
Hüftgelenkverrenkung. Heraustreten des Kopfes aus der Hüftgelenkpfanne und Wanderung des Kopfes gegen das Darmbein.

Krankheitsentstehung
Der Hüftgelenkverrenkung geht in den meisten Fällen eine Fehlanlage des Hüftgelenkes, eine Hüftgelenkdysplasie, voraus (s. S. 100 f.). Die Pfanne bietet dem Kopf kein ausreichendes Widerlager; der Kopf rutscht aus dem Hüftgelenk heraus und stützt sich am Darmbein ab. Dort entwickelt sich eine sog. „Zweitpfanne", die jedoch keine ausreichende Stabilität für ein normales Gehen gewährleistet. Die Ursache für die Hüftgelenkluxation kann sowohl genetisch bedingt als auch durch eine ungünstige Lage im Mutterleib erworben sein.

Krankheitsbild
Bei den Säuglingen und Kleinkindern, die von einer Hüftgelenkluxation betroffen sind, findet sich eine Verbreiterung des Beckens und eine Behinderung der Beweglichkeit der betroffenen Hüfte. Die Kinder fangen später an zu laufen. Noch vor wenigen Jahrzehnten wurde die Hüftgelenkverrenkung erst erkannt, wenn sich bei dem Kind das typische „watschelnde Gangbild" entwickelte. Wegen der unzureichenden Entwicklung der Zweitpfanne kommt es im Laufe der Jahre zur Entstehung einer Arthrose dieses Gelenkes. Gleichzeitig wird die Wirbelsäule durch das „schwankende Gehen" stärker belastet. Auch hier stellen sich vielfach Schmerzen ein.

Vorkommen
Ungefähr bei 2 % aller Kinder muß mit dem Vorliegen einer angeborenen Hüftgelenkverrenkung gerechnet werden.

Die Hüftgelenkluxation tritt, ebenso wie die Hüftgelenkdysplasie, familiär und geographisch gehäuft auf. Hieraus läßt sich eine anlagebedingte Disposition ableiten.

Mädchen sind wesentlich häufiger als Jungen betroffen.

Diagnostische Verfahren
Orthopädische Untersuchung, Ultraschall, ggf. Röntgen.

Therapie
Die frühestmögliche Behandlung der Hüftgelenkluxation ist entscheidend!

Wenn die Hüftgelenkluxation bereits kurz nach der Geburt erkannt wird, ist eine erfolgreiche Behandlung möglich. Eine wesentliche Bereicherung hat die Früherkennung durch die Ultraschalluntersuchung gebracht, die für das Kind völlig gefahrlos und unschädlich ist.

Nachdem die Verrenkung festgestellt wurde, erfolgt eine Dehnung der Hüftgelenkkapsel durch eine besondere orthopädische Behandlung, die in der Regel stationär durchgeführt werden muß (Overhead-Extension). Nach 14 Tagen bis 3 Wochen ist die Gelenkkapsel ausreichend weit. Durch die während der Zugbehandlung durchgeführte Abspreizung der Hüften richtet sich der Kopf selbsttätig in die Pfanne ein, die dadurch einen Anreiz bekommt, sich weiterzuentwickeln.

Nachdem die anatomisch korrekte Stellung erreicht ist, wird für einige Wochen bis Monate ein Gips und später eine Spreizhose bzw. eine Spreizschiene angelegt.

Nur in vereinzelten Fällen muß zur Einrenkung des Kopfes ein operatives Verfahren angewandt werden.

Prognose
Bei frühzeitiger Erkennung ist die Prognose gut. Wurde die Hüftgelenkverrenkung übersehen, muß mit einem Dauerschaden gerechnet werden.

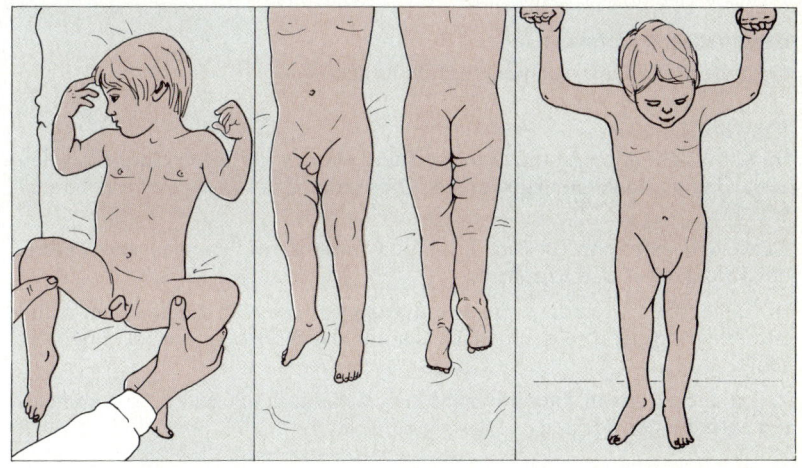

Abb. **49**   Faltenasymmetrie, Beinverkürzung, Abspreizhemmung und Außenrotation kennzeichnen die Hüftluxation (nach McRae)

Hühnerbrust (Kielbrust, Pectus carinatum)

Definition

Die Hühnerbrust bezeichnet eine Fehlform des Brustkorbes, bei der das Brustbein kielförmig nach vorne steht. Aus diesem Grunde wird die Formveränderung auch als „Kielbrust" bezeichnet.

Krankheitsentstehung

Es gibt unterschiedliche Entstehungsmechanismen. Neben einer angeborenen Form durch eine Raumbeengung im Mutterleib kann auch eine besondere Weichheit der Knochen im Kindesalter (Rachitis) auslösend wirken.

Krankheitsbild

Es findet sich eine typische Veränderung des Brustkorbes, bei dem das Brustbein kielförmig aus dem Brustkorb herausragt.

Vorkommen

Leichtere Formen der „Kielbrust" sind häufiger und nicht behandlungsbedürftig.

Schwere Formen der „Kielbrust" werden nur sehr selten gefunden.

Diagnostische Verfahren

Orthopädische Untersuchung, ggf. Röntgen.

Therapie

Im kindlichen Alter ist die Untersuchung auf das Vorliegen einer Knochenerweichung (Rachitis) erforderlich. Diese muß dann konsequent behandelt werden.

Zusätzlich empfiehlt es sich, krankengymnastische Übungen zur Weitung des Brustkorbes durchzuführen.

In Einzelfällen kann auch die Versorgung mit einer Orthese, einem orthopädischen Apparat, der einen Druck auf das Brustbein ausübt, angezeigt sein.

Zu einer operativen Therapie wird man sich nur in extremen Ausnahmefällen entschließen können.

Prognose

Bei allen leichteren Formen der Hühnerbrust ist die Prognose günstig. Mit Ausnahme von kosmetischen Beeinträchtigungen sind keine relevanten Einschränkungen zu erwarten.

Abb. **50**   Hühnerbrust

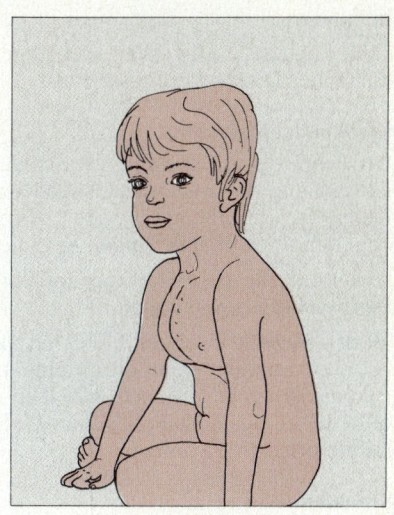

Idiopathische Hüftkopfnekrose

Definition

„Hüftkopftod". Absterben von tragenden Teilen des Hüftkopfes im Rahmen einer Durchblutungsstörung.

Krankheitsentstehung

Als Folge einer Durchblutungsstörung des Hüftkopfes kommt es zu einer Erweichung des tragenden Knochengewebes und zu einem Einsinken des Knorpels. Der ehemals runde Hüftkopf deformiert sich, wird walzenförmig, der Knorpel sinkt in den Knochen ein.

Auslösend für diese Hüftkopfdurchblutungsstörungen sind in vielen Fällen Stoffwechselerkrankungen.

Hierzu müssen in erster Linie Veränderungen der Leber, z. B. durch die Alkoholkrankheit oder durch eine Leberentzündung (Hepatitis), gezählt werden. Auch bei einem Ausrenken des Hüftkopfes oder bei anderen Gewalteinwirkungen als Folge eines Unfalles kann es zu einer (traumatischen) Hüftkopfnekrose kommen.

Krankheitsbild

Anfänglich klagen die Patienten über ziehende Schmerzen, die in der Leiste angegeben werden und bis ins Knie ausstrahlen. Mit der Zeit kommt es zu einer zunehmenden Einschränkung der Beweglichkeit der Hüfte und zu einer Fehlstellung der Hüfte in Beugestellung. Durch die dabei entstehenden Schmerzen ist das Gangbild stark verändert, der betroffene Patient hinkt.

Vorkommen

Betroffen sind hauptsächlich Männer zwischen dem 30. und 50. Lebensjahr. Da Leberveränderungen eine wesentliche Rolle spielen, tritt die Hüftkopfnekrose oftmals in Begleitung einer Alkoholkrankheit auf.

Diagnostische Verfahren

Orthopädische Untersuchung, Röntgen, Schichtröntgenaufnahmen, Szintigraphie, Computertomographie.

Therapie

Bis heute gibt es noch kein Verfahren, das die Durchblutung des Kopfes wieder vollständig herstellt.

In der Anfangsphase kann eine Entlastung mit Gehstützen versucht werden. Sobald die Größe des abgestorbenen Gewebebezirks bestimmt werden kann, ist eine operative Behandlung möglich. Gesunde Teile des Hüftkopfes können durch spezielle Operationsverfahren so in die Pfanne gedreht werden, daß der bisher weniger belastete Knorpel die bisherige Last des abgestorbenen Knochenknorpelbezirkes übernimmt.

In letzter Zeit werden auch „gestielte Knochentransplantationen" durchgeführt, bei denen gesunder Knochen mit intakter Gefäßverbindung in den Hüftkopf eingepflanzt wird.

Bei ausgedehnten, stark schmerzhaften Krankheitsverläufen ist ein künstlicher Gelenkersatz möglich.

Prognose

Eine eingetretene Hüftkopfnekrose läßt sich nicht mehr rückgängig machen. Bei günstiger Lage des abgestorbenen Knorpels und optimaler Operationstechnik läßt sich oftmals ein befriedigendes Ergebnis erzielen.

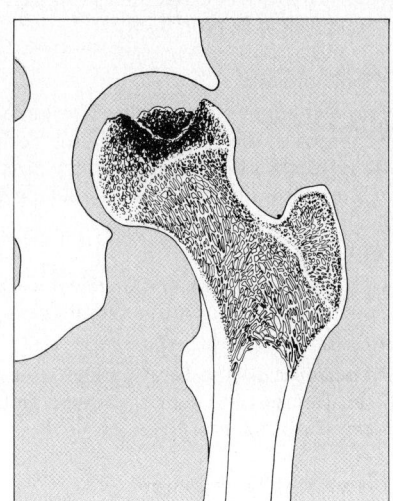

Abb. **51** Idiopathische Hüftkopfnekrose des Erwachsenen

Interkostalneuralgie

Definition
Schmerzhafter Reizzustand eines segmentalen Brustwirbelsäulennervs, der sich im Verlauf einer Rippe ausbreitet.

Krankheitsentstehung
Eine Vielzahl von Ursachen kann zu einer Interkostalneuralgie führen. Verantwortlich für die sehr hartnäckigen Reizerscheinungen im Bereich der Brustwirbelsäule sind zumeist degenerative Veränderungen der Bandscheibenräume und der kleinen Wirbelgelenke.

Eine Druckerhöhung in diesem Bewegungssegment durch Stauchung und Verdrehung oder eine Unterkühlung, mit einer daraus resultierenden Muskelverspannung kann zu reflektorischen Schmerzen im Ausbreitungsgebiet eines Brustwirbelsäulennervs führen und das typische Bild einer Interkostalneuralgie hervorrufen.

Krankheitsbild
Die Patienten klagen über starke, von der Brustwirbelsäule ausgehende Schmerzen, die sich einseitig im Verlauf einer Rippe projizieren und bis in den Brustkorb bzw. die Brust ausstrahlen. Die Beschwerden sind sehr schmerzhaft und quälend. Sie lassen sich nur schwer beeinflussen.

Vorkommen
Betroffen sind überwiegend Menschen jenseits des 30. Lebensjahres, bei denen sich degenerative Veränderungen in der Brustwirbelsäule nachweisen lassen.

Neben plötzlichen Bewegungen kommen als Auslöser ungewohnte körperliche Belastungen und sportliche Betätigung in Frage, die zu einer Mobilisierung eines zuvor fixierten Wirbelsäulenabschnittes geführt haben.

Diagnostische Verfahren
Orthopädische Untersuchung, Röntgen zur ursächlichen Abklärung (Skoliose, degenerative Wirbelsäulenveränderung) und zum Ausschluß einer Kompressionsfraktur bzw. eines entzündlichen oder tumorösen Prozesses.

In Einzelfällen Durchführung einer Computertomographie, durch die jedoch in der Regel keine Nervenkompression nachgewiesen wird.

Therapie
Vermeidung einer zusätzlichen Reizung der Brustwirbelsäule. Keine krankengymnastische Mobilisierung, keine reizenden und aktivierenden Massagen.

Ein Versuch mit Wärmepackungen, Dezimeterwellen- oder Kurzwellenbestrahlungen ist empfehlenswert.

Feuchtwarme Umschläge können lindernd wirken. Manche Patienten sprechen auch auf Kälte an. Ein solcher Versuch sollte jedoch nur sehr vorsichtig durchgeführt werden.

Bewährt haben sich Injektionen mit Lokalanästhetika in die paravertebrale Muskulatur (Infiltration der Schmerz- oder Triggerpunkte) und die systemische Gabe von Antirheumatika.

Zusätzlich können auch Wannenbäder, z. B. mit Moor- und Schwefelzusatz, oder Stanger-Bäder die Ausheilung beschleunigen.

Prognose

Die Prognose ist günstig. Mit einem längeren Heilungsverlauf ist zu rechnen. Die Erkrankung neigt zu Rezidiven.

Jugendliche Hüftkopflösung
(Epiphyseolysis capitis femoris)

Definition
Abgleiten des Hüftkopfes vom Schenkelhals. Die Erkrankung entsteht nur im kindlichen Alter, speziell in der Präpubertät und Pubertät.

Krankheitsentstehung
In der Präpubertät kommt es zu einem starken Wachstumsschub der Jugendlichen. Das Wachstum wird durch die Ausschüttung des Wachstumshormons (Somatotropin) gesteuert. Durch rasches Wachstum kann es zu Störungen der Festigkeit in der Wachstumsfuge des Hüftkopfes kommen. Das Geschlechtshormon, das eine Festigkeit der Wachstumsfuge bewirkt, wird noch nicht in ausreichender Dosierung in den jugendlichen Körper abgegeben. Bei Kindern mit entsprechender Veranlagung entsteht eine mangelnde Stabilität der Wachstumsfuge. Liegt ein starkes Übergewicht bzw. eine Verzögerung der sexuellen Reifung vor, so kann es zu einem Abrutschen des Hüftkopfes kommen.

Krankheitsbild
Große, oftmals übergewichtige Jugendliche, klagen über Knie- oder Hüftschmerzen. Sie beginnen zu hinken. Meist ist der Verlauf sehr langsam und unmerklich. Manchmal kann auch ein Sturz oder ein Sprung aus größerer Höhe der Auslöser sein. In unbehandelten Fällen wurden die Beschwerden fast immer als „Wachstumsschmerzen" mißgedeutet!

Vorkommen
Betroffen sind hauptsächlich Jugendliche im Alter von 10–16 Jahren, Jungen mehr als Mädchen.
Bei vielen Kindern tritt die Erkrankung beidseitig auf.

Diagnostische Verfahren
Orthopädische Untersuchung, Röntgen.

Therapie
Die Behandlung ist operativ. Bei leichten Fällen wird eine Fixierung des Hüftkopfes am Schenkelhals mit speziellen Knochennägeln vorgenommen (Epidese). Bei einem akuten Abrutschen kann die Wiedereinrichtung des Hüftkopfes und die spätere Fixierung versucht werden. Ansonsten muß durch besondere operative Verfahren die günstigste Position des Kopfes ermittelt werden (Umstellungsosteotomie).

Prognose
Entscheidend bei der jugendlichen Hüftkopflösung ist die frühe Diagnosestellung. *Deshalb müssen Kinder mit Schmerzen im Hüft- oder Kniegelenk*

unbedingt dem Orthopäden vorgestellt werden. Bei frühzeitiger Operation ist eine völlige Wiederherstellung des Gelenkes zu erwarten.

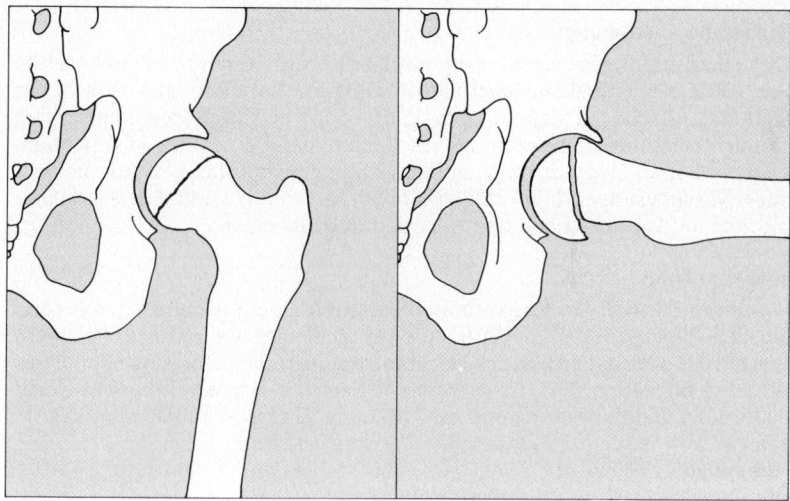

Abb. **52** Jugendliche Hüftkopflösung. Zur besseren Darstellung muß eine Aufnahme in 70-Grad-Flexion und 50-Grad-Abduktion durchgeführt werden (Lauenstein)

111

Karpaltunnel-Syndrom

Definition

Bezeichnung für Veränderungen und Beschwerden, die durch eine mechanische Einengung des Handgelenknervs (N. medianus) ausgelöst werden.

Krankheitsentstehung

Der Handgelenknerv versorgt die mittleren Finger (meist 2–4) mit Gefühl und den Daumenballenmuskel mit motorischen Impulsen. Bevor er in der Handinnenfläche zu den Fingern läuft, zieht er durch den knöchernen Handgelenkkanal, der durch das Handgelenkband geschützt wird (Retinakulum). Durch Überanstrengung (ungewohnte, körperliche Arbeit, hormonelle Veränderungen und ohne erkennbaren Grund) kann sich das Handgelenkband verdicken und den Nerv dadurch einengen.

Krankheitsbild

Das erste Zeichen des Karpaltunnel-Syndroms ist ein nächtlicher Schmerz, der den Patienten weckt. Werden die Handgelenke unter Wasser gehalten, geschüttelt oder außerhalb des Deckbettes gelegt, dann verschwindet dieser Schmerz für einige Zeit. Im späteren Verlauf der Krankheit kommt es zur dauernden Gefühlsstörung und zur Lähmung des Daumenballenmuskels.

Vorkommen

Betroffen sind vorwiegend Erwachsene mittleren und höheren Lebensalters, Frauen etwas öfter als Männer.

Diagnostische Verfahren

Klinische Untersuchung. Das Karpaltunnel-Syndrom führt zu einer meßbaren Beeinträchtigung der Nerven. Durch Anfertigung eines Elektromyogrammes (→ EMG) läßt sich die Nervenleitgeschwindigkeit bestimmen und die mechanische Einengung des Handgelenknervs objektiv feststellen.

Therapie

In leichteren Fällen können abschwellende und entzündungshemmende Medikamente, Umschläge und eine Elektrotherapie die Beschwerden zum Verschwinden bringen. In ausgeprägten Fällen hilft nur die operative Spaltung des Handgelenkbandes. Der Eingriff ist kaum mit einem Risiko behaftet und sollte immer dann durchgeführt werden, wenn die konservative Behandlung erfolglos geblieben ist und eine stärkere Herabsetzung der Nervenleitgeschwindigkeit besteht.

Prognose

Bei gezielter, frühzeitiger Behandlung (konservativ/operativ) ist die Prognose immer gut. Die Erkrankung heilt folgenlos aus.

Abb. **53** Nächtliche Schmerzen und
Sensibilitätsstörungen des 2., 3. und
4. Fingers kennzeichnen das Karpaltunnel-Syndrom (*Versorgungsgebiet
des N. medianus)

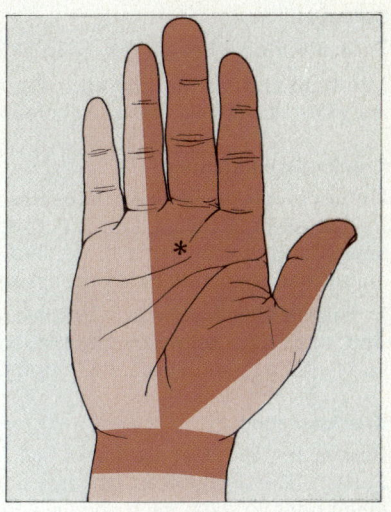

Klumpfuß (Pes equinovarus, excavatus et adductus)

Definition

Fußfehlbildung, bei der der Fußrücken der Erde zugewandt ist. Mittelfuß und Vorfuß sind nach innen gedreht; es findet sich eine Anspreizung des Vorfußes und eine Spitzfußkomponente.

Krankheitsentstehung

Unterschiedliche Ursachen können zur Entstehung des Klumpfußes führen. In den meisten Fällen sind genetische Gründe ausschlaggebend. Darüber hinaus nimmt man an, daß der Fuß im Uterus eine falsche Position einnimmt und so in eine Fehlform hineinwächst. Der Klumpfuß ist angeboren.

In Einzelfällen finden sich Veränderungen, die für den Klumpfuß typisch sind, auch nach schweren Unfällen mit Zerstörung von einzelnen Knochen und Sehnen (traumatischer Klumpfuß).

Krankheitsbild

Bereits bei der Geburt findet sich das typische Bild des „umgedrehten Fußes". Der Fußrücken ist nach unten gekehrt, die Fußsohle zeigt nach innen oder ist sogar nach oben gekehrt. Der Klumpfuß wird bereits bei der Geburt erkannt und kann somit gezielt und erfolgreich behandelt werden.

Nur in extremen Ausnahmefällen findet man heute noch Patienten mit unbehandelten Klumpfüßen. Dabei ist das Gangbild unbeholfen, die Füße müssen hierbei über- und voreinander gesetzt werden. Dadurch besteht eine ernste Behinderung.

Vorkommen

Etwa doppelt so viele Jungen wie Mädchen werden mit Klumpfüßen geboren.

Eine Abhängigkeit von äußeren, z. B. sozialen Faktoren, ist nicht bekannt.

Diagnostische Verfahren

Orthopädische Untersuchung.

Therapie

Die orthopädische Behandlung des Klumpfußes beginnt direkt nach der Geburt.

Die kleinen Füße werden zuerst von Hand massiert und ganz vorsichtig in eine Form gebracht, die der normalen Form des Fußes näherkommt. Man spricht hier vom „Redressieren".

Dann wird ein Gips angelegt. Bereits wenige Tage später muß ein Gipswechsel erfolgen.

Nach erneutem Redressieren wird ein weiterer Gips, nun in verbesserter Stellung, angelegt.

Die Abstände zwischen den einzelnen Gipswechseln verlangsamen sich; nach ungefähr einem Vierteljahr ist eine annähernd normale Fußposition erreicht.

Ein noch bestehender Spitzfuß kann durch eine operative Achillessehnenverlängerung beseitigt werden. Der Eingriff ist mit keinem wesentlichen Risiko behaftet.

Die Behandlung des Klumpfußes ist eines der Gebiete, auf denen die Orthopädie Behinderungen vollständig beseitigen bzw. vermeiden kann.

Prognose

Bei frühzeitig einsetzender Behandlung ist die Prognose immer gut.

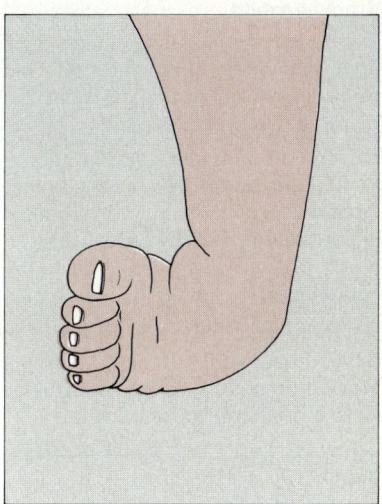

Abb. **54** Angeborener Klumpfuß

Knick-Senk-Fuß (Pes valgus)

Definition

Fußfehlform, die durch Knicken der Knöchelgabel nach innen und ein Absinken des Fußlängsgewölbes gekennzeichnet ist.

Krankheitsentstehung

Konstitutionelle Faktoren sind an der Entstehung des Knick-Senk-Fußes wesentlich beteiligt.

Je nach einzelner Fußfehlform kann eine Bänderschwäche oder eine knöcherne Veränderung die Ursache sein. Auch eine Herabsetzung des Muskeltonus oder eine Fehlanspannung der Muskulatur kann zu einem Knick-Senk-Fuß führen.

Typische Veränderungen, die von einem Knick-Senk-Fuß unterschiedlicher Schwere begleitet werden, sind X-Knie und spastische Lähmungen.

Krankheitsbild

Die Achse des Sprunggelenkes weicht nach innen ab. Die Ferse bildet mit dem Schienbein ein leichtes X. Dadurch wird das Längsgewölbe, das dem Fuß seine Form gibt, abgeflacht. Es senkt sich.

Im Extremfall kann der Knick-Senk-Fuß in einen Plattfuß übergehen. Durch eine Fehlbelastung können Schmerzen nach längerem Laufen oder Stehen auftreten. In der Regel macht der Knick-Senk-Fuß erst im höheren Lebensalter, wenn ein Verschleiß der Fußwurzel- und Mittelfußgelenke hinzu kommt, Beschwerden.

Vorkommen

Es handelt sich um eine der häufigsten Fußfehlformen.

Besonders disponiert sind Menschen mit laxen Bändern, einem niedrigen Muskeltonus und Abweichungen der Beinachsen. Eine wesentliche Rolle kann ein Übergewicht spielen.

Daneben kann der Knick-Senk-Fuß auch als Folge von Unfällen entstehen.

Diagnostische Verfahren

Orthopädische Untersuchung, Fußabdrücke, evtl. Röntgen.

Therapie

Einer leichten Knick-Senk-Fuß-Bildung im Kindesalter kann mit einer Muskelkräftigung entgegengewirkt werden. Die Kinder sollen angehalten werden, sich viel zu bewegen und barfuß zu laufen, um die Unterschenkel- und Fußmuskeln zu aktivieren.

Liegen stärker ausgeprägte Veränderungen vor, so ist die Verordnung einer Einlage, die das Fußlängsgewölbe stützt, empfehlenswert. Bei Kindern kann hier noch ein gewisser korrigierender Effekt erreicht werden. Bei älteren Menschen dienen die Einlagen im wesentlichen dazu, Last von dem sich durchdrückenden Längsgewölbe zu nehmen und besser zu verteilen. Dadurch lassen sich schmerzhafte Reizzustände vermeiden.

Kurzfristig können stabilisierende Tape-Verbände eine Erleichterung bringen.

Prognose

Kann im kindlichen Alter noch eine Korrektur versucht werden, so ist eine Fußveränderung im Erwachsenenalter nicht mehr möglich. Fußbeschwerden, die durch die Absenkung des Längsgewölbes entstehen, können in aller Regel jedoch erfolgreich behandelt werden.

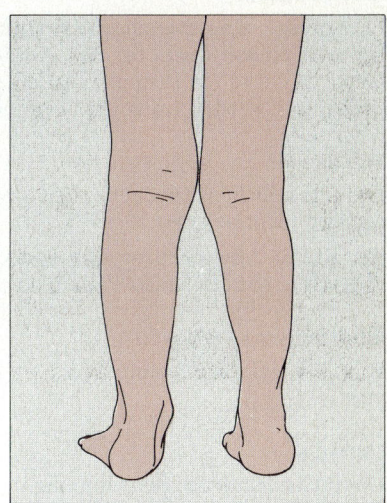

Abb. **55**   Knick-Senk-Fuß

Knochenzyste

Definition
Zystische Umwandlung von Knochengewebe, die vor allem im Kindes- und Jugendalter beobachtet wird.

Krankheitsentstehung
Es gibt die *juvenile Knochenzyste,* deren Entstehung nicht sicher geklärt ist und bei der angenommen wird, daß die knochenabbauenden Zellen (Osteoblasten) während des Knochenwachstums eine zu große Aktivität entfalten. Daneben kommen *aneurysmatische Knochenzysten* vor, für deren Verursachung venöse Durchblutungsstörungen verantwortlich gemacht werden.

Im höheren Alter treten in Gelenknähe *degenerative Knochenzysten* auf, bei deren Entstehung wahrscheinlich Druckerhöhungen im Gelenk die entscheidende Rolle spielen.

Krankheitsbild
Die solitäre, aber auch die aneurysmatische Knochenzyste wird meist zufällig nach einem Sturz, bei der Anfertigung einer Röntgenaufnahme, entdeckt. Nicht selten kommt es zu einer Spontanfraktur. Degenerative Knochenzysten werden vor allem bei älteren Menschen gesehen.

Vorkommen
Die jugendlichen Knochenzysten sind relativ selten; disponierende Faktoren sind nicht bekannt.

Bei älteren Menschen werden zystische Umwandlungen bei arthrotischen Gelenken, so z. B. in der Pfanne des Hüftgelenkes, häufig gesehen.

Diagnostische Verfahren
Röntgen, ggf. Schichtaufnahmen, in besonderen Fällen Computertomographie.

Therapie
Operative Revision, Ausräumung der Knochenzyste und Übertragung von körpereigener Spongiosa (Knochentransplantation).

Prognose
Da es sich um eine gutartige Erkrankung handelt, ist die Prognose günstig. Rezidive sind jedoch möglich.

Definition

Vom Steißbein ausgehende Schmerzen.

Krankheitsentstehung

Unterschiedliche Ursachen können zu einer Kokzygodynie führen. Hierzu gehören Stürze auf das Steißbein mit bestehender Pseudarthrose (Falschgelenk) und Fehlstellung des Steißbeines. Nicht immer ist jedoch eine derartige Verletzung Ursache für die hartnäckigen Schmerzen. Diskutiert werden auch gynäkologische Erkrankungen und psychische bzw. psychosomatische Einflüsse.

Krankheitsbild

Die Patienten schildern ihre Steißbeinbeschwerden als quälend und die Lebensqualität beeinträchtigend. In leichteren Formen ist nur das Sitzen auf harten Stühlen unmöglich, in schwereren Fällen sind die Schmerzen auch nachts und im Liegen vorhanden.

Vorkommen

Von der Kokzygodynie sind hauptsächlich Frauen in der zweiten Lebenshälfte zwischen dem 30. und 60. Lebensjahr betroffen. Die Kokzygodynie kommt jedoch auch bei Männern dieser Altersgruppe vor.

Diagnostische Verfahren

Orthopädische Untersuchung, einschließlich der rektalen Untersuchung; Röntgenuntersuchung.

Therapie

Die Behandlung der Kokzygodynie besteht in erster Linie in der Abklärung des Krankheitsbildes. Entzündungen und Tumoren müssen ausgeschlossen werden. Ist dies der Fall, so kann dem Patienten die Schmerzhaftigkeit, aber Harmlosigkeit des Krankheitsbildes erläutert werden.

Ein entsprechendes Verhaltenstraining ist erforderlich.

Sitzen auf harten oder tiefen Stühlen verstärkt die Beschwerden. Durch die Anfertigung eines Lochkissens, das auch bei der Arbeit benutzt werden sollte, kann Druck vom Steißbein genommen werden.

Allgemeine physikalische Maßnahmen verbessern die körperliche Belastbarkeit und den Umgang mit dem eigenen Körper.

Angezeigt sind Stanger-Bäder, lokale Ultraschallbehandlung, Fangopakkungen und Massagen der Lendenwirbelsäule. Beim Hinweis auf eine psychische Komponente sollte auch ein Nervenarzt bzw. Psychotherapeut eingeschaltet werden.

In Einzelfällen kommen auch Injektionen mit Lokalanästhetika und in völlig therapieresistenten Fällen die operative Entfernung des Steißbeines (Resektion) in Frage.

Prognose

Es handelt sich um ein langwieriges Leiden. Die Prognose ist jedoch insgesamt günstig. In der Regel klingen sie nach mehrmonatigem bis mehrjährigem Verlauf spontan ab.

Definition

Bewegungseinschränkung eines Gelenkes.

Krankheitsentstehung

Eine Gelenkkontraktur kann nach Unfällen, aber auch als Folge einer großen Anzahl orthopädischer Erkrankungen entstehen. Verursachend kann hier sowohl die eigentliche Verletzung oder der Krankheitsprozeß, aber auch eine dadurch bedingte längere Ruhigstellung bzw. Schonung sein. So kann ein Knochenbruch bei Verschiebung der Knochenfragmente einen knöchernen Anschlag im Gelenk und damit eine Bewegungseinschränkung verursachen. Genauso kann auch die längere Schonung zu einer Schrumpfung der Gelenkkapsel und zu einer fibrösen Kontraktur führen.

Krankheitsbild

Es findet sich eine Bewegungseinschränkung des betroffenen Gelenkes. Je nach Ursache und Lokalisation können allein Beugung, Streckung, Anspreizung, Abspreizung oder Rotation von der Kontraktur betroffen sein. Am häufigsten sind Kontrakturen bei Arthrosen; hier wiederum werden vor allem Bewegungseinschränkungen des Hüft- und Kniegelenkes gesehen.

Vorkommen

Neben Unfällen und Arthrosen können auch akute und chronisch-rheumatische Erkrankungen sowie akute Reizzustände zu einer Kontraktur führen.

Diagnostische Verfahren

Orthopädische Untersuchung, Röntgen.

Therapie

Vor Einleitung der Therapie ist die Ursache der Kontraktur festzustellen.

Neben der Behandlung der auslösenden Ursache kommt der Krankengymnastik der bedeutendste Stellenwert zu.

Unterstützend können gelenkauflockernde Wärme- oder Kälteanwendungen, elektrotherapeutische Verfahren (z. B. Iontophoresen) und Ultraschallanwendungen angebracht sein.

Je nach Ursache kann auch eine operative Behandlung in Frage kommen (z. B. Lösung von fibrösen Verwachsungen [Arthrolyse]; Einsetzung eines Kunstgelenkes bei einer durch Arthrose entstandenen Beuge- und Anspreizkontraktur der Hüfte).

Prognose

Je nach Grundleiden verschieden.

Koxarthrose

Definition
Arthrose (Gelenkverschleiß) der Hüfte.

Krankheitsentstehung
Durch einen mechanischen Abrieb im Gelenk kommt es zu einer Verschmälerung des Gelenkspaltes, zum Anfall von Stoffwechselabfallprodukten und in der Folge zu einer Bewegungseinschränkung und Minderung der Belastbarkeit eines oder beider Hüftgelenke. Mit der Gelenkspaltverschmälerung geht eine Veränderung des Hüftkopfes und der Hüftpfanne einher; aus der „ideal-runden" Form des Hüftkopfes wird mehr und mehr eine Form, die sich einem Ei annähert.

Krankheitsbild
In leichteren Fällen besteht nur ein Schmerz beim Beginn des Laufens (Anlaufschmerz), wie z. B. beim Aufstehen aus dem Sitzen, oder nach sehr langem Laufen (Belastungsschmerz). In späteren Phasen kommt es zu einem Dauerschmerz und zu einer erheblichen Gehbeeinträchtigung. Die Hüfte wird leicht angespreizt und gebeugt gehalten; der Gang wird vornübergeneigt.

Vorkommen
Die Koxarthrose ist eine Alterskrankheit. Befallen sind Männer und Frauen, zumeist im Alter über 60 Jahren. Die Koxarthrose ist eine der häufigsten Gelenkerkrankungen überhaupt.

In einigen Fällen begünstigen Gelenkfehlstellungen, eine in der Kindheit durchgemachte Perthessche Erkrankung oder eine jugendliche Hüftkopflösung die Entstehung der Koxarthrose.

Diagnostische Verfahren
Orthopädische Untersuchung, Röntgen.

Therapie
In leichteren Fällen ist die Behandlung konservativ. Gewichtsabnahme, eigenständige Bewegungsübungen, Schwimmen, leichte Spaziergänge und Fahrradfahren haben einen günstigen Einfluß. Durch spezielle krankengymnastische Behandlungen kann versucht werden, das Bewegungsspiel der Hüfte zu erhalten. Bei krampfhaften Reizzuständen der Muskulatur wirken elektrotherapeutische Verfahren, Ultraschall, Einreibungen der Gesäßmuskeln z. B. mit Franzbranntwein u. ä., Wärmeanwendungen (Heizkissen, Wärmflaschen) und vorsichtige Massagen. Bei stärkeren Schmerzen kann eine medikamentöse Behandlung erforderlich werden. Hier sind milde Antirheumatika angezeigt.

Bei einer stärkeren Bewegungsbehinderung, Schmerzen und Einschränkungen im täglichen Leben ist die Operation angezeigt. Neben gelenkerhaltenden Verfahren wie Umstellungsosteotomien ist heute der Einbau eines Kunstgelenkes ein bewährtes Verfahren. Bei Menschen über 60 Jahren wiegen die großen Vorteile mögliche Nachteile auf.

Prognose

Durch konservative und operative Behandlungsverfahren läßt sich für den Patienten eine gute Lebensqualität erhalten.

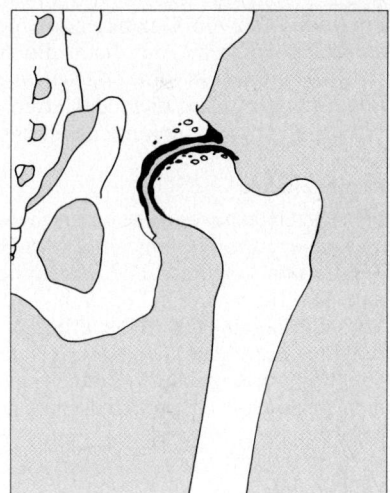

Abb. **56** Koxarthrose mit einer Verschmälerung des Gelenkspaltes, Entrundung des Kopfes und Exophytenbildung

Koxitis

Definition

Sammelbezeichnung für die durch unterschiedliche Ursachen ausgelöste Hüftgelenkentzündung.

Krankheitsentstehung

Unterschiedliche bakterielle, virale und rheumatische Erkrankungen können zu einer Koxitis führen.

Bei der *bakteriellen Koxitis* handelt es sich in der Regel um eine Keimverschleppung auf hämatogenem Wege von einem anderen, im Körper befindlichen Entzündungsherd. Nur in Ausnahmefällen wird die Ursache eine Punktion oder ein Gelenkeingriff gewesen sein. Eine Sonderform ist die *tuberkulöse Koxitis*, die durch die Absiedelung von Tuberkelbazillen entsteht. Häufiger ist eine *Begleitentzündung* des Hüftgelenkes *bei Viruserkrankungen*. Aus nicht geklärten Gründen kommt es hierbei zu einer Schwellung der Gelenkinnenhaut und zu einem Gelenkerguß.

Krankheitsbild

Je nach Ursache werden unterschiedlich starke Schmerzen im Hüftgelenk angegeben. Der Patient hinkt, das Bein wird in leichter Beugung und Außenrotation gehalten. Die Streckung und Innenrotation ist sehr schmerzhaft. Das Bein wird im Gehen kaum belastet. Im Blut finden sich chemische Veränderungen (z. B. eine erhöhte Blutsenkungsreaktion, eine Veränderung des Blutbildes, der Nachweis des C-reaktiven Proteins sowie verschiedene immunologische Veränderungen). Das Wohlbefinden und der Allgemeinzustand des Kranken ist bei allen Formen der Koxitis stark herabgesetzt.

Vorkommen

Bei der Koxitis handelt es sich um ein seltenes Krankheitsbild. Frische bakterielle, insbesondere auch tuberkulöse Koxitiden werden kaum noch gesehen. Es leiden jedoch noch vereinzelt ältere Menschen an den Folgen einer Koxitis, die vor der Antibiotikaära ausbrach und die zu einem Gelenkverschleiß oder einer Fehlstellung im Gelenk führte. Auch Begleitkoxitiden gehören eher zu den selteneren Krankheitsbildern.

Abzugrenzen von Koxitiden sind aktivierte Arthrosen der Hüfte.

Diagnostische Verfahren

Röntgen, ggf. Computertomographie, ggf. Szintigraphie, Laboruntersuchung (Blutbild, BSG, Rheumafaktor, C-reaktives Protein, Elektrophorese).

Therapie

Die Behandlung ist je nach Grundleiden unterschiedlich. In jedem Fall muß das Gelenk entlastet werden.

Linderung bringt eine Extension im Schrägbett, die während der stationären Diagnostik kontinuierlich durchgeführt werden kann.

Bei bakteriellen Koxitiden sollte man sich neben einer medikamentösen antibiotischen Behandlung unter Umständen auch zu einer Gelenkeröffnung entschließen.

Liegt eine rheumatische Hüftgelenkentzündung vor, kommt eine, wenngleich technisch schwierige, Synovektomie in Frage.

Begleitkoxitiden bei Viruserkrankungen werden mit Extension und nichtsteroidalen Antirheumatika behandelt.

Prognose

Je nach Grundkrankheit ist die Prognose unterschiedlich, im Vergleich zu den früheren Jahrzehnten deutlich besser.

Definition

Fibröse Verdickung der Plantaraponeurose des Fußes, benannt nach dem deutschen Chirurgen Georg Ledderhose (1855–1925).

Krankheitsentstehung

Aus ungeklärten Gründen kommt es zu einer Verdickung und Verkürzung der Plantaraponeurose des Fußes und zu einer krallenförmigen Einziehung einzelner Zehen.

Das entsprechende Krankheitsbild an der Hand wird als Dupuytrensche Kontraktur bezeichnet.

Krankheitsbild

Es findet sich eine Verdickung der Plantaraponeurose, die sich im Fußlängsgewölbe stärker und kräftiger ausspannt. Die betroffenen Fußzehen können nicht mehr überstreckt werden, sondern stehen in einer Beugeposition.

Vorkommen

Die Ledderhose-Krankheit ist selten und wird nur in Einzelfällen beobachtet.

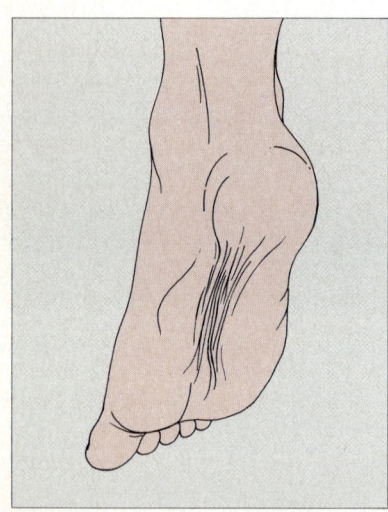

Abb. **57** Ledderhose-Krankheit. Fibröse Verdickung und Kontraktur der Plantaraponeurose

Diagnostische Verfahren

Orthopädische Untersuchung.

Therapie

In Frühfällen kann ein Versuch mit physikalischen Maßnahmen, Dehnübungen der Zehen und Einreibungen gemacht werden. Bewährt hat sich in manchen Fällen die Phonophorese (Ultraschalltherapie) mit Cortisonabkömmlingen.

Zusätzlich sollte eine Einlagenversorgung durchgeführt werden. In ausgeprägten Fällen empfiehlt sich die chirurgische Exzision der Plantaraponeurose.

Prognose

Durch konservative und operative Maßnahmen ist die Prognose insgesamt günstig.

Definition

Durchblutungsstörung mit nachfolgender Nekrose des Mondbeines der Handwurzel („Mondbeintod").

Krankheitsentstehung

Ursächlich sind in den allermeisten Fällen langfristige Belastungen an vibrierenden Maschinen (Preßlufthämmern).

Die Lunatummalazie ist deshalb auch als Berufskrankheit anerkannt.

Krankheitsbild

Neben den Schmerzen im Handgelenk kommt es mit der Zeit zu einer Bewegungseinschränkung. Das Mondbein verdichtet sich und stirbt ab, es entsteht eine Arthrose des Handgelenkes.

Vorkommen

Die Lunatummalazie kommt vor allem bei Männern vor, die mit Preßluftwerkzeugen arbeiten.

Diagnostische Verfahren

Röntgen, ggf. Schichtaufnahmen, ggf. Szintigraphie.

Therapie

Mittels operativer Verfahren, so z. B. der Spongiosatransplantation, kann versucht werden, den Krankheitsverlauf günstig zu beeinflussen und einen Wiederaufbau des Mondbeines anzuregen.

Bei schweren Veränderungen kommt der Mondbeinersatz durch eine Silikonprothese (nach Swanson) in Frage.

Prognose

Als Folge der Nekrose kommt es zur Ausbildung einer Arthrose. Nur wenn die Knochentransplantation gelingt, ist eine vollständige Wiederherstellung zu erwarten.

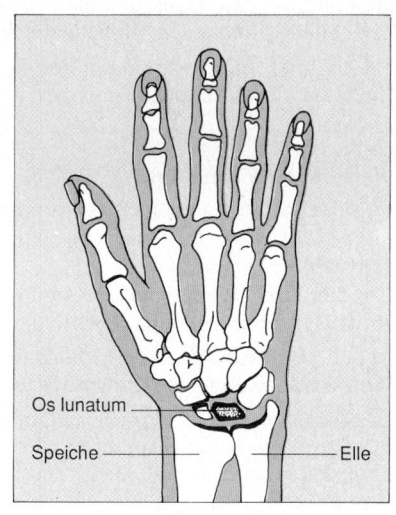

Abb. **58** Die Lunatummalazie führt zur Arthrose des Handgelenkes

Luxation

Definition
Verrenkung eines Gelenkes.

Krankheitsentstehung
Durch gewaltsames Überschreiten des normalen Bewegungsradius eines Gelenkes kann es zum „Auskugeln", zur Luxation, kommen.

Krankheitsbild
Je nach betroffenem Gliedmaßenabschnitt besteht eine offensichtliche Fehlstellung zwischen Gelenkpfanne und Gelenkkopf. Typische Beispiele für Luxationen sind die Schultergelenkluxation, die Luxation einzelner Finger bzw. Fingerglieder, die Zehenluxation, die Ellenbogenluxation und, bei extremer Gewalteinwirkung (z. B. Motorradunfall), die Hüftgelenkluxation.

Grundsätzlich kann jedes Gelenk luxieren.

Vorkommen
Da alle Gelenke mit einer aktiven und passiven Stabilisierung ausgestattet sind, setzt die Luxation eine Gewalteinwirkung voraus, die deutlich über das Maß der normalen Belastbarkeit hinausgeht.

Am geringsten ist die Gewalteinwirkung bei der Schulterluxation. Hier ist die Pfanne relativ klein, und die Gelenklippe (der Limbus) ist leicht verletzbar. Allein durch einen Sturz auf die Schulter kann das Gelenk „auskugeln".

Häufig sind auch Luxationen der Fingergelenke bei Ballspielern und die Luxation des Ellenbogengelenkes bei dem Sturz auf den angewinkelten Arm.

Diagnostische Verfahren
Orthopädische Untersuchung, Röntgen.

Therapie
Das luxierte Gelenk muß so rasch wie möglich in seine normale Form zurückgebracht (reponiert) werden.

In der Regel wird dazu eine lokale oder allgemeine Betäubung erforderlich sein, die auch gleichzeitig zu einer Entspannung der Muskulatur führt.

In Ausnahmefällen können Luxationen der Fingergelenke, die Luxation der Patella bzw. die Schulterluxation vom Patienten oder einem Ersthelfer unter leichtem Zug bzw. Druck durchgeführt werden.

Danach erfolgt, je nach Lokalisation und Schwere der Luxation, eine kurzfristige bis mehrwöchige Ruhigstellung.

Sofern stabilitätserhaltende Bandstrukturen verletzt worden sind, kann eine Gipsruhigstellung bis zu 6 Wochen notwendig sein. Bei Zerreißung wichtiger Bandstrukturen (z. B. am Daumengrundgelenk oder am Ellenbogengelenk) kann eine operative Revision mit Naht der zerrissenen Bänder eine bessere funktionelle Wiederherstellung erreichen.

Nach Gipsabnahme bzw. operativer Versorgung ist eine intensive krankengymnastische Behandlung zur Erreichung des vollen Bewegungsspielraums und zur aktiven Kräftigung der das Gelenk schützenden muskulären Strukturen erforderlich.

Prognose

Die Prognose ist – je nach Luxation – unterschiedlich. Als Folge der Schulterluxation tritt oftmals eine gewohnheitsmäßige Verrenkung auf (habituelle Schulterluxation). Der Luxation im Hüftgelenk folgt nicht selten eine Arthrose oder sogar eine Hüftkopfnekrose. Eine Luxation im Ellenbogengelenk bewirkt oftmals eine Bewegungseinschränkung, Luxationen der Fingergelenke langandauernde Kapselschwellungen.

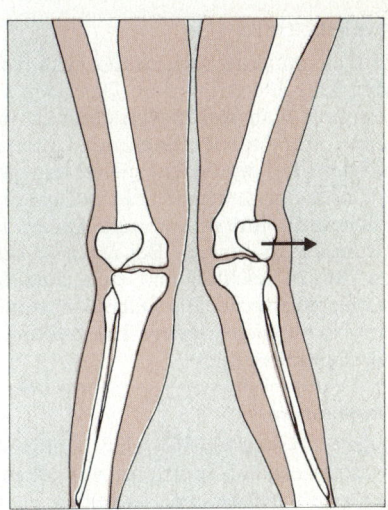

Abb. **59**   Patellaluxation

Meniskopathie

Definition
Krankhafte Veränderung des Meniskus (der halbmondförmigen, im Knie befindlichen Knorpelscheiben).

Krankheitsentstehung
Der Meniskus ist der „Stoßdämpfer" des Kniegelenkes. Zwei halbmondförmige knorpelige Scheiben liegen an den Außenseiten des Schienbeinkopfes und umfassen die auf dem Schienbeinkopf reibenden Oberschenkelrollen. Sie verteilen das Gewicht der Oberschenkelrollen und wirken so druckentlastend und knorpelschonend. Durch ihre Pufferfunktion sind sie einer Vielzahl von Kräften ausgesetzt. Die stärkste Belastung tritt bei einer Drehbewegung des Kniegelenkes um die eigene Achse, z. B. bei einer Drehung des Oberkörpers bei festgestelltem Fuß, auf. Da nur der randständige Teil des Meniskus, der an der Gelenkkapsel ansetzt, durchblutet wird, ist die Regeneration des Meniskus schlecht. Im Laufe des Lebens nutzt sich der Meniskus ab. Nicht selten kommt es bei einer Gelegenheitsursache, z. B. beim Aufstehen aus der Hocke oder bei einer Drehung im Kniegelenk, zu einem Einriß des Meniskus.

Krankheitsbild
Bei einem akuten Meniskuseinriß besteht eine erhebliche Beeinträchtigung der Kniegelenkfunktion. Das Knie kann nicht ganz gebeugt und gestreckt werden; man spricht von einer schmerzhaften Bewegungssperre. Bei Außen- oder Innendrehung des Unterschenkels werden heftigste Schmerzen an dem Teil des Gelenkspaltes angegeben, an dem der Meniskus verletzt ist (Steinmann-Zeichen). Ein normales Gehen ist unmöglich. Die Patienten suchen rasch den Arzt auf. Anders ist die Situation bei einer allgemeinen Meniskusabnutzung. Bei einer Auffaserung von Meniskusanteilen kommt es nur zu leichten und ziehenden Schmerzen am inneren oder äußeren Kniegelenkspalt. Die Diagnose ist hier nicht so einfach zu stellen, da auch unterschiedliche andere Erkrankungen in die Überlegung mit einbezogen werden müssen.

Vorkommen
Die Meniskopathie ist eine häufige Erkrankung. Große Meniskuseinrisse werden oft bei Sportlern, vor allem Fußballern, gesehen, bei denen die Knorpelscheiben einer extremen Belastung ausgesetzt sind.

Aber auch bei kniender Arbeit, z. B. bei Fliesenlegern, sieht man Meniskusveränderungen überdurchschnittlich häufig. Bei Bergleuten und nach langjähriger kniender Tätigkeit ist die Meniskopathie als Berufskrankheit anerkannt.

Diagnostische Verfahren

Orthopädische Untersuchung, Röntgen zum Ausschluß einer knöchernen Veränderung, Arthrographie (Kontraströntgenaufnahme des Kniegelenkes), Arthroskopie (Kniegelenkspiegelung).

Therapie

Kleinere Veränderungen des Meniskus können konservativ behandelt werden. Die verursachenden Bewegungen, insbesondere die Drehbewegung des Kniegelenkes, sollten ausgeschaltet werden. Sportliche Belastung ist zu reduzieren. Packungen, Eisbehandlungen, Ultraschallbehandlungen und stabilisierende Verbände mindern den Reiz. Mit der Zeit gehen die Beschwerden langsam zurück. Man kann sich vorstellen, daß kleine Meniskuseinrisse durch die mechanische Glättung der Einrißstellen „abheilen".

Bei *großen Meniskuseinrissen* kommt nur die operative Behandlung in Frage. In der Regel geht der Kniegelenkoperation eine Kniegelenkspiegelung voraus. In vielen Kliniken werden Meniskuseinrisse durch ein besonderes mikrochirurgisches Operationsverfahren im Rahmen der Kniegelenkspiegelung behandelt, bei dem die störenden, eingerissenen Meniskusanteile entfernt werden. In anderen Kliniken schließt sich an die Kniegelenkspiegelung die eigentliche operative Kniegelenkeröffnung an.

Hier wird ein 3–6 cm langer Schnitt an der Innen- oder Außenseite des Kniegelenkes angelegt, der Meniskus dargestellt und die defekten Teile entfernt. Danach glättet der Operateur den Meniskus an den Rißstellen.

Prognose

Die Prognose der behandelten Meniskusverletzung ist gut. Durch den (teilweisen) Wegfall des Meniskus ist das Kniegelenk einer höheren mechanischen Belastung ausgesetzt. Dadurch kann die Arthroseentstehung begünstigt werden.

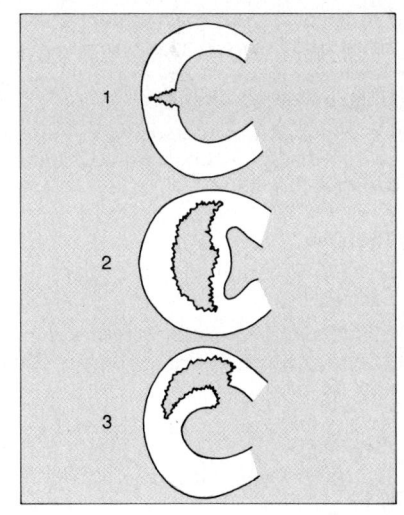

Abb. **60** Typische Verletzungen des Meniskus. 1 kleiner Einriß. 2 Korbhenkelriß. 3 Lappenriß

Metastase

Definition

Tochtergeschwulst. Zellverschleppung, Absiedelung und Vermehrung einer bösartigen Geschwulst an einer, fern des Primärtumors liegenden, anderen Stelle des Körpers.

Krankheitsentstehung

Ein bösartiger Tumor ist durch das ungehemmte Wachstum von krankhaft veränderten Zellen gekennzeichnet. Diese Zellen können in Blutgefäße einbrechen und mit der Blut- bzw. Lymphflüssigkeit verschleppt werden. An Orten, in denen sie „herausgefiltert" werden bzw. die Zirkulation nicht mehr weitergeht, können sie erneut zu wachsen anfangen. Das Geschwulst hat „gestreut". Man spricht von einer „Metastasierung" eines bösartigen Tumors.

Krankheitsbild

Krankhafte Zellen können sich in allen Geweben vermehren. Es gibt keine eindeutigen, typischen Frühsymptome einer Metastase. In der Regel stehen der Schmerz und Formveränderungen im Vordergrund. Bei einer Metastasierung im Knochen können auch Spontanbrüche auftreten.

Vorkommen

Metastasen sind die häufigsten, orthopädisch zu behandelnden, bösartigen Geschwulste.

Eine Reihe von Erkrankungen, wie Lungenkrebs, Nierenkrebs und der Brustkrebs, führen zu einem Befall des Knochens.

Diagnostische Verfahren

Orthopädische Untersuchung, Röntgen, Szintigraphie, Computertomographie, Kernspinresonanztomographie, Probeentnahme und feingewebliche Untersuchung.

Therapie

Je nach Situation kann die operative Entfernung einer Metastase erforderlich sein.

Manchmal, und insbesondere wenn mehrere Absiedlungen vorhanden sind, ist eine bessere Wirkung von der Chemotherapie bzw. der Röntgenbestrahlung zu erwarten.

Prognose

Je nach Ausgangsort und Zahl der Metastasen ist die Prognose unterschiedlich.

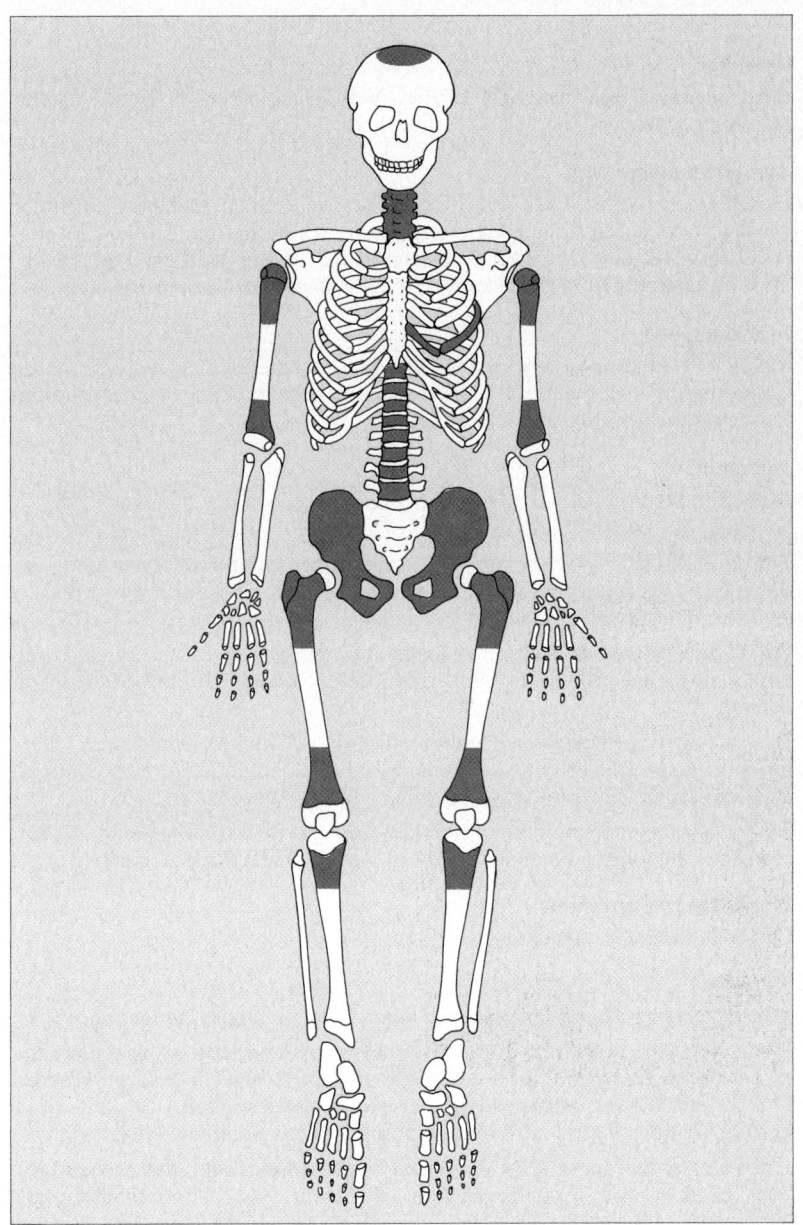

Abb. **61**   Häufige Lokalisation von Metastasen   133

Muskelhärte (Myogelose)

Definition
Strangförmige, teilweise auch knotige Verhärtung einzelner Muskeln oder Muskelgruppen.

Krankheitsentstehung
Durch eine Überlastung oder einseitige statische Beanspruchung einzelner Muskeln oder Muskelgruppen entstehen Muskelhärten, „Myogelosen". Am häufigsten sind diese Muskelverhärtungen in der Rückenstreckmuskulatur etwas oberhalb des Beckens und in der Schulter-Nacken-Muskulatur.

Krankheitsbild
Muskelhärten können sehr unangenehm und schmerzhaft sein. Nicht selten findet man jedoch auch bohnenförmige Muskelverhärtungen, die von dem Patienten nicht wahrgenommen werden.

Vorkommen
Betroffen sind vor allem Menschen, die eine einseitige Tätigkeit, z.B. in sitzender Körperhaltung, ausführen.

Durch statische Arbeiten am Schreibtisch, an der Schreibmaschine, am Computer, an einzelnen Maschinen usw. werden die geforderten Muskelgruppen überanstrengt.

Anfänglich verspannt sich der Muskel, später kommt es zur Einlagerung von Stoffwechselprodukten. Nun sind knotenförmige Muskelverhärtungen tastbar.

Eine wesentliche Rolle spielt neben einseitiger Tätigkeit oftmals ein Übergewicht. Auch eine erhöhte seelische Spannung und ein dauernder Streßzustand können zur Ausbildung von Muskelhärten führen.

Muskelhärten sind selten bei schlanken und sportlich trainierten Menschen sowie bei Personen, die eine körperlich wechselnde Tätigkeit ausüben.

Diagnostische Verfahren
Orthopädische Untersuchung.

Therapie
Die ursächliche Therapie besteht in einer Umstellung der Lebensweise.

Wenn sich eine einseitige Tätigkeit nicht vermeiden läßt, so muß für eine ausreichende Bewegung und einen sportlichen Ausgleich gesorgt werden. Die regelmäßige Unterbrechung der statischen Tätigkeit, muskelauflockernde Gymnastik und „Freiübungen" sind eine wesentliche Hilfe.

Auch elektrotherapeutische Verfahren wie Iontophoresen, die Anwendung von mittel- und hochfrequenten Strömen, die Ultraschalltherapie sowie Fango und Massagen können zur Beseitigung der Muskelhärten beitragen.

Prognose

Die Heilungsaussichten sind günstig, bleibende Schäden an der Muskulatur sind nicht zu erwarten.

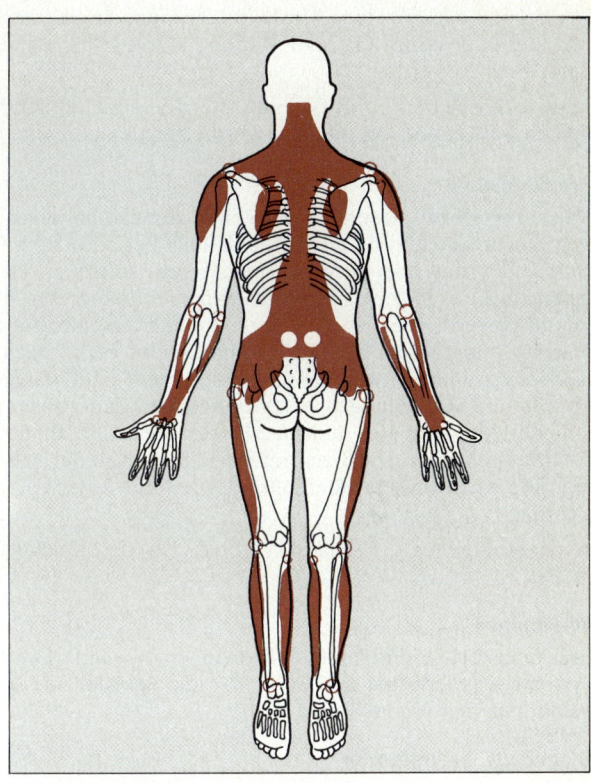

Abb. **62**   Lokalisation von Muskelhärten der Rückenmuskulatur

Muskelriß/Muskelfaserriß

Definition

Überdehnung bzw. Strukturzerreißung einzelner Muskelfasern bis hin zur kompletten Ruptur eines Muskels.

Krankheitsentstehung

Die Muskulatur setzt sich aus kontraktilen Fibrillen zusammen, die die Verkürzung des Muskels und damit seine Kraftanwendung bewirken. Die Kontinuität der einzelnen Muskelfasern kann durch eine direkte Gewalteinwirkung oder durch ein sehr starkes, aktives Anspannen der Muskulatur unterbrochen werden.

Je nach Stärke der im Muskel auftretenden oder auf den Muskel einwirkenden Gewalt, kommt es zu einer Muskelzerrung oder einem Muskelfaserriß.

Krankheitsbild

Muskelrisse bzw. -faserrisse entstehen zumeist bei einer sportlichen Tätigkeit. Nicht selten kann ein Faserriß auch bei normalem Gehen, z. B. einer Bergwanderung oder dem Treppensteigen, auftreten. Der Patient bemerkt einen starken, blitzartig einschießenden Schmerz, der zum Teil mit einem Geräusch verbunden ist. Der Verletzte hält die betroffene Gliedmaße automatisch ruhig. Nach der Verletzung kommt es, je nach Lokalisation und Größe, zu einer Schwellung und einem mehr oder weniger großem Bluterguß. Ist die Schwellung zurückgegangen, so findet sich eine Lücke im Verlauf des Muskels. Bei ganzen Muskelabrissen, z. B. des großen, geraden Beinmuskels oder des Bizepsmuskels, kann sich der Muskel zusammenziehen und wird verdickt oberhalb oder unterhalb der Ruptur prominent und sichtbar.

Nach Abheilung des Risses verbleibt in der Muskulatur eine tastbare Narbe.

Vorkommen

Muskelfaserrisse sind neben Distorsionen die häufigsten Verletzungen beim Sport. Hier wiederum sind Fußballer und Sportler, die Ballsportarten nachgehen, am meisten gefährdet.

Diagnostische Verfahren

Orthopädische Untersuchung, Ultraschalldiagnostik, Röntgen beim Vorliegen von Verkalkungen in der Muskulatur (Myositis ossificans).

Therapie

Schonung des betroffenen Gliedmaßenabschnittes. Kühlung mit Eis oder kalten Umschlägen (Alkohol). Versorgung mit Verbänden, die aus unelastischen Pflasterzügen hergestellt sind (Tape-Verbände).

In Ausnahmefällen kommt auch eine operative Revision in Frage. Sinnvoll ist eine solche Maßnahme jedoch nur bei sehr großen, funktionsbeeinträchtigenden Muskelrissen sowie großen knöchernen Ausrissen.

Prognose

Die Prognose ist günstig. Bis auf Ausnahmen verbleiben keine funktionellen Einbußen.

Oftmals lassen sich noch nach Jahren Narben in der Muskulatur feststellen.

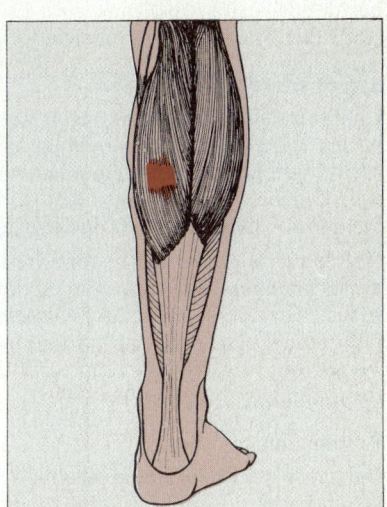

Abb. **63**   Muskelfaserriß des M. gastro-cnemius

Myositis ossificans

Definition

Der Begriff „Myositis ossificans" bezeichnet eine Kalkeinlagerung im Muskel, die auf unterschiedliche Ursachen zurückgehen kann.

Krankheitsentstehung

Bei einer Verletzung des Muskels durch äußere Gewalteinwirkung sowie innere Überlastung z. B. bei einem Muskel- oder Muskelfaserriß kann es zu Einblutungen in die Muskulatur kommen.

Wird der Bluterguß normalerweise durch den Muskel abgebaut, so findet bei der Myositis ossificans eine Einlagerung von Kalk in den Bluterguß statt. Der Muskel verhärtet sich.

Krankheitsbild

Charakteristische Erkrankungen sind der sog. „Reiterknochen", der früher bei Berufsreitern, z. B. Soldaten, an der überbeanspruchten Anspreizmuskulatur am Oberschenkel gesehen wurde. Ein anderes Beispiel ist der „Gewehrknochen" des Jägers, der durch wiederkehrende Verletzungen der Schultermuskulatur durch den Rückschlag eines Gewehres entstand.

Handelt es sich hier um historische Beispiele, so sind verkalkende Muskelveränderungen als Folge von Sportverletzungen häufig. Oftmals werden solche Verkalkungen in der Oberschenkelstreckmuskulatur sowie in den Oberschenkelanspreizern (Adduktoren) gesehen. Der Patient fühlt die Verhärtung und ist bei einer größeren Myositis ossificans in seiner Leistungsfähigkeit deutlich behindert.

Vorkommen

Betroffen sind heute hauptsächlich Sportler. Selbstverständlich kann auch bei anderen muskulären Verletzungen eine Myositis ossificans auftreten.

Aus ungeklärter Ursache entsteht häufig eine Muskelverkalkung bei Querschnittsgelähmten und bei Patienten, die längere Zeit im Koma gelegen haben.

Diagnostische Verfahren

Orthopädische Untersuchung, Röntgen, Ultraschalldiagnostik.

Therapie

Es kann versucht werden, kleinere verkalkte Muskelbezirke durch eine konservative Behandlung und eine damit zu erzielende Stoffwechselaktivierung abzubauen. In Frage kommen hier Fangopackungen und Elektro- und Ultraschallbehandlungen. Bei stärker ausgeprägten Verkalkungen hilft nur die operative Entfernung. Eine medikamentöse Behandlung mit Diphosphonat ist nur bedingt wirksam.

Prognose

Die Heilungsaussichten hängen von der Größe der Verkalkung ab. Die Prognose nach einer Operation ist günstig.

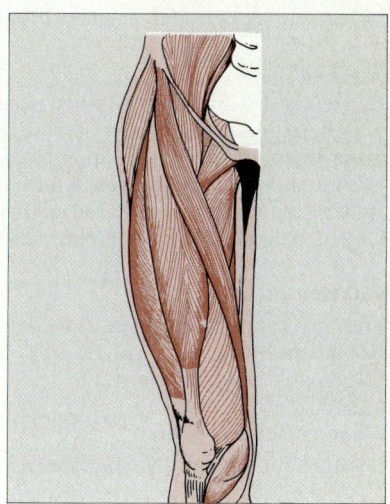

Abb. **64**　Myositis ossificans nach einem Muskelriß der Adduktoren

Navikularefraktur

Definition
Kahnbeinbruch der Hand.

Krankheitsentstehung
Durch Fall auf die dorsal flektierte Hand wird das Os naviculare über die radiale Spitze der Speiche gehebelt und bricht.

Krankheitsbild
Es treten Beschwerden wie bei einer Distorsion oder Stauchung auf. Das Unfallereignis muß nicht sehr wesentlich sein. Viele Patienten messen dem Sturz keine größere Bedeutung bei, die Fraktur bleibt dann unbehandelt. Die Gefahr der Navikularefraktur liegt in der sich aus der fehlenden Ruhigstellung entwickelnden Pseudarthrose (Falschgelenk). Hierdurch entsteht längerfristig eine Handgelenkarthrose.

Vorkommen
Die Navikularefraktur gehört zu den häufigen Frakturen des Handgelenks. Bei jedem Sturz auf die Hand sollte an sie gedacht und eine entsprechende Diagnostik eingeleitet werden.

Diagnostische Verfahren
Röntgenaufnahmen (Navikularespezialaufnahmen in 4 Ebenen).

Therapie
Ruhigstellung im Oberarmgips für mindestens 12 Wochen. Wahlweise ist auch eine Verschraubung der Bruchfragmente bei kürzerer Ruhigstellung möglich.

Nach Ausheilung der Fraktur empfiehlt sich eine intensive krankengymnastische und physiotherapeutische Behandlung.

Prognose
Bei rechtzeitiger Behandlung ist eine vollständige Wiederherstellung der Funktion der Hand und des Handgelenkes zu erwarten. Wird die Navikularefraktur übersehen, so entsteht eine Pseudarthrose und mit ihr eine Arthrose des Handgelenkes.

Definition

O-förmige Abweichung der Beinachse bzw. der Beinachsen im Kniegelenk.

Krankheitsentstehung

Im Erwachsenenalter ist eine geringfügige Abweichung des Winkels, der zwischen Schienbein und Oberschenkelknochen im Kniegelenk gebildet wird, von ca. 6 Grad im X-Sinne normal. Die Beinachsen stehen damit weitgehend gerade. Die Innenknöchel und die Innenseiten der Kniegelenke stehen aneinander.

Bei O-Beinen findet sich bei aneinandergestellten Innenknöcheln ein mehr oder weniger großer Abstand zwischen den inneren Kondylen der Oberschenkel. Beim Kleinkind ist die O-Position physiologisch und darf kein Anlaß zur Sorge sein.

Im Verlauf der Entwicklung, beim Laufenlernen, findet eine Begradigung, zeitweise manchmal sogar eine Zunahme der X-Position statt, die sich im weiteren Wachstum vollständig normalisiert. Aufgrund einer anlagebedingten Veränderung, einer Rachitis oder nach Unfällen kann es zu einer stärkeren O-Verbiegung kommen.

Krankheitsbild

Ein leichteres O-Bein ist im eigentlichen Sinne nicht als „Krankheit" zu betrachten. Die Grenzen zur Norm sind fließend. Bei stärkeren O-Abweichungen wird der innere Anteil des Kniegelenkes erheblich stärker belastet; das Außenband wird aufgedehnt. Dadurch kommt es zu einem stärkeren Abrieb der Innenseite von Oberschenkelrolle und Schienbeinkopf. Der Weg für eine frühzeitige Arthrose ist gebahnt. Man bezeichnet diesen Zustand auch als „Präarthrose".

Vorkommen

Leichtere Formen des O-Beines sind häufig und nicht behandlungsbedürftig. Oftmals findet sich das O-Bein bei sehr starker muskulärer Entwicklung.

Abgesehen von den obengenannten Gründen spielt ein vorhandenes Übergewicht eine wesentliche Rolle. Dieses kann eine Formveränderung der Beine begünstigen. Wenn sich bei älteren Menschen eine Arthrose und ein zunehmendes O-Bein als Folge eines Übergewichtes entwickelt, so ist der Weg gebahnt, auf dem die weitere Verformung sehr rasch fortschreitet. Zusätzlich zum O besteht dann eine stärkere Kniebandinstabilität. Der Patient hat das Gefühl, daß das Bein seitlich wegknickt.

Diagnostische Verfahren

Orthopädische Untersuchung, Röntgen.

O-Beine (Genua vara)

Therapie

Die O-Beine des Kindes sollten beobachtet werden. Insbesondere ist eine Rachitis auszuschließen.

Leichtere O-Beine von Kindern und Erwachsenen sind nicht behandlungsbedürftig. Bei stärkeren Abweichungen vom Lot kommt eine begradigende Knochenoperation (Osteotomie) in Frage.

Prognose

Nur in relativ wenigen Fällen schreitet das O-Bein fort. Wenn bereits eine Arthrose der inneren Teile des Kniegelenkes eingetreten ist, so kann durch den begradigenden Eingriff eine gleichmäßigere Verteilung der Last und eine Verlangsamung der Aufbraucherscheinungen erreicht werden.

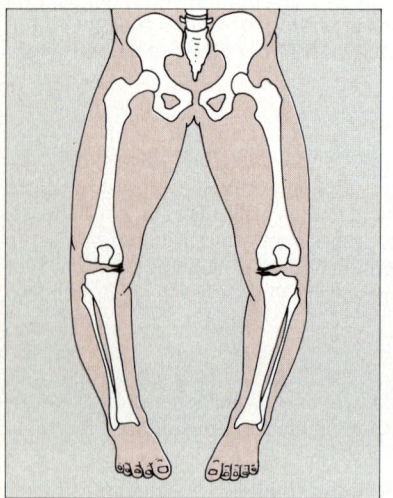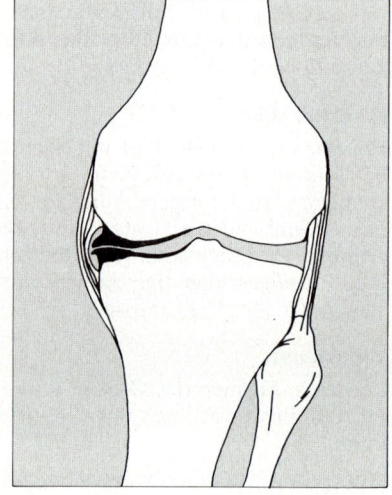

Abb. **65** Ausgeprägte O-Beine begünstigen die Entstehung einer Varusgonarthrose (präarthrotische Deformität)

Definition

Arthrose (Gelenkverschleiß) des Schultergelenkes.

Krankheitsentstehung

Konstitutionelle Besonderheiten und eine mechanische Abnutzung können zu einer Arthrose des Schultergelenkes führen. Sofern im Rahmen der Arthrose kleinere Knorpelabschilferungen und eine starke mechanische Belastung der abgeriebenen Knorpel-Knochen-Segmente zusammenkommen, kann die Arthrose in eine „aktivierte Form" übergehen.

Krankheitsbild

Bei der Bewegung der Schulter ist ein deutliches Reiben zu spüren und zu hören. Die Beweglichkeit der betroffenen Schulter ist in der Regel eingeschränkt. Die Maximalbewegungen werden als schmerzhaft empfunden.

Aus der aktivierten Form kann eine *Schultersteife* entstehen. Dabei ist die ganze Schulter hochgradig schmerzhaft, der Patient kann nachts nicht durchschlafen und insbesondere nicht auf der Schulter liegen. Jedes Abspreizen des Oberarmes vom Körper wird als extrem schmerzhaft angegeben. Die aktivierte Arthrose eines Schultergelenkes mit Schultersteife gehört zu den schmerzhaftesten orthopädischen Erkrankungen.

Vorkommen

Da die Belastung der Schulter geringer als die der Gelenke der unteren Extremitäten ist, findet sich auch hier seltener eine mechanische Aufbrauchung.

Trotzdem ist ein kleinerer Prozentsatz der älteren Menschen von der Schultergelenkarthrose betroffen.

Bei der Entstehung der „Schultersteife" spielen oftmals entzündliche Prozesse der umgebenden Schultergelenkmuskulatur eine wesentliche Rolle.

Diagnostische Verfahren

Orthopädische Untersuchung, Röntgen, Ultraschalldiagnostik.

Therapie

Leichtere Formen der Schultergelenkarthrose, die keine wesentlichen Beschwerden machen, sind nicht behandlungsbedürftig. Eine Regeneration des abgenutzten Knorpels ist nicht möglich. Mit elektrotherapeutischen Verfahren (z. B. Iontophoresen, Anwendung dynamischer Ströme, Ultraschallbehandlungen) kann eine Verbesserung des Stoffwechsels und damit eine günstige Beeinflussung des Schultergelenkes erreicht werden. Bei einer Bewegungseinschränkung ist eine Krankengymnastik mit Eis angezeigt. Liegt eine aktivierte Form der Schultergelenkarthrose vor, so kann auch eine ein- oder zweimalige Injektion mit Cortisonabkömmlingen eine Linderung bringen.

Eine operative Behandlung ist in der Regel nicht angezeigt.

Prognose

Mit den angegebenen Behandlungsverfahren läßt sich eine ausreichende Funktion erreichen; die Beschwerden können in Grenzen gehalten werden.

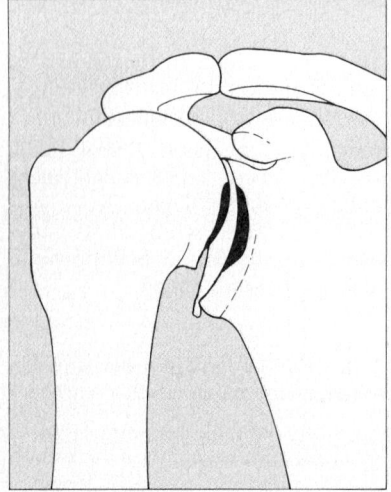

Abb. **66** Omarthrose

Definition

Lösung von Knorpelknochenteilen und Abstoßung in den Gelenkinnenraum.

Krankheitsentstehung

Eine sichere Erklärung für das Entstehen einer Osteochondrosis dissecans gibt es nicht. Man nimmt an, daß im Wachstumsalter bestimmte Anteile der Gelenke schlechter mit Nährstoffen und Blut versorgt werden. Die mangelhafte Ernährung führt zum Absterben einzelner, knorpelnah gelegener Gelenkanteile. Da die Osteochondrosis dissecans zumeist auch in der Hauptbelastungsfläche liegt, sind zusätzlich mechanische Faktoren anzunehmen. Es ist durchaus möglich, daß abrupte Gewalteinwirkungen, z. B. bei Unfällen, zur traumatischen Entstehung einer Osteochondrosis dissecans führen können. Am häufigsten betroffen sind die Oberschenkelrollen des Kniegelenkes, hier vor allem der innere Anteil, und, schon weitaus seltener, das Hüftgelenk. Gelegentlich kommt eine Osteochondrosis dissecans auch am Sprunggelenk, in der Schulter und in anderen Gelenken vor.

Krankheitsbild

Die Jugendlichen klagen über uncharakteristische, längere Zeit andauernde Beschwerden, die nicht selten als „Wachstumsschmerz" fehlgedeutet werden. Erst wenn sich die Osteochondrosis dissecans voll ausbildet, d. h. sich die „Maus" aus dem „Mausbett" löst, entsteht ein freier Gelenkkörper.

Dieses Knorpelknochenfragment kann sich zwischen die Gelenkflächen einklemmen und so zu schmerzhaften Blockierungen führen. Oftmals wird die Osteochondrosis dissecans erst zu diesem Zeitpunkt erkannt, da die Kinder nun nicht mehr laufen können, ein Arzt aufgesucht und ein Röntgenbild angefertigt wird. Am Kniegelenk bzw. Sprunggelenk besteht meist ein Erguß.

Vorkommen

Betroffen sind hauptsächlich Kinder und junge Erwachsene. Die Osteochondrosis dissecans kommt häufiger bei Jungen als bei Mädchen vor.

Diagnostische Verfahren

Orthopädische Untersuchung, Röntgen, Arthroskopie (Spiegelung) des betroffenen Gelenkes.

Therapie

Im Anfangsstadium der Erkrankung kann ein konservatives Vorgehen gerechtfertigt sein. Hier empfiehlt sich die Ruhigstellung bzw. Entlastung des entsprechenden Gelenkabschnittes durch eine Schiene bzw. einen Gipsverband.

Dadurch soll dem abgestorbenen Knochenabschnitt die Möglichkeit eines Wiederanschlusses an das Gefäßsystem (Revaskularisation) gegeben werden.

Hat der Knochen seine alte Struktur und Festigkeit erreicht, so darf das Kind wieder belasten.

Besteht die Gefahr, daß sich das Knorpelknochenfragment löst, so ist ein operativer Eingriff indiziert. Hierbei wird der erkrankte Knochen entfernt und körpereigener Schwammknochen übertragen (Spongiosatransplantation).

Auch danach muß das Gelenk ruhiggestellt bzw. entlastet werden. Für die Einheilungszeit sind mindestens 6 Monate zu rechnen.

Hat sich die Osteochondrosis dissecans bereits aus dem Zusammenhang mit dem umliegenden Knorpel und Knochen gelöst, so entsteht ein Defekt in der Gelenkfläche. Der Operateur wird versuchen, das abgestoßene Fragment zu replantieren.

Zur Wiederbefestigung können kleine Schrauben oder Knochenstifte verwandt werden. Ggf. ist zusätzlich eine Spongiosatransplantation durchzuführen.

Bei einer veralteten Osteochondrosis dissecans, bei der das Knorpelknochenfragment bereits vor langer Zeit abgestoßen wurde, bleibt oft nur die Entfernung des freien Gelenkkörpers übrig.

Sobald erkennbar ist, daß es zu einem Wiederaufbau des abgestorbenen Knochens nach Replantation bzw. Spongiosatransplantation kommt, sind intensive krankengymnastische und physikalische Anwendungen erforderlich, um die volle Beweglichkeit des Gelenkes wieder zu erreichen und die Muskulatur der Extremität zu kräftigen.

Prognose

Die Prognose hängt im wesentlichen vom Zeitpunkt des Erkennens der Osteochondrose ab. Bei frühzeitiger Diagnose und rechtzeitiger Behandlung ist die Prognose gut. Muß das Fragment replantiert oder sogar entfernt werden, so ist mit der Entstehung einer Arthrose zu rechnen.

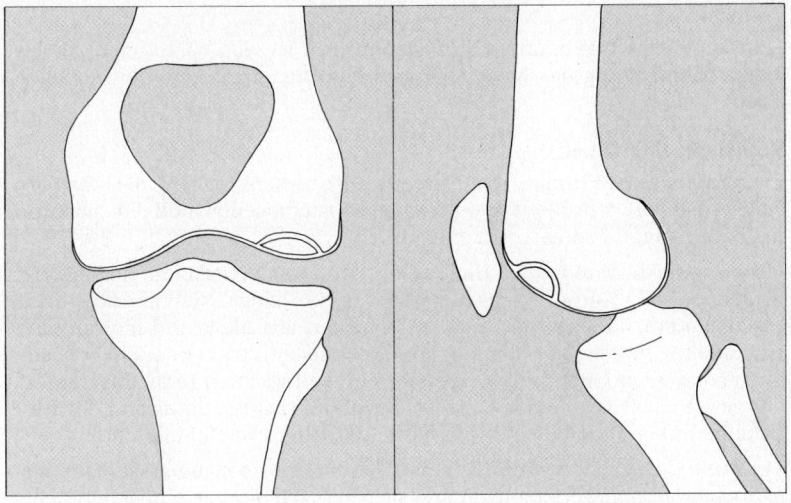

Abb. **67** Osteochondrosis dissecans der lateralen Oberschenkelrolle

Osteomyelitis

Definition
Knochenmarksentzündung. Die Osteomyelitis ist eine bakterielle, zumeist eitrige Entzündung des Knochens, des Knochenmarks und der Knochenhaut.

Krankheitsentstehung
Es werden zwei Formen der Osteomyelitis unterschieden; die „hämatogene", d. h. auf dem Blutweg entstandene Osteomyelitis, und die „posttraumatische", unfallbedingte Osteomyelitis.

Hämatogene Osteomyelitis: Hierbei werden Krankheitskeime aus anderen Gegenden des Körpers verschleppt (z. B. bei einer Nierenbecken- oder einer Halsentzündung), die sich im Knochen absiedeln und hier zu einer Entzündung führen. Die hämatogene Osteomyelitis tritt vor allem bei Säuglingen und Kleinkindern sowie bei abwehrgeschwächten Individuen auf, da der gesunde Mensch in der Lage ist, Krankheitskeime, die sich in der Blutbahn befinden, durch die Abwehrstoffe des Blutes zu eliminieren.

Posttraumatische Osteomyelitis: Diese Form der Knochenmarksentzündung tritt nach offenen Verletzungen und speziell nach offenen Knochenbrüchen auf. Bakterien, die sich auf der Haut, in der Kleidung oder am Ort des Unfalles befinden, können sich im Knochen bzw. Knochenmark vermehren und führen zu einer anfänglich lokalisierten, sehr schmerzhaften und eiternden Infektion. Eine solche posttraumatische Osteomyelitis kann auch nach Operationen am Knochen, so z. B. bei der operativen Knochenbruchbehandlung, auftreten.

Krankheitsbild
Hämatogene Osteomyelitis: Es handelt sich um ein hoch fieberhaftes, zum Teil dramatisches Krankheitsbild. Über dem betroffenen Knochenbereich kommt es zu einer Schwellung und zu starken Schmerzen. Aufgrund des sehr akuten Krankheitsbildes wird rasch ein Arzt aufgesucht.

Posttraumatische Osteomyelitis: An der Stelle, an der sich der offene Knochenbruch befunden hat bzw. an der die Knochenoperation durchgeführt wurde, entsteht eine Rötung und Überwärmung der Haut. Der Patient klagt über Schmerzen und ein klopfendes, pochendes Gefühl. Nach einigen Tagen tritt Fieber hinzu, die bereits verschlossene Wunde bricht wieder auf und eitriges Sekret tritt aus. Unbehandelt entsteht eine lange anhaltende, u. U. über Jahre fortgesetzte Fisteleiterung.

Vorkommen
Hämatogene Osteomyelitis: Vor allem im Kindesalter, bei Säuglingen und bei abwehrgeschwächten Individuen, häufig in der Dritten Welt bei allen Formen der Mangel- und Unterernährung.

Posttraumatische Osteomyelitis: Bei allen Unfällen, die zu einem offenen Knochenbruch führen, kann eine posttraumatische Osteomyelitis entstehen. Diese Form der Knochenmarksentzündung ist die häufigste. Weit weniger oft tritt die Osteomyelitis als Komplikation operativer Eingriffe auf. Hier muß etwa mit einer Häufigkeit von 0,5–3 % mit einer Knochenmarksentzündung gerechnet werden.

Diagnostische Verfahren

Orthopädisch-chirurgische Untersuchung, Röntgen, Laboruntersuchung.

Therapie

Die Behandlung der Osteomyelitis hat sich in den letzten Jahrzehnten stark gewandelt. Bei der hämatogenen Osteomyelitis reicht oftmals allein die hoch dosierte antibiotische Behandlung aus. Während früher diese kindliche Form der Knochenentzündung von einem jahrelangen Leiden gefolgt wurde, läßt sich durch die Antibiotikagabe in der Regel eine rasche und vollständige Ausheilung erzielen.

Zur Behandlung der posttraumatischen Osteomyelitis ist ein operativer Eingriff notwendig.

Der entzündete Knochen muß eröffnet und gespült werden. Dann werden antibiotikahaltige Kugelketten in die Knochenhöhle eingelegt und eine Ableitung für das Wundsekret geschaffen. In selteneren Fällen wird eine Dauerspülung mit antibiotikahaltigen Lösungen durchgeführt. Sofern der Knochen noch nicht wieder stabil verheilt ist, muß ein äußerer Festhalter (Fixateur extern) angelegt werden.

Ergänzt wird die Behandlung durch die Gabe von Antibiotika.

Prognose

Durch die neuen operativen Verfahren und eine wirksamere medikamentöse Behandlung hat sich die Prognose erheblich verbessert. Jede Osteomyelitis bleibt jedoch trotzdem eine ernste Erkrankung, da sich Krankheitskeime im Knochen abkapseln können und die Osteomyelitis später wieder aufflackern kann. Wesentlich sind die frühzeitige Behandlung und längerfristige Kontrolluntersuchungen des Patienten.

Osteomyelitis

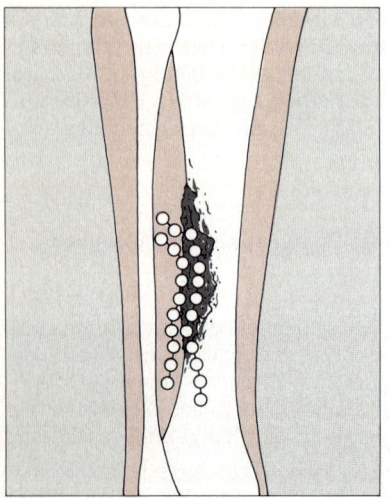

Abb. **68** Osteomyelitis des Unterschenkels, mit antibiotikahaltigen Kugelketten behandelt (nach Klemm)

Definition

Knochenentkalkung. Der Begriff der Osteoporose ist jedoch umfassender. Er beinhaltet eine Belastungsminderung und Strukturveränderung des Knochens. Neben der Abnahme des Kalksalzgehaltes kommt es auch zu einer Verminderung des bindegewebigen Knochengerüstes.

Krankheitsentstehung

Der sichtbaren Alterung des Menschen entspricht eine Involution der Körpergewebe. So, wie der alte Mensch weniger Muskulatur als ein junger aufweist, so vermindert sich auch die Stärke und die Dichte des Knochens. Die Osteoporose ist im Regelfall keine Erkrankung, sondern eine physiologische Anpassung des Körpers an die herabgesetzten Bedürfnisse des Alters. Schreitet dieser Knochenabbau jedoch übermäßig schnell voran, und dies ist nicht selten bei Frauen, die in den Wechseljahren stehen bzw. die Wechseljahre bereits hinter sich gebracht haben der Fall, dann kann die Osteoporose Krankheitswert gewinnen. Durch den Abfall der weiblichen Hormone, speziell des Östrogens in den Wechseljahren, verliert der Knochen den Anreiz, die Knochensubstanz zu erhalten und neuen Kalk einzubauen. Knochenbälkchenstruktur und Kalksalzgehalt nehmen ab. Der Knochen wird weniger belastbar und kann auch bei kleinen äußeren Anlässen brechen. Sehr selten ist die sog. „präsenile" Form der Osteoporose, die vor den Wechseljahren auftritt.

Krankheitsbild

Als Folge der herabgesetzten Belastbarkeit des Knochens kann es bei nur geringfügigen Krafteinwirkungen, z. B. dem Anheben eines schweren Gegenstandes, zu Einbrüchen der Wirbelkörper kommen. Auch der Schenkelhalsbruch des alten Menschen ist eine Folge der Osteoporose.

Bei den häufigen Wirbelkörpereinbrüchen treten sehr starke, über Tage und Wochen anhaltende Rückenschmerzen auf, die sich auch im Liegen kaum bessern. Sowohl die Ruhe als auch jede Bewegung kann von starken Schmerzen begleitet werden.

Vorkommen

Von der Osteoporose betroffen sind überwiegend Frauen, die die Wechseljahre hinter sich haben. Sehr grazile, untergewichtige Frauen und Frauen, die früh in die Wechseljahre eintreten, leiden häufiger an dieser Veränderung.

Darüber hinaus ist die Osteoporose ein Begleiter des hohen Alters. Alte Menschen sind auch bei kleinen Stürzen sehr gefährdet. Neben Brüchen der Unterarmknochen, hier vor allem der Speiche, kommt es oft zu den bereits erwähnten Schenkelhalsbrüchen.

Osteoporose

Diagnostische Verfahren

Orthopädische Untersuchung, Röntgen, Photonenabsorptiometrie, computertomographische Messung des Kalksalzgehaltes und der Knochenstrukturdichte (Osteo-CT).

Therapie

Die beste Behandlung der Osteoporose liegt in der Vorbeugung: Ausreichende Bewegung und körperliche Belastung, sei es durch Arbeit oder Sport, verhindern die vorzeitige, durch Inaktivität eintretende Osteoporose. Die körperliche Betätigung erhöht auch die Kalorienausfuhr und verhindert eine allzu große Gewichtszunahme, die sich ungünstig auf den alternden Knochen auswirkt. Neben diesen mehr allgemein vorbeugenden Maßnahmen kann bei einer frühzeitig auftretenden Osteoporose der Frau eine Behandlung mit weiblichen Sexualhormonen (Östrogen) durchgeführt werden. Dies sollte jedoch Einzelfällen vorbehalten werden. Unproblematischer ist die Gabe von Mineralstoffen, speziell von Natriumfluorid, das zu einer Stabilisierung der Knochenbälkchenstruktur führt. Dieses Präparat hat keine wesentlichen Nebenwirkungen, muß jedoch über einen sehr langen Zeitraum (über ein Jahr) eingenommen werden.

Ist es zu einem Wirbelkörpereinbruch gekommen, dann sollte neben schmerzlindernden und knochenstabilisierenden Medikamenten eine intensive krankengymnastische und physiotherapeutische Behandlung durchgeführt werden. Hier steht die körperliche Aktivierung im Vordergrund.

Bei Schenkelhalsbrüchen ist in der Regel eine operative Behandlung, sei es mit Knochenverschraubung bzw. Nagelung oder durch einen künstlichen Gelenkersatz (Endoprothese), angezeigt.

Bei manchen Patienten bewährt sich die Behandlung mit einem knochenstabilisierenden Hormon, „Calcitonin", das injiziert werden muß.

Prognose

Bei rechtzeitiger und intensiver Behandlung sind die Aussichten, ein normales Leben weiterführen zu können, gut. Zu berücksichtigen ist, daß eine „Heilung" der Osteoporose nicht möglich ist und die Stabilisierung des verbliebenen Knochens nur durch körperliche Aktivität erreicht wird. Der Arzt oder der Physiotherapeut kann eine Hilfestellung geben. Wesentliches hängt von der Gestaltung des eigenen Lebens ab.

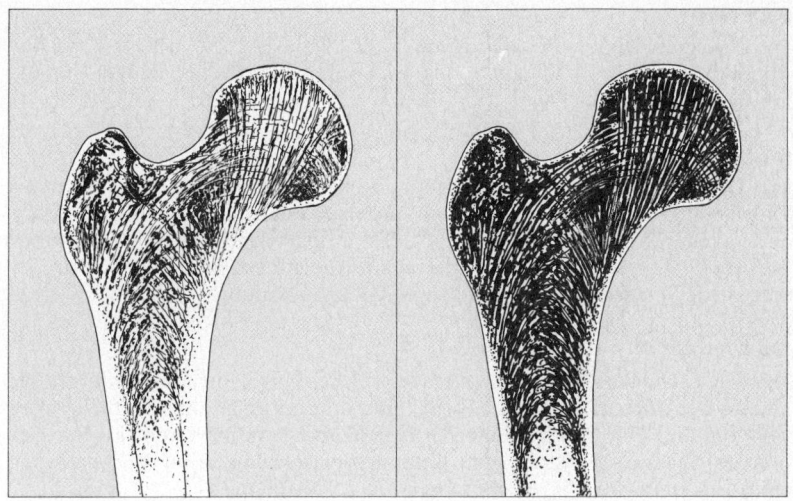

Abb. **69**   Ausgeprägte Osteoporose

Pagetsche Erkrankung (Osteodystrophia deformans)

Definition

Spezifische Knochenerkrankung unklarer Ätiologie, bei der es zur Umwandlung von Kortikalis und Spongiosa kommt (benannt nach dem Londoner Chirurgen James Paget, 1814–1899).

Krankheitsentstehung

Die Ursache der Pagetschen Erkrankung ist nicht bekannt. Ihr Verlauf ist schleichend, es kommt zum Umbau einzelner oder mehrerer Knochen mit anfänglicher Auflockerung und späterem Anbau der Knochenstruktur unter erheblicher Verdickung. Dabei nimmt die Belastbarkeit jedoch ab, so daß es zur Verformung der befallenen Knochen kommt.

Krankheitsbild

Je nach Lokalisation stehen unterschiedliche Symptome im Vordergrund. Häufig betroffen ist das Schienbein. Hier erkennt man eine deutliche Vorwölbung und eine säbelscheidenförmige Verbiegung nach ventral. Bei Befall des Schädels entsteht eine Umfangsvermehrung. Sind Wirbelkörper erkrankt, so können Nervenkompressionen auftreten.

Vorkommen

Die Pagetsche Erkrankung ist selten. Disponierende Faktoren sind nicht bekannt.

Diagnostische Verfahren

Röntgen, Laboruntersuchung mit Nachweis einer erhöhten alkalischen Phosphatase, Skelettszintigraphie.

Therapie

Eine kausale Behandlung der Pagetschen Erkrankung ist nicht möglich.

Versucht werden kann die parenterale Verabreichung von Calcitonin und die Einnahme von Diphosphonat.

Prognose

Eine wesentliche Beeinträchtigung der Lebenserwartung besteht nicht; die Erkrankung kann spontan zum Stillstand kommen. Bei längerem Verlauf entstehen oft erhebliche funktionelle Einbußen.

Pagetsche Erkrankung (Osteodystrophia deformans)

Abb. **70** Strukturveränderung des Knochens bei Morbus Paget

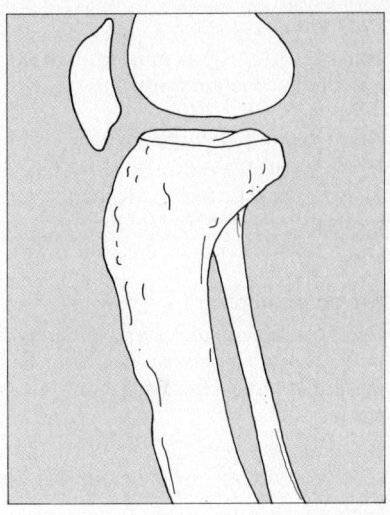

Pathologische Fraktur (Spontanfraktur)

Definition
Fraktur, die durch eine krankhafte Verminderung der Belastbarkeit des Knochens entstanden ist.

Krankheitsentstehung
Pathologische Frakturen entstehen unter anderem als Folge von bösartigen Knochengeschwulsten, Knochenzysten, einer extremen Osteoporose oder metastatischen Absiedelungen. Daneben kommen andere, z. B. entzündliche Knochenerkrankungen in Frage.

Krankheitsbild
Die Fraktur entsteht ohne äußeren Anlaß durch die normale Belastung des betroffenen Knochens. Bei einer Knochenzyste im Oberarm kann z. B. das Aufstützen der Hand auf einen Tisch ausreichen, um die Fraktur hervorzurufen.

Bei den osteoporotischen Wirbelkörperfrakturen reicht das Anheben eines schwereren Gegenstandes für das Einbrechen des Wirbelkörpers.

Vorkommen
Die häufigsten pathologischen Frakturen entstehen als Folge einer ausgeprägten Osteoporose. Daneben kommen im jugendlichen Alter vor allem Knochenzysten in Frage.

Bei älteren Menschen sollte immer an einen primären Knochentumor oder eine Metastase gedacht werden.

Diagnostische Verfahren
Röntgen, Röntgenschichtaufnahmen, Skelettszintigraphie, ggf. Computertomographie, Kernspinresonanztomographie.

Therapie
Je nach Grunderkrankung unterschiedlich. Bei Knochenzysten wird eine Knochentransplantation vorgenommen. Liegt ein bösartiger Tumor vor, so wird dieser in der Regel ausgeräumt bzw. das betroffene Glied abgesetzt.

An der Wirbelsäule und an den Röhrenknochen kann auch eine sog. Verbundosteosynthese unter Verwendung von Platten, Schrauben und Knochenzement vorgenommen werden.

Die Behandlung osteoporotischer Frakturen richtet sich ebenfalls nach der Lokalisation. Die häufige Schenkelhalsfraktur wird überwiegend operativ behandelt werden. Neben den verschiedenen gelenkerhaltenden Osteosyntheseverfahren kommt dem künstlichen Gelenkersatz (Endoprothese) eine große Bedeutung zu.

Osteoporotische Wirbelkörperfrakturen werden funktionell behandelt. Nach kürzerer Immobilisierung ist eine Korsettversorgung und eine krankengymnastische Übungstherapie angezeigt. Eine günstige Wirkung ist durch die parenterale Gabe von Calcitonin zu erwarten.

Prognose

Die Prognose ist abhängig von der Grundkrankheit.

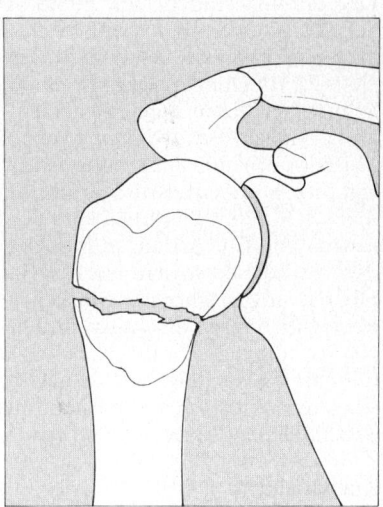

Abb. **71** Pathologische Fraktur bei solitärer Knochenzyste

Periarthropathia humeroscapularis (PHS)

Definition

Schmerzhafte Entzündung der Schulter bzw. der die Schultern umgebenden Muskeln und Sehnen, zum Teil mit Verkalkungen einhergehend.

Krankheitsentstehung

Das Schultergelenk ist das mobilste Gelenk des Körpers und weist den größten Bewegungsspielraum auf. Eine nur sehr kleine Schultergelenkpfanne steht dem großen Oberarmkopf gegenüber. Gehalten wird der Oberarmkopf durch eine große Anzahl von Muskeln und Sehnen. Die Schultergelenkkapsel ist sehr weit. Bei herabhängendem Arm legt sie sich in der Achselhöhle zusammen, bei erhobenem Arm spannt sie sich über viele Zentimeter in der Achselhöhle aus. Durch das Gelenk ziehen zwei Sehnen mit ihren Sehnenscheiden. Um das Gelenk gruppieren sich eine große Anzahl von Muskeln, Sehnenplatten und Muskelhäuten. Sämtliche Muskeln erhalten ihre Informationen und Bewegungsbefehle durch Nerven, die aus der Halswirbelsäule austreten. Dieses sehr komplexe und anatomisch kompliziert aufgebaute Gelenk kann bereits durch kleine Veränderungen und Entzündungen in seiner Funktion erheblich beeinträchtigt werden. Es können sowohl Nervenreizungen aus der Halswirbelsäule als auch Überlastungen einzelner Muskel- und Sehnenabschnitte zu schmerzhaften Bewegungseinschränkungen führen. Hierbei entsteht eine Verklebung der Kapsel, die selbst wiederum Schmerzen macht und eine Bewegungseinschränkung zur Folge hat. Je nach Ursache können sich kleine Kalkablagerungen zwischen den einzelnen Muskel- und Sehnenpartien bilden, die zu entzündlichen Reaktionen führen.

Krankheitsbild

Neben der Bewegungseinschränkung stehen die Schmerzen in der Schulter im Vordergrund. Am stärksten ist dieser Schmerz nachts, wenn der Patient sich auf die Seite legt. Die Schmerzen können so stark sein, daß jede andere Aktivität unmöglich wird.

Vorkommen

Betroffen sind vor allem Menschen, die das 40. Lebensjahr überschritten haben. Jüngere Erwachsene und Kinder leiden kaum an dieser Erkrankung. Oftmals gehen einseitige Belastungen der Schulter bei ungewohnten Arbeiten oder im Sport der Erkrankung voraus.

Diagnostische Verfahren

Orthopädische Untersuchung, Röntgenaufnahme der Schulter und der Halswirbelsäule, Laboruntersuchungen zum Ausschluß einer entzündlich-rheumatischen Erkrankung, Ultraschalluntersuchung, in Ausnahmefällen Kernspinresonanztomographie.

Therapie

In der akuten Phase kommt der Schmerz- und der Entzündungsbehandlung Priorität zu. Diese kann sowohl oral, d. h. durch die Einnahme von Medikamenten, als auch durch intramuskuläre Injektionen durchgeführt werden. Bewährt haben sich Präparate wie Indometacin und Diclofenac. Begleitet werden sollte diese medikamentöse Behandlung mit Bewegungsübungen und der Kühlung des betroffenen Gelenkabschnittes, ggf. in Kombination mit Massagen der Schulter-Nacken-Region.

Wenn dadurch alleine keine Besserung zu erzielen ist, kann eine Injektionsbehandlung des Gelenkes den entscheidenden Durchbruch bringen. Empfehlenswert sind hier Injektionen mit lokalen Betäubungsmitteln und Cortisonabkömmlingen (z. B. Prednisolon). Die Präparate werden in die schmerzhaften Punkte bzw. direkt in das Gelenk injiziert. Von einer ein- oder zweimaligen Injektion sind keine wesentlichen Nebenwirkungen zu erwarten (Ausnahme: Gelenkinfektion). Bei einer sehr schmerzhaften Schultersteife kann eine Furcht vor derartigen Medikamenten zu einer monatelangen Verschleppung des Krankheitsbildes führen.

Sofern eine hartnäckige Schultergelenkeinsteifung besteht, kann die Verordnung einer Thoraxabduktionsschiene (Schiene für den gesamten Arm, am Brustkorb befestigt) bzw. eines „Briefträgerkissens" angezeigt sein.

Bei größeren Verkalkungen der Schultergelenkmanschette ist die Behandlung mit Ultraschall und Eis ein erfolgreiches Verfahren. Dieses sollte, wenn möglich, über einen längeren Zeitraum täglich durchgeführt werden.

Bei chronischen Fällen, die erfolglos konservativ behandelt wurden, kommt ein operativer Eingriff in Frage, durch den der vorhandene Kalk entfernt und den beengten Sehnen Platz geschaffen wird (Akromioplastik).

Prognose

Die PHS darf nicht verschleppt werden, da sich eine nur sehr schwer zu behandelnde Schultersteife ausbilden kann. Durch intensive Behandlung und die Kombination von physiotherapeutischen, medikamentösen und elektrotherapeutischen Verfahren ist eine vollständige Wiederherstellung zu erwarten. Vom Patienten muß jedoch sehr viel Geduld und eigene Mitarbeit erwartet werden.

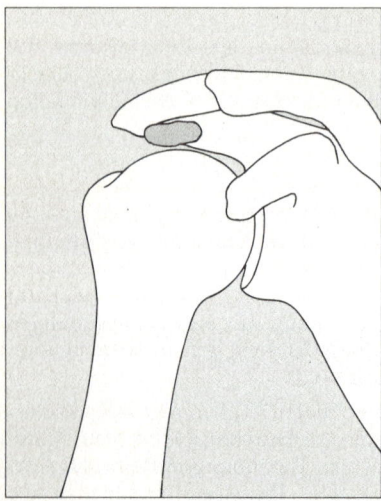

a

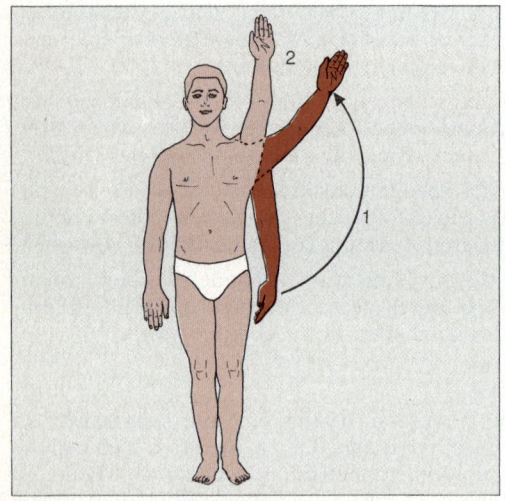

b

Abb. 72 **a** Bursitis calcarea mit ausgeprägter Verkalkung. **b** Typischer Untersuchungsbefund bei der PHS. 1 „Schmerzhafter Bogen". 2 Freie Beweglichkeit

Definition

Aseptische Nekrose des Oberschenkelkopfes beim Kind (Durchblutungsstörung, Absterben und späterer Wiederaufbau des Hüftkopfes).

Krankheitsentstehung

Als Ursache der Entstehung der Perthesschen Erkrankung muß eine Durchblutungs- und Ernährungsstörung des Hüftkopfes angesehen werden. Die Blutgefäße, die den Hüftkopf ernähren, ziehen durch die Wachstumsfuge. Es wird angenommen, daß hier eine besondere Anfälligkeit besteht und durch konstitutionelle Einflüsse bzw. von außen einwirkende Traumen eine Minderdurchblutung des Kopfes resultiert. Der Hüftkopf „stirbt ab". Es kommt zu einer Knochenstrukturverdichtung und, unter der Last des Körpergewichtes, zu einer Formveränderung des Hüftkopfes. Mit der Zeit baut sich der Hüftkopf wieder auf. Je nachdem, wie stark die Belastung war, läßt sich später eine mehr oder minder starke Veränderung des normalerweise runden Hüftkopfes im Röntgenbild nachweisen.

Krankheitsbild

Die betroffenen Kinder klagen bereits in der Anfangsphase über Schmerzen in der Hüfte bzw. im Kniegelenk. Oftmals wird ein kleinerer Sturz mit den Beschwerden in Verbindung gebracht. Wenn die Schmerzen nur gering ausgeprägt sind, können sie als „Wachstumsschmerzen" fehlinterpretiert werden. Mit der Zeit entsteht eine starke Gehbehinderung, die von einer Zunahme der Schmerzen begleitet wird, so daß Kinder und Eltern den Arzt aufsuchen.

Wird die Erkrankung nicht frühzeitig erkannt, dann tritt eine schwere Veränderung des Hüftkopfes und eine starke Bewegungseinschränkung und Belastungsminderung des Hüftgelenkes ein. Unter Umständen verbleibt ein hinkendes Gangbild.

Vorkommen

Betroffen sind hauptsächlich Kinder im Alter von 3–9 Jahren, Jungen häufiger als Mädchen.

Zusätzliche auslösende Faktoren sind nicht bekannt. Äußere Gewalteinwirkungen (Traumen) werden als Mitursache diskutiert, sind allein jedoch nicht für die Entstehung einer Perthesschen Erkrankung verantwortlich.

Diagnostische Verfahren

Orthopädische Untersuchung, frühzeitiges Röntgen(!), ggf. Kernspinresonanztomographie.

Therapie

Es handelt sich um eine schicksalsmäßig ablaufende Erkrankung, bei der der kindliche Knochen abstirbt und sich wieder aufbaut. Ziel der Behandlung ist, das erkrankte Gelenk vor jeder Belastung zu schützen, die zu einer Verformung des Hüftkopfes führen könnte.

Früher wurden die Kinder während der Dauer der Krankheit, die sich über 1–3 Jahre hinziehen kann, im Bett immobilisiert. Da eine so lange Bettruhe für die Entwicklung des Kindes sehr schädliche Folgen hat, ist man heute zur Versorgung mit entlastenden Schienen übergegangen.

Am bekanntesten ist die sog. Thomas-Schiene, bei der das Hüftgelenk weitgehend entlastet wird, das Kind sich jedoch gut und ausreichend bewegen kann. Ein Kindergarten- und Schulbesuch ist weiterhin möglich.

In besonders gelagerten Fällen kann eine Operation, bei der der Hüftkopf mit einer günstigeren Position in die Hüftpfanne eingestellt wird, empfohlen werden.

Prognose

Bei konsequenter Entlastung des Gelenkes durch eine Thomas-Schiene oder andere Verfahren ist die Prognose günstig. Es sind nur geringgradige Verformungen des Hüftkopfes zu erwarten. Bei unzureichender Behandlung kann eine schwere Hüftkopfverformung und damit eine dauernde Behinderung entstehen.

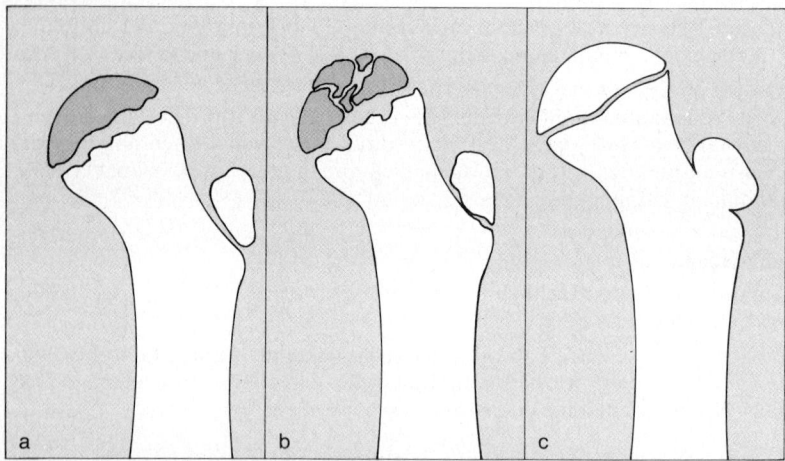

Abb. **73** Veränderung des Hüftkopfes bei der Perthesschen Erkrankung. **a** Verdichtung der Kopfkalotte. **b** Fragmentation des Kopfes. **c** Wiederaufbau des Kopfes nach Abschluß der Erkrankung

Definition

Schmerzen, die bei Amputierten nach Absetzen des Gliedes auftreten. Der Schmerz wird von dem Betroffenen in dem bereits amputierten Gliedmaßenabschnitt lokalisiert.

Krankheitsentstehung

Bei einer Amputation geht auch der distale Anteil des Nerven verloren. Da der amputierte Nerv auch Fasern enthält, die ursprünglich in das abgesetzte Glied zogen, kann der betroffene Patient noch Schmerz aus diesem Teil des Nerven empfinden.

Krankheitsbild

Die Patienten berichten über zum Teil erhebliche Schmerzen, die in das abgesetzte Glied, so z. B. den amputierten Unterschenkel, projiziert werden.

Vorkommen

Nur ein kleiner Teil der Patienten klagt nach der Amputation über Phantomschmerzen.

Diagnostische Verfahren

Orthopädische, neurologische Untersuchung.

Therapie

Medikamentöse Behandlung mit Analgetika und Sedativa, therapeutische Lokalanästhesie, Versuch mit verschiedenen Formen der Elektrotherapie.

Prognose

Je nach Einzelfall verschieden. Teilweise verschwinden die Phantombeschwerden nach einiger Zeit. Manche Amputierten leiden dauernd unter Phantomschmerzen.

Plattfuß (Pes planus)

Definition
Fußveränderung, die durch die völlige Aufhebung des Fußlängsgewölbes und durch eine Valgusposition der Ferse gekennzeichnet ist.

Krankheitsentstehung
Man unterscheidet den angeborenen vom erworbenen Plattfuß. Beim angeborenen Plattfuß liegt der in Valgusstellung befindliche Kalkaneus der Auftrittsfläche glatt auf. Der Talus ist nach medial und plantar gekippt.

Der erworbene Plattfuß entsteht überwiegend durch eine Überbelastung des Fußes bei vorbestehender Knick-Senk-Fuß-Position, weniger oft infolge von Lähmungen und Verletzungen.

Vorkommen
Während der angeborene Plattfuß selten ist, wird der erworbene Plattfuß mit der überlastungsbedingten Absenkung des Fußlängsgewölbes häufiger gesehen. Er ist nicht so häufig wie der Knick-Senk-Fuß. Bei der Entstehung spielen anlagebedingte Faktoren eine wesentliche Rolle. Hinzu kommt eine überwiegend stehende Tätigkeit und ein bestehendes Übergewicht.

Der Knick-Platt-Fuß der Kleinkinder in den ersten Lebensjahren, bei denen noch ein physiologisches O- oder X-Bein besteht, ist nicht therapiebedürftig. Hier reicht es aus, die Kinder zur Kräftigung des Fußgewölbes viel barfuß gehen zu lassen.

Diagnostische Verfahren
Orthopädische Untersuchung, Fußabdruck.

Therapie
Versorgung mit fußbettenden Einlagen. Beim angeborenen Plattfuß kann ein operativer Eingriff mit Anhebung des Kahnbeins zum Aufbau des Längsgewölbes erforderlich sein.

Postoperativ ist eine längere Gipsbehandlung und Einlagenversorgung erforderlich.

Prognose
Beim angeborenen Plattfuß wird durch den operativen Eingriff oftmals eine gute Korrektur erreicht. Beim statisch bedingten Plattfuß sollte durch die Fußbettung eine ausreichende Belastbarkeit des Fußes erhalten werden.

Abb. **74** Plattfuß

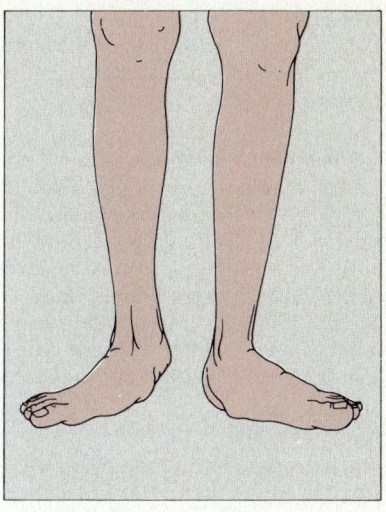

Poliomyelitis (Kinderlähmung)

Definition

Lähmung von einzelnen Muskelgruppen, bis hin zur vollständigen Lähmung der willkürlich steuerbaren Muskulatur, als Folge eines Infektes mit Enteroviren (Picorna-Gruppe).

Krankheitsentstehung

Im Rahmen des Virusinfektes kommt es bei einem kleinen Teil der Infizierten zu einem Befall derjenigen Zellen des Rückenmarks, die für die Steuerung der Muskelfunktion verantwortlich sind (motorische Vorderhornzellen). Die betreffenden Nerven sterben ab, der Muskel verliert seine Funktion. In leichteren Fällen findet man nur eine Schwächung einzelner Muskeln; in schwereren Fällen können ein ganzes Bein, ein Arm, die Rückenmuskulatur oder auch alle Muskeln gelähmt sein. Zum Teil gehen die Lähmungen im Verlauf der folgenden 1–1½ Jahre zurück.

Krankheitsbild

Die betroffenen Muskelpartien weisen eine schlaffe Lähmung auf. Die Sensibilität ist erhalten. Die Extremität bleibt in ihrem Wachstum zurück, da die Lähmung zu einer schlechteren Durchblutung führt. Je nach Schwere der Poliomyelitis sind die Patienten im Gangbild und der muskulären Koordination der Arme und Beine unterschiedlich stark beeinträchtigt.

Vorkommen

Früher kam es in regelmäßigen Abständen zu einem zeitlich und örtlich gehäuften Auftreten der Kinderlähmung (epidemisches Vorkommen). Betroffen waren im wesentlichen Kinder im Alter zwischen 2 und 10 Jahren. Während in den entwickelten Ländern seit Einführung der Schluckimpfung nur noch einzelne Fälle von Kinderlähmung vorkommen, ist die Poliomyelitis in Ländern der Tropen bzw. Dritten Welt heute noch sehr verbreitet.

Diagnostische Verfahren

Pädiatrische und orthopädische Untersuchung, serologischer Nachweis im Stuhl, Rachen, Blut und im ZNS.

Therapie

Die beste Behandlung ist die Vorbeugung. Da das Virus nicht ausgerottet ist, sollte eine konsequente Schluckimpfung aller Kinder durchgeführt werden.

Die Behandlung einer neu aufgetretenen Kinderlähmung übernimmt der Kinderarzt. Bleiben Lähmungen zurück, so ist eine Versorgung mit orthopädischen Apparaten und Schienen erforderlich. Im Einzelfall kann auch eine operative Muskel- und Sehnenverpflanzung die Funktion der betreffenden Extremität verbessern und erhalten.

Prognose

Ist erst einmal eine Lähmung aufgetreten, so ist eine kausale Therapie nicht möglich. Neben krankengymnastischer, elektrotherapeutischer und orthopädietechnischer Versorgung muß der Verlauf abgewartet werden. Mit bleibenden Schäden ist zu rechnen.

Wegen dieser ungünstigen Aussichten ist nochmals auf die Bedeutung der Schluckimpfung hinzuweisen.

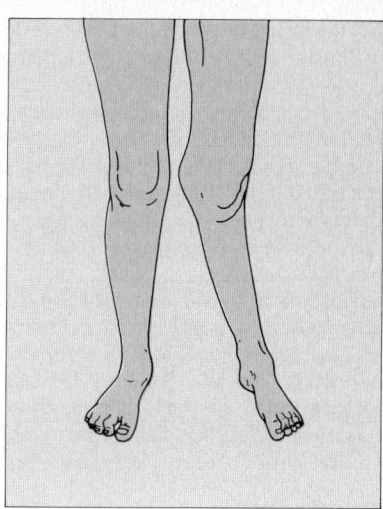

Abb. **75** Schlaffe Lähmung des linken Beines nach Poliomyelitis

Postnukleotomie-Syndrom

Definition

Bezeichnung für therapieresistente Rückenschmerzen nach Durchführung einer oder mehrerer Bandscheibeneingriffe (Nukleotomien).

Krankheitsentstehung

Die Bezeichnung „Postnukleotomie-Syndrom" wird zur Beschreibung von Funktionsausfällen und Schmerzen verwandt, die nach Durchführung einer oder mehrerer Bandscheibeneingriffe bestehen. Die Ursachen des Postnukleotomie-Syndroms sind vielfältig. Es handelt sich nicht um eine exakte diagnostische Bezeichnung, sondern um einen deskriptiven Sammelbegriff. Es gibt vielfältige Ursachen, die dazu führen können, daß ein Patient auch nach einer Nukleotomie über Schmerzen im Bereich der Wirbelsäule klagt. Hierzu gehören in erster Linie Verklebungen und Verwachsungen im Operationsbereich, erneute Bandscheibenvorfälle mit einer Wurzelreizsymptomatik, eine durch die Bandscheibenausräumung entstehende Instabilität mit wiederkehrenden Nervenwurzelkompressionen und Veränderungen, bei denen der Rückenschmerz nur Ausdruck einer anderen Erkrankung ist. Hierzu gehören u. a. larvierte Depressionen, psychophysische Erschöpfungszustände, funktionell bedingte Schmerzzustände und andere psychiatrisch-neurologische Erkrankungen.

Als besonders therapieresistent erweist sich die letzte Gruppe der Patienten, bei denen ein Eingriff an der Bandscheibe durchgeführt wurde, die auslösenden, bereits vor dem Eingriff bestehenden Beschwerden jedoch auf eine andere Ursache zurückgehen. Nicht selten spielen soziale Faktoren eine wesentliche Rolle. Genannt werden müssen Überforderung am Arbeitsplatz, der Wunsch, aus dem Arbeitsleben auszuscheiden, Schadensersatzprozesse, gerichtliche Auseinandersetzungen nach Arbeitsunfällen. Auch das Gefühl, nicht vom Versorgungsamt als schwerbehindert anerkannt worden zu sein, kann zur Persistenz der Beschwerden beitragen.

Krankheitsbild

Die Patienten klagen auch nach der Operation über nicht zu beeinflussende und quälende Rückenschmerzen. Mit diesen Schmerzen ist eine Einschränkung der Aktivitäten und eine vermehrte Introspektion verbunden. Die Patienten konzentrieren sich zunehmend auf ihr Leiden. Je nach Ausformung des Krankheitsbildes sind sie in der Lage, ihrer Arbeit ganz oder teilweise nachzugehen. Es ist jedoch auch das Vollbild einer Invalidisierung mit überwiegender Bettlägerigkeit zu beobachten.

Vorkommen

Je weiter die Indikation zur Nukleotomie gestellt wird, desto häufiger ist das Auftreten des Postnukleotomie-Syndroms. Der chronische Rückenschmerz ist für viele, auch gesunde Menschen ein ständiger Begleiter. Er wird durch degenerative Veränderungen ausgelöst und kann durch körperliche, aber auch seelische und soziale Belastungen verstärkt werden. Nur allzu verständlich ist der Wunsch, von diesen „physiologischen Schmerzen" durch einen Eingriff erlöst zu werden. Geht der Operateur ohne das Vorliegen einer eindeutigen neurologischen Symptomatik, auf den Wunsch des Patienten ein und operiert eine morphologisch veränderte Bandscheibe, so sind dadurch die Ursachen der Rückenschmerzen nicht beseitigt. Im Gegenteil, der Patient wird über vermehrte Schmerzen nach der Operation klagen, da jetzt ein organischer Defekt (Ausräumung der Bandscheibe) vorhanden ist und zusätzliche Narbenbeschwerden bestehen.

Diagnostische Verfahren

Orthopädische, neurologische, psychiatrische Untersuchung; Röntgen; Computertomographie; ggf. Myelographie, Kernspinresonanztomographie.

Therapie

Vor Einleitung einer Therapie sollte die Ursache des Postnukleotomie-Syndroms herausgefunden werden. Patienten, die an einer eindeutigen Instabilität leiden, können durch einen stabilisierenden operativen Eingriff *(Spondylodese)* geheilt werden. Sie erreichen Beschwerdefreiheit. Auch Entzündungen, Verwachsungen oder andere Nervenwurzelirritationen, z. B. durch einen erneuten Vorfall, müssen ausgeschlossen werden. Läßt sich hier die Ursache sicher lokalisieren, so ist ein erneuter Eingriff erfolgversprechend.

Können keine organischen Ursachen gefunden werden, so ist unter allen Umständen von einem Eingriff abzusehen. Neben der Durchführung physikalischer Maßnahmen, einer intensiven Krankengymnastik und der Stärkung des Selbstvertrauens des Patienten sollte nicht gezögert werden, einen Neurologen und Psychiater, möglichst auch einen Psychotherapeuten zu Rate zu ziehen.

Bei Patienten, die bereit sind, eine psychotherapeutische Behandlung einzugehen, läßt sich oftmals eine deutliche Besserung der Beschwerden erzielen. Viele lehnen jedoch eine psychiatrisch-psychotherapeutische Behandlung ab, da sie den seelischen Anteil der Beschwerden nicht zur Kenntnis nehmen möchten.

Prognose

Die Prognose ist bei organischen Veränderungen der Wirbelsäule günstig. Hier wird sich durch operative und physiotherapeutische Maßnahmen ein befriedigendes Ergebnis erzielen lassen. Vielfach ungünstiger ist die Situation bei den Patienten, bei denen sich keine organischen Ursachen für die Rückenschmerzen eruieren lassen. Hier ist mit dem Weiterbestehen der Beschwerden zu rechnen, sofern eine Psychotherapie nicht angenommen wird bzw. sich als erfolglos erweist.

Präarthrose

Definition

Fehlstellung eines Gelenkes, die zur Entstehung einer Arthrose disponiert. Die Präarthrose ist keine Krankheit, sondern ein Begriff, der dazu dienen soll, frühzeitig gelenkdeformierende Fehlstellungen zu erkennen und einer Behandlung zuzuführen.

Krankheitsentstehung

Bei einer Fehlstellung eines Gelenkes bzw. einer anatomisch ungünstigen Position erfolgt eine ungleichmäßige Lastverteilung im Gelenk. Einzelne Gelenkanteile werden dadurch überdurchschnittlich, andere kaum belastet. Durch die mechanische Überbeanspruchung entsteht in kürzerer Zeit eine Arthrose als bei normaler Gelenkmechanik zu erwarten wäre.

Krankheitsbild

Patienten mit einer Präarthrose haben in der Regel keine oder kaum Beschwerden.

Vorkommen

Typische Präarthrosen sind Fehlstellungen des Schenkelhalses im Sinne einer übermäßigen Steilstellung (Coxa valga) und O- sowie X-Fehlstellungen im Kniegelenk.

Diagnostische Verfahren

Orthopädische Untersuchung, Röntgen.

Therapie

Ausgeprägte Präarthrosen sollten einer operativen Korrektur zugeführt werden. Bei einem extremen O- oder X-Bein wird der konkave Gelenkanteil wesentlich stärker als der konvexe belastet. Durch eine korrigierende Osteotomie wird eine gleichmäßige Lastverteilung auf innerem und äußerem Gelenkspalt erreicht.

Prognose

Je nach Veränderung unterschiedlich.

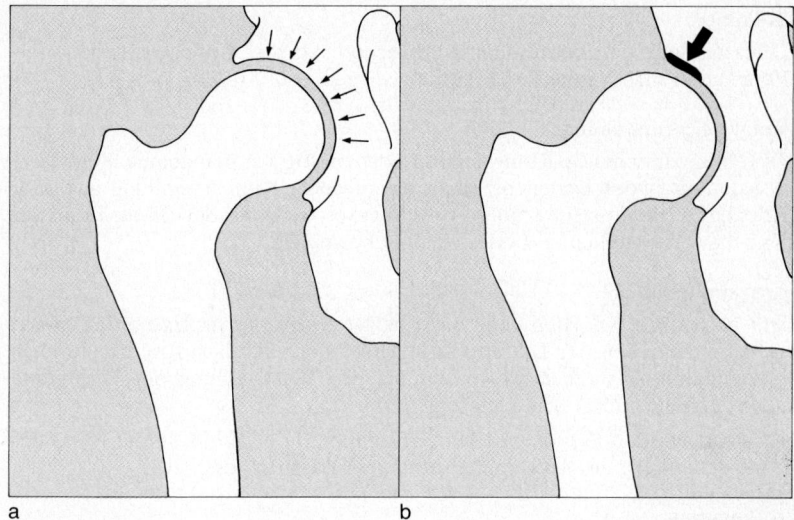

Abb. **76** **a** Normales Hüftgelenk mit guter Überdachung des Kopfes und normalem Schenkelhalswinkel. Gleichmäßige Lastenverteilung. **b** Dysplastisches Hüftgelenk mit mangelnder Kopfüberdachung, ungleicher Lastverteilung und steilem Schenkelhalswinkel (Präarthrose)

Pseudarthrose

Definition

„Falschgelenk". Kontinuitätsunterbrechung eines Knochens, meist als Folge einer nicht verheilten Fraktur.

Krankheitsentstehung

Durch unzureichende Ruhigstellung oder biologisch mangelnde Regenerationsfähigkeit des Knochens bleibt die normale Knochenheilung aus. Der Knochen erreicht seine frühere Belastbarkeit nicht wieder, er bleibt an der Knochenbruchstelle mehr oder weniger beweglich.

Krankheitsbild

Der betroffene Knochen kann nicht belastet werden. Im Extremfall knickt er beim Anheben der Extremität in Höhe der Pseudarthrose ab. Je nach Lokalisation können Beschwerden bei der Verschiebung der Fragmente oder der Belastung vorhanden sein.

Häufiger werden Pseudarthrosen am Kahnbein der Hand, in der Mitte des Unterschenkels, am Schenkelhals und am Oberarm gesehen.

Vorkommen

Pseudarthrosen können in der Folge infizierter Knochenbrüche auftreten. Hierbei verhindert die Osteomyelitis ein Ausheilen der Fraktur *(infizierte Pseudarthrose)*.

Bei den aseptischen Pseudarthrosen kann sich bei guter Reaktionsfähigkeit des Gewebes und mangelnder Ruhigstellung eine hypertrophe Pseudarthrose ausbilden. Ist die Ernährungs- und Durchblutungssituation unzureichend, so entsteht eine atrophische Pseudarthrose.

Diagnostische Verfahren

Orthopädische Untersuchung, Röntgen.

Therapie

Ziel ist die Wiederherstellung der Kontinuität und Belastbarkeit des Knochens.

In leichteren Fällen einer biologisch reaktionsfähigen Pseudarthrose reicht die längere Ruhigstellung.

Bei der infizierten Pseudarthrose muß eine effektive Behandlung der Osteomyelitis vorangehen.

Atrophische Pseudarthrosen sind nur schwer zu beeinflussen. Manchmal kann mit der Spongiosatransplantation eine ausreichende Anregung der Knochenneubildung erreicht werden. Voraussetzung ist auch hier eine längere Ruhigstellung.

Prognose

Je nach Ursache und Lokalisation der Pseudarthrose ist die Prognose unterschiedlich. In überwiegenden Fällen läßt sich bei Ausschöpfung aller therapeutischen Möglichkeiten eine Wiederherstellung der Kontinuität des Knochens erreichen.

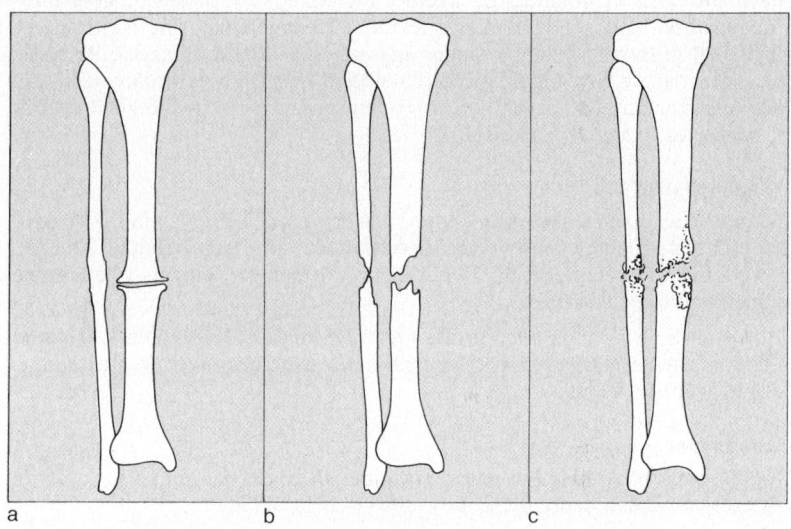

a   b   c

Abb. **77** **a** Hypertrophe Pseudarthrose (gute Regenerationsfähigkeit, schlechte Ruhigstellung). **b** Atrophische Pseudarthrose (schlechte Regenerationsfähigkeit). **c** Infizierte Pseudarthrose (sequestrierter, abgestorbener Knochen)

Psoriasis-Arthritis

Definition
Entzündung einzelner oder mehrerer Gelenke im Zusammenhang mit dem Vorliegen einer Schuppenflechte.

Krankheitsentstehung
Die Ursache der Schuppenflechte und der von ihr hervorgerufenen Gelenkentzündungen ist nicht geklärt. Zumeist geht die Entstehung der Schuppenflechte den Gelenkbeschwerden und Entzündungen voraus. Es kommt danach zur echten Entzündung einzelner Gelenke, so z. B. des Fingergrund-, Fingermittel- und -endgelenkes oder der Zehengelenke. Die Psoriasis-Arthritis ist in ihrem Verlauf weniger aggressiv als die rheumatoide Arthritis. Begleitet ist sie von einer leichten, anhand der Blutwerte nachweisbaren allgemeinen Entzündung (Blutkörperchensenkungsgeschwindigkeit erhöht, C-reaktives Protein nachweisbar).

Krankheitsbild
Neben einer nachgewiesenen Schuppenflechte oder einer familiär bekannten Schuppenflechte finden sich Schwellungen einzelner Gelenke. Der Gelenkbefall ist asymmetrisch. Bevorzugt sind mehrere Finger- oder Fußzehengelenke (Strahlbefall).

Betroffen sein können auch große Gelenke und das Kreuzbein-Darmbein-Gelenk. In ausgeprägten Fällen entstehen „wurstförmige" Verformungen der Finger und Zehen.

Vorkommen
Weniger als 10% aller Patienten mit einer Psoriasis weisen Gelenkentzündungen auf. Disponierende Faktoren sind nicht bekannt.

Diagnostische Verfahren
Orthopädische Untersuchung, Röntgen, Laboruntersuchung, Punktion des Gelenkes und Untersuchung der Gelenkflüssigkeit, Ultraschalluntersuchung.

Therapie
Wie bei der rheumatoiden Arthritis findet eine Kombinationsbehandlung, die individuell auf den Patienten abgestellt wird, statt. Neben Antirheumatika kommen physikalisch-krankengymnastische Behandlungen und bei Befall einzelner Gelenke Gelenkinjektionen mit Corticosteroiden in Frage.

Sofern sich dadurch keine ausreichende Besserung erzielen läßt, ist eine operative Entfernung der Gelenkinnenhaut des betroffenen Gelenkes angezeigt (Synovektomie).

Prognose

Es handelt sich um eine chronisch-entzündliche Erkrankung, deren Entwicklung nicht vorausgesagt werden kann.

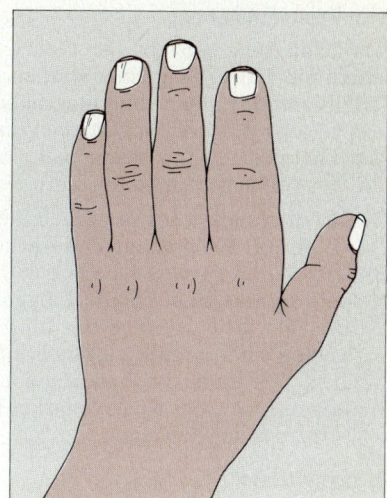

Abb. **78** Die Psoriasis-Arthristis befällt häufig die Grund-, Mittel- und Endgelenke (Strahlbefall). Durch die Weichteilschwellung entsteht der Eindruck des „Wurstfingers"

Querschnittslähmung

Definition

Überwiegend schlaffe Lähmung der Beine, der Rumpfmuskulatur, ggf. auch der Arme bei einer Schädigung des Rückenmarks durch Unfall, tumoröse oder entzündliche Prozesse.

Krankheitsentstehung

Am häufigsten entsteht die Querschnittslähmung infolge eines Unfalls. Durch die Einwirkung einer starken Gewalt zerreißen die die Wirbelsäule stabilisierenden Längs- und Querbänder. Dadurch können sich die Wirbelkörper gegeneinander verschieben und das Rückenmark unter Druck bringen. Der gleiche Effekt kann auch durch komplizierte Wirbelkörperbrüche mit Auswölbung nach hinten eintreten.

Das Rückenmark selbst ist gegen äußere Einwirkungen sehr empfindlich. Durch direkte Quetschung des Rückenmarks oder durch eine Störung der Blutzirkulation entsteht eine in der Regel nicht rückläufige Schädigung der Nerven. Es tritt eine schlaffe Lähmung ein. Da in den unteren Teilen der Wirbelsäule auch die Zentren für Blase, Mastdarm und Sexualfunktion vorhanden sind, kommt es gleichzeitig zu einem Ausfall dieser Bereiche. Bei dem Wachstum von Tumoren oder Tochtergeschwülsten im Bereich der Wirbelsäule bzw. des Rückenmarkes kann der gleiche Effekt einer Rückenmarksquetschung auftreten.

Krankheitsbild

Je nach Höhe der Verletzung läßt sich eine schlaffe Lähmung der Beine, des Rumpfes oder auch der Arme nachweisen. Die Extremitäten magern stark ab und können nicht mehr willkürlich bewegt werden. Die betroffenen Körperabschnitte sind gefühllos. Blase und Mastdarm können nicht mehr willkürlich entleert werden. Die Sexualfunktion und die hierbei ablaufenden Vorgänge (Erektion des Gliedes, Größenzunahme der Klitoris usw.) fallen aus.

Vorkommen

Der größte Teil der Patienten mit einer Querschnittslähmung sind junge Menschen, die bei Verkehrsunfällen verletzt wurden.

Bei den älteren Patienten wird die Lähmung häufiger durch einen Tumor oder eine Metastase verursacht.

Diagnostische Verfahren

Neurologische Untersuchung, Röntgen, Computertomographie.

Therapie

Nach der Akutbehandlung des Patienten mit einer Querschnittslähmung beginnt ein mehrere Monate andauerndes Rehabilitationsprogramm. Der

Querschnittsgelähmte muß lernen, die verbliebenen Fähigkeiten so einzusetzen, daß ihm eine größtmögliche Unabhängigkeit und Lebensqualität verbleibt. Dazu gehört neben dem An- und Ausziehtraining und der Prüfung einer beruflichen Neuorientierung auch das bewußte Umgehen mit den vegetativen Funktionen. Durch besondere Technik und Verhaltensweisen können Blase und Mastdarm ihre Funktion weiter erfüllen.

Zur Therapie gehört die Einbeziehung der Familie in das Rehabilitationsprogramm, der Umbau der Wohnung, das Lauftraining an Unterarmgehstützen und evtl. eine berufliche Umschulung.

Am günstigsten ist die Wiederaufnahme der Arbeit am alten Arbeitsplatz; wenn das nicht möglich ist, sollte nicht gezögert werden, eine Umschulung durchzuführen.

Durch eine befriedigende Arbeit und ein verständnisvolles Umgehen der Familie mit dem Verletzten läßt sich die Lebensqualität des Querschnittsgelähmten wesentlich verbessern.

Prognose

Eine Heilung der Querschnittslähmung ist nicht möglich. Ob es individuell gelingt, die Verletzung zu bewältigen, hängt zum hohen Maße von der Umwelt ab.

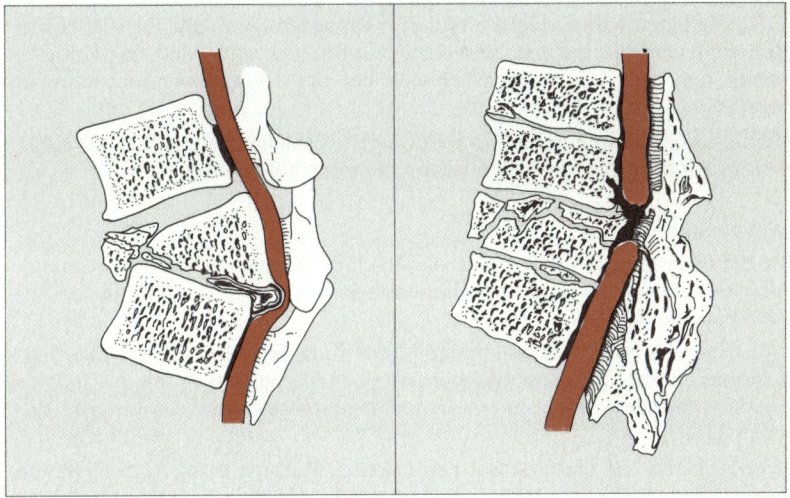

Abb. **79**   Häufigste Ursache von Querschnittslähmungen sind Wirbelkörperfrakturen mit dorsaler Verschiebung und Kompression des Rückenmarkes

Rachitis

Definition

Abnorme Weichheit des kindlichen Knochens als Folge einer Stoffwechsel-störung (Vitamin-D-Mangel, Mangel an Sonnenbestrahlung).

Die Rachitis wurde in Deutschland auch als „Englische Krankheit" bezeich-net, da sie in England während der Frühphase der Industrialisierung beson-ders gehäuft auftrat.

Krankheitsentstehung

Der wachsende Knochen bedarf des gesteigerten Einbaus von Calcium. Gesteuert wird der Calciumeinbau durch Vitamin D. Vitamin D entsteht jedoch nur, wenn das Kind ultravioletter Strahlung, d. h. dem Sonnenlicht ausgesetzt wird. Fehlt infolge äußerer Einflüsse, z. B. schlechter Wohnver-hältnisse und hoher Luftverschmutzung, diese Sonnenlichtbestrahlung, dann kann das notwendige Vitamin D nicht gebildet werden. Es wird zu wenig Kalksalz aus dem Darm entnommen, der Knochen bleibt weich und biegsam. An den Wachstumsfugen versuchen die Knochen Grundsubstanz, das Osteoid, im Übermaß zu bilden, um die fehlende Stabilität durch eine Verbreiterung des Knochens zu kompensieren. Dadurch werden die Ge-lenkenden breit verformt.

Krankheitsbild

Die befallenen Kinder weisen typische Veränderungen auf: Die Gelenken-den sind verbreitert (z. B. am Handgelenk). Dadurch, daß der Knochen wenig belastbar ist, verbiegt er sich bei der Einwirkung mechanischer Kräfte.

Typisch sind die folgenden Veränderungen: O-Beine, Sitzbuckel des Klein-kindes, glockenförmige Veränderung des Brustkorbes usw.

Vorkommen

In der Bundesrepublik kommt die Rachitis nur selten vor. Neben einer Verbesserung der allgemeinen Lebenslage spielt auch die Vitamin-D-Pro-phylaxe eine Rolle.

In Entwicklungsländern und in den Ländern, in denen breite Bevölkerungs-schichten in schlechten sozialökonomischen Verhältnissen leben, stellt die Rachitis durchaus noch ein ernstzunehmendes gesundheitspolitisches Pro-blem dar.

Abzugrenzen von dieser sozial verursachten Rachitis ist die sog. „Vitamin-D-resistente Rachitis", bei der Störungen der Calciumresorption bzw. eine vermehrte Ausscheidung des Calciums mit dem Urin ursächlich sind. Diese Form der Rachitis ist sehr selten und bedarf einer spezifischen Behandlung.

Diagnostische Verfahren

Orthopädische Untersuchung, Laboruntersuchung, Röntgen.

Therapie

Die Behandlung der Rachitis besteht in der Gabe von Vitamin D und einer ausreichenden Sonnenbestrahlung.

Zusätzlich sollte die Ernährung den Bedürfnissen des Kindes angepaßt sein.

Prognose

Die Prognose ist günstig. Sofern keine schwersten Veränderungen des Skelettsystems vorhanden sind, heilt die Rachitis bei rechtzeitiger Behandlung folgenlos aus.

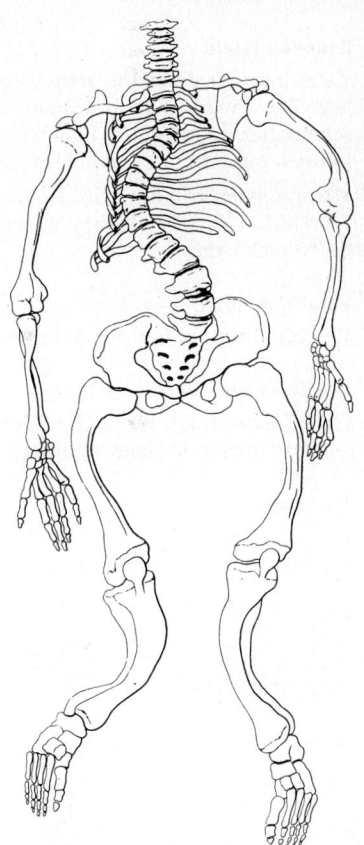

Abb. **80** Die historische Abbildung zeigt die typischen Veränderungen der Rachitis: 1 Verbiegung der weichen Knochen. 2 Zunahme der Knochendicke. 3 Auftreibung der Knochenenden (Epiphysen). 4 Skoliose (aus Delpech, J.: De l'Orthomorphie. Paris 1828)

Raynaudsche Erkrankung

Definition
Anfallsartige arterielle Durchblutungsstörung der Finger.

Krankheitsentstehung
Ursache der Raynaudschen Erkrankung sind Veränderungen der arteriellen Durchblutung. Diese können durch Einflüsse der unwillkürlichen Nerven (vegetatives Nervensystem, vor allem des Nervus sympathicus) ausgelöst werden. Man geht davon aus, daß neben Veränderungen der Halswirbelsäule hormonale und seelische Faktoren zur Auslösung eines Gefäßkrampfes der Fingerarterien und damit zur Auslösung der Raynaudschen Erkrankung führen können.

Krankheitsbild
Es kommt zu einer plötzlich auftretenden Durchblutungsstörung der Finger. Die Finger sind während der Durchblutungsstörung weiß, kühl und schmerzen. In schweren Fällen kann es zu Ernährungsstörungen der Fingerkuppen mit einem lokalen Gewebstod (Nekrose) kommen.

Abzugrenzen von der echten Raynaudschen Erkrankung sind reflektorische Durchblutungsstörungen, die bei Kälte auftreten und nach kurzer Zeit wieder verschwinden.

Vorkommen
Betroffen sind hauptsächlich Frauen in bzw. nach den Wechseljahren.

Diagnostische Verfahren
Orthopädisch-neurologische Untersuchung, Röntgenuntersuchung insbesondere auch der Halswirbelsäule.

Therapie
Gymnastische Übungen, warme Handbäder, ggf. Blockaden der vegetativen Nervenzentren mit lokalen Betäubungsmitteln (Stellatumblockade).

Prognose
Durch Vermeidung einer Kälteexposition lassen sich Dauerschäden (Nekrosen) in aller Regel vermeiden.

Definition

Rheumatische Erkrankung, die typischerweise durch eine Arthritis, Konjunktivitis und Urethritis gekennzeichnet ist (Benennung nach dem Bakteriologen Hans R. Reiter, 1881–1969).

Krankheitsentstehung

Die Reitersche Erkrankung entsteht überwiegend durch bakterielle Übertragung. Hierbei spielen sowohl Infektionen des Magen-Darm-Kanals, vor allem aber auch des Urogenitaltrakts eine Rolle. Auf bisher nicht geklärte Weise kommt es zu einer Entzündung der Harnröhre, einer Bindehautentzündung des Auges und einer Gelenkentzündung.

Krankheitsbild

Das typische Reiter-Syndrom beginnt mit einer Harnröhrenentzündung, der eine Infektion mit Gonokokken oder anderen Bakterien vorausgegangen ist. Gleichzeitig oder später tritt die Konjunktivitis auf, die von einer Arthritis gefolgt wird, die vorwiegend ein oder wenige Gelenke, vor allem der unteren Extremitäten, betrifft.

Vorkommen

Überwiegend sind Männer im Alter zwischen 20 und 40 Jahren von der Reiterschen Erkrankung betroffen. Bei Frauen wird sie nur vereinzelt nachgewiesen. Wechselnde Sexualkontakte scheinen eine große, wenngleich nicht die einzige Rolle zu spielen.

Diagnostische Verfahren

Orthopädische, internistisch-rheumatologische und urologische Untersuchung, Laboruntersuchung (überwiegend wird das Leukozytenantigen HLA-B 27 nachgewiesen).

Therapie

Eine ursächliche Behandlung der Reiterschen Erkrankung ist nicht möglich.

Bei akuten Formen ist eine antibiotische Behandlung angezeigt, um die möglichen auslösenden Erreger abzutöten.

Bei allen chronischen und rezidivierenden Formen muß eine symptomatische Behandlung durchgeführt werden.

In Frage kommen nichtsteroidale Antirheumatika, intraartikuläre Injektionen von Cortisonpräparaten und bei hochakuten Entzündungen auch die Synovektomie.

Prognose

Bei mehr als der Hälfte aller Erkrankungen ist mit einem chronischen, zum Teil mehrjährigen Verlauf zu rechnen.

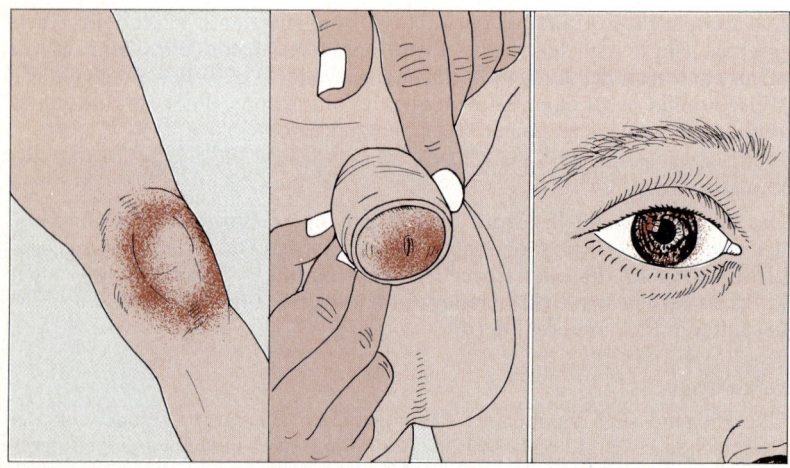

Abb. **81** Das Vollbild der Reiterschen Erkrankung ist durch die Entzündung von Gelenken, des Urogenitalsystems und der Augen gekennzeichnet

Definition

Wiederkehrende Ergußbildung eines oder beider Kniegelenke.

Krankheitsentstehung

Unterschiedliche Ursachen können zu einem Reizknie führen. Genannt seien die folgenden, häufigen Veränderungen: Knorpelschädigungen, wie z. B. die Chondropathia patellae, Meniskusschäden, rheumatische Erkrankungen, Gicht, Kalkablagerungen im Gelenk (Chondrokalzinose), hormonelle Faktoren.

Krankheitsbild

Anhaltende oder rezidivierende Schwellung eines Kniegelenkes.

Vorkommen

Je nach Ursache verschieden.

Diagnostische Verfahren

Orthopädische Untersuchung; Laboruntersuchung; Röntgen; mikroskopische, laborchemische und kulturelle Untersuchung des Gelenkpunktats (Synoviaanalyse).

Therapie

Die Therapie richtet sich nach der Grundkrankheit.

Prognose

Je nach Grundkrankheit ist die Prognose unterschiedlich.

Rheuma

Definition

Bezeichnung für unterschiedliche, schmerzhafte Erkrankungen des Bewegungsapparates.

Der Begriff „Rheuma" kommt aus dem Griechischen und läßt sich mit „fließender Schmerz" umschreiben.

Ganz unterschiedliche Erkrankungen können zu „rheumatischen Schmerzen" führen.

In erster Linie ist hier das chronische Gelenkrheuma, die rheumatoide Arthritis (Progredient-chronische Polyarthritis [PcP]), zu nennen.

Daneben stehen andere entzündliche Erkrankungen der Gelenke, Muskeln und des Knochens, so z. B. die Bechterewsche Erkrankung, die Gelenkentzündung bei Schuppenflechte (Psoriasis-Arthritis), die Gicht, die Reitersche Erkrankung und rheumatische Entzündungen bei Infektionskrankheiten.

Im weiteren Sinne können auch alle abnutzenden Gelenkveränderungen, wie z. B. die Arthrose, zum Gelenkrheuma gerechnet werden. Daneben unterscheidet man noch Schmerzen, die von den Weichteilen, den Muskeln und Sehnen ausgehen, als „Weichteilrheumatismus".

Der gleiche Schmerz kann somit eine vollständig andere Ursache haben.

Bei rheumatischen Beschwerden, die nicht innerhalb weniger Tage verschwinden, sollte ein Arzt aufgesucht werden, der die notwendigen Untersuchungen durchführt und die spezielle Diagnose stellen kann.

Näheres zu den einzelnen „rheumatischen Erkrankungen" finden Sie bei den jeweiligen Stichworten.

Rheumatoide Arthritis (Progredient-chronische Polyarthritis [PcP], Primär-chronische Polyarthritis)

Definition

Chronisch-entzündlicher Gelenkrheumatismus, der eine Vielzahl von Gelenken betrifft.

Krankheitsentstehung

Die Ursache der rheumatoiden Arthritis ist nicht bekannt.

Genauere Vorstellungen hat man hinsichtlich des Ablaufs des Entzündungsgeschehens:

Am Beginn steht eine Entzündung der Gelenkinnenhaut. Auslösend sind dabei sog. Antigen-Antikörper-Reaktionen. Der Körper selbst bildet Stoffe, die sich an der Gelenkinnenhaut anlagern und dort die Entzündung hervorrufen. Als Folge dieser Antigen-Antikörper-Reaktion kommt es zu einem überschießenden Wachstum der Gelenkinnenhaut und zur Absonderung einer entzündlichen Gelenkflüssigkeit. Im Laufe der Zeit überwächst die Gelenkinnenhaut auch den Gelenkknorpel und zerstört diesen gemeinsam mit dem entzündlichen Erguß. Bei sehr aggressiven Formen der rheumatoiden Arthritis kann dadurch eine komplette Gelenkdestruktion bzw. Gelenkversteifung erfolgen.

Krankheitsbild

Das chronische Gelenkrheuma beginnt meistens mit dem Befall der Fingergrundgelenke beider Hände. In der ersten Zeit ist nur eine Morgensteifigkeit und vielleicht eine Schwellung dieser Gelenke vorhanden. Später werden andere Gelenke, so die Hand-, Ellenbogen-, Schulter-, Knie- oder Hüftgelenke, betroffen. Auch die Sehnenscheiden können mit in den Entzündungsvorgang einbezogen sein. Bestehen die entzündlichen Veränderungen über Jahre, dann kommt es zu typischen Gelenkveränderungen. Die Langfinger weisen eine Abweichung nach ellenwärts auf; an den Grund- und Endgliedern lassen sich typische Fehlstellungen nachweisen.

Das chronische Gelenkrheuma verläuft schubweise. Neben leichten Erkrankungsformen, die über Jahre oder Jahrzehnte nur geringgradige Veränderungen der Gelenke bewirken, können auch schwerste Formen der rheumatoiden Arthritis auftreten, die in wenigen Monaten zu erheblichen Gelenkbeeinträchtigungen führen können.

Vorkommen

Die rheumatoide Arthritis tritt überwiegend im Alter zwischen dem 20. und 40. Lebensjahr auf. Frauen sind häufiger als Männer befallen.

Eine familiäre Häufung der Erkrankung ist bekannt. Auffallend ist, daß sie geographisch von Süden nach Norden zunimmt.

Kühle und feuchte Witterung scheint den Ausbruch der Erkrankung zu begünstigen.

Diagnostische Verfahren

Orthopädische, internistische Untersuchung; Synoviaanalyse; Laboruntersuchungen (u. a. hohe Blutsenkung, Rheumafaktor positiv, „CRP" positiv); Röntgen; Szintigraphie; Ultraschalluntersuchung.

Therapie

Da eine ursächliche Behandlung der rheumatoiden Arthritis nicht möglich ist, sind alle sowohl konservativen als auch operativen Behandlungsverfahren am Symptom, der Entzündung, ausgerichtet.

Medikamentöse Behandlung: Im Vordergrund steht die Behandlung mit antirheumatisch wirksamen Medikamenten, die cortisonfrei sind (nichtsteroidale Antirheumatika, z. B. Indometacin und Diclofenac).

Diese Präparate haben eine gute Wirksamkeit, sind jedoch mit Nebenwirkungen, speziell Magenbeschwerden, behaftet.

In ausgeprägten Fällen kann es zu einem Magengeschwür kommen. Insgesamt jedoch werden die Nebenwirkungen dieser Präparate in der Öffentlichkeit stark überschätzt.

Daneben kommen sog. Basistherapeutika zur Anwendung. Das sind Präparate, die einen nachweislich entzündungshemmenden Effekt bei einer Einnahme über mehrere Monate bzw. Jahre haben. Zu erwähnen sind die folgenden Präparate: Penicillamin, Gold, Chloroquin.

Sofern dadurch keine ausreichende Eindämmung zu erzielen ist, kann Cortison in niedriger Dosierung zur Anwendung kommen.

Physikalische und krankengymnastische Behandlung: Zur Anwendung kommen Eis, medizinische Bäder, Bewegungsübungen und Krankengymnastik, vorsichtige Massagen sowie die Beschäftigungstherapie (Ergotherapie).

Alle diese Behandlungsformen dienen im wesentlichen dem Erhalt der Gelenkfunktion und der Minderung der Auswirkungen der rheumatischen Entzündung.

Operative Verfahren: Angezeigt sind bei anhaltender Gelenkschwellung die operative Entfernung der Gelenkinnenhaut (Synovektomie), ggf. die chemische oder radiologische Zerstörung der Synovialis (Synoviorthese), die Glättung stark angegriffener und veränderter Gelenkanteile und, bei ausgeprägten Fällen, der künstliche Gelenkersatz.

Prognose

Durch das Wissen des Patienten um seine Erkrankung und durch den abgestuften Einsatz der unterschiedlichen Behandlungsverfahren, bleibt eine gute Lebensqualität erhalten. Zweifelsohne müssen Abstriche in bezug auf einzelne körperliche Aktivitäten gemacht werden. Ein Ziel bei der Behandlung des Gelenkrheumas ist es, die verbliebene Leistungsbreite auszunutzen und „bewußter" zu leben.

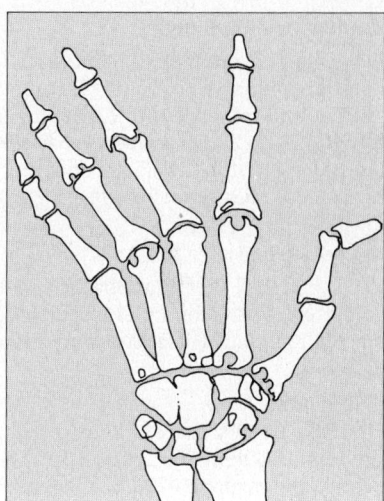

Abb. **82** Gelenkzerstörung der Hand durch fortgeschrittene rheumatoide Arthritis

Rhizarthrose

Definition
Arthrose (Gelenkverschleiß) des Daumensattelgelenkes.

Krankheitsentstehung
Das Daumensattelgelenk gehört zu den am stärksten beanspruchten Gelenken der oberen Extremität. Bei jedem Greifvorgang, beim Schreiben, bei groben und feinen Arbeiten benutzen wir den Griff zwischen Daumen und Langfingern. Dabei kommt es zu einer mechanischen Belastung des Daumensattelgelenkes. Wie in anderen stark belasteten Gelenken kann sich hier eine Arthrose ausbilden.

Krankheitsbild
Etwa in Höhe des Handballens sieht man eine deutliche, speichenwärts gerichtete Vorwölbung. Das Zupacken und unter Umständen alleine schon das Halten eines Bleistiftes sind ausgesprochen schmerzhaft.

Vorkommen
Die Rhizarthrose ist ein häufiges Krankheitsbild. Betroffen sind vor allem Frauen über dem 50. Lebensjahr. Die Arbeitshand weist in der Regel stärkere Veränderungen als die Gegenseite auf.

Diagnostische Verfahren
Orthopädische Untersuchung, Röntgen.

Therapie
In der akuten Phase hat sich die Schonung und Ruhigstellung des Gelenkes in einer kleinen Gipsschiene bewährt. Zusätzlich können Behandlungen mit Eis, Bewegungsübungen unter Zug, Ultraschallbehandlungen (subaquale Therapie, Aquaschall) und andere Formen der Elektrotherapie hilfreich sein.

Wenn dadurch keine ausreichende Besserung zu erzielen ist, kommt eine Injektionsbehandlung in Frage. Wenige Milligramm eines Cortisonabkömmlings können eine deutliche Linderung schaffen.

Bleibt die konservative Therapie erfolglos, so sollte ein operativer Eingriff, die Entfernung eines Teiles des Gelenkes, des großen Vieleckbeins und der Ersatz durch eine Silastikprothese (Swanson) in Betracht gezogen werden.

Prognose
Die Rhizarthrose ist eine chronische Erkrankung; mit länger dauernden oder wiederkehrenden Beschwerden ist zu rechnen.

Abb. **83** Die Rhizarthrose betrifft meist
die Arbeitshand; der 1. Mittelhandstrahl
kann nach radial subluxieren (Pfeil)

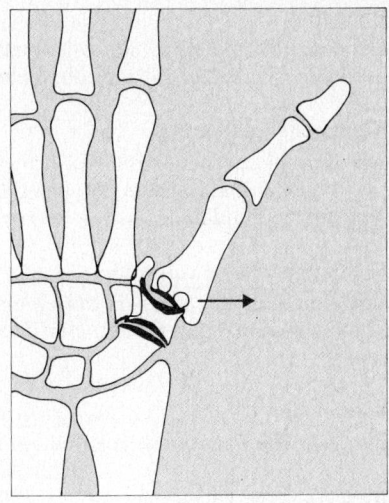

Riesenwuchs, partieller

Definition
Größenzunahme einzelner Gliedmaßen oder Gliedmaßenabschnitte, z. B. der Hand, einzelner Finger oder Zehen.

Krankheitsentstehung
Die Krankheitsentstehung des örtlich begrenzten Riesenwuchses ist nicht sicher geklärt. Es dürfte sich am ehesten um genetisch bedingte Fehlentwicklungen handeln.

Krankheitsbild
Einzelne Teile des Körpers weisen eine erhebliche Größenzunahme auf. So können ein einzelner Finger, eine Zehe oder der ganze Fuß stark vergrößert sein.

Vorkommen
Der partielle Riesenwuchs ist selten. Äußere Einflüsse sind nicht bekannt.

Diagnostische Verfahren
Orthopädische Untersuchung, Röntgen.

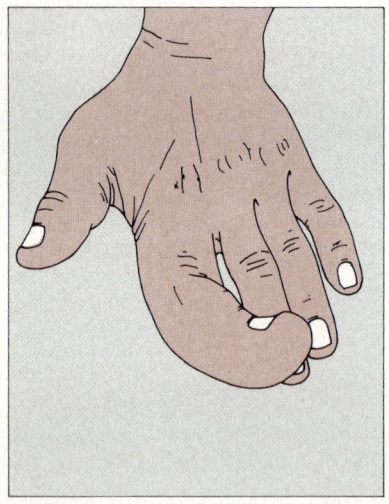

Therapie
Bei einem sehr stark ausgeprägten partiellen Riesenwuchs kommt nur die operative Verkleinerung des betroffenen Gliedmaßenabschnittes in Frage, sofern dieser für den Patienten störend ist.

Bei Formen des Riesenwuchses, die z. B. durch Gefäßmißbildungen bedingt sind, kommt der Behandlung der ursächlich auslösenden Veränderung Priorität zu.

Prognose
Eine Änderung des Befundes ist ohne Operation nicht zu erwarten.

Abb. **84** Riesenwuchs des linken Zeigefingers (nach Cotta)

Definition

Eine das Normale überschreitende Vorwölbung des Oberkörpers mit Bildung eines „runden Rückens". Betroffen ist vor allem die Brustwirbelsäule.

Krankheitsentstehung

Für eine Rundrückenbildung sind überwiegend konstitutionelle Faktoren verantwortlich. Bei der Untersuchung von Familienangehörigen fällt auf, daß die Form des Rückens im wesentlichen anlagebedingt ist. Während leichte Formen der Rundrückenbildung nicht als krankhaft zu werten sind, sollten stärkere Rundrückenbildungen, vor allem im Jugendalter, frühzeitig erkannt und behandelt werden. Hervorzuheben ist hier vor allem die „Scheuermannsche Erkrankung" (s. S. 195).

Krankheitsbild

Ausgeprägte Vorwölbung des Oberkörpers mit stärkerer Rundrückenbildung. Menschen mit einem Rundrücken gehen und stehen in gebeugter Haltung. Nach Wachstumsabschluß ist eine willentliche Aufrichtung nicht möglich, da die Fehlstellung fixiert ist.

Umgangssprachlich wird der Begriff der „schlechten Haltung" synonym mit der Bezeichnung „Rundrücken" verwandt. Der Vorwurf der „schlechten Haltung" beinhaltet aber mehr als die bloße Benennung „Rundrücken". In ihm offenbart sich eine soziale Stigmatisierung, da die aufrechte Haltung in allen sozialen Schichten als Voraussetzung für soziale Anerkennung und Erfolg angesehen wird.

Auch im Alter kann es zu einem Rundrücken kommen (→Osteoporose).

Vorkommen

Der Rundrücken entsteht während der Wachstumsphase. Wie aus der Bezeichnung „Lehrlingsrundrücken" hervorgeht, sind Jugendliche, die schwere Lasten heben müssen, besonders gefährdet. Beim Nachweis einer „Scheuermannschen Erkrankung" sollte frühzeitig ein Berufswechsel erwogen werden.

Diagnostische Verfahren

Orthopädische Untersuchung, Röntgen.

Therapie

Neben der Vermeidung des Hebens und Tragens schwerer Lasten und Arbeiten in Zwangshaltung spielt die Krankengymnastik eine wesentliche Rolle. Sofern sich damit keine ausreichende Besserung erzielen läßt, kann eine Korsettversorgung notwendig werden.

Nur in extremsten Fällen kommt eine operative Aufrichtung der Wirbelsäule in Frage.

Rundrücken (Kyphose, Hyperkyphose)

Entscheidend ist die Prophylaxe. Diese sollte nicht in ständigen Ermahnungen der Eltern bestehen, sondern die natürliche Freude der Kinder an der Bewegung stärken. Jede Form der sportlichen Betätigung und Aktivität ist zu fördern. Je eher die Eltern bereit sind, mit ihren Kindern gemeinsam einen Sport auszuüben, desto einen besseren Einfluß üben sie auf die körperliche Entwicklung der Kinder aus.

Die „gute, aufrechte Haltung" entwickelt sich im Rahmen des konstitutionell Vorgegebenen von selbst.

Prognose

Frühzeitiges Erkennen und rechtzeitige Behandlung des Rundrückens sind entscheidende Voraussetzungen für eine günstige Prognose.

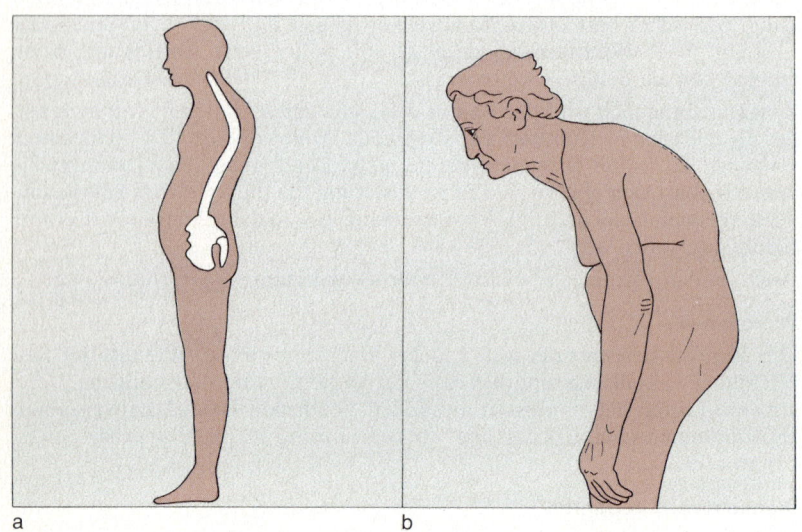

a   b

Abb. **85**   **a** Rundrücken. **b** Seniler Rundrücken (bei Osteoporose)

Definition
Bruch des Schenkelhalses des Oberschenkels.

Krankheitsentstehung
Biomechanisch gehört der Schenkelhals zu den am höchsten belasteten Knochenabschnitten. Er überträgt die Last des Rumpfes über das Hüftgelenk auf den geraden Anteil des Oberschenkelknochens. Durch die starke Beanspruchung ist der Schenkelhals besonders frakturgefährdet.

Krankheitsbild
Bei älteren Menschen kann es durch einen Sturz während des normalen Gehens oder bei einer Drehbewegung zu einer Fraktur des Schenkelhalses kommen. Typischerweise ist das Bein verkürzt, der Oberschenkel steht höher. Es findet sich eine Außenrotation. Jede Bewegung des Beines ist schmerzhaft.

Vorkommen
Die Schenkelhalsfraktur ist eines der häufigsten Brüche des alten Menschen. Durch die bestehende Osteoporose ist der Schenkelhals den bei einem Sturz oder einer Belastung einwirkenden Kräften nicht gewachsen.

Diagnostische Verfahren
Orthopädische Untersuchung, Röntgen.

Therapie
Die Behandlung des Schenkelhalsbruches ist überwiegend operativ. Nur eingestauchte, stabile Schenkelhalsbrüche können konservativ durch Immobilisierung behandelt werden.

Bei allen anderen Formen kommt entweder eine Osteosynthese durch spezielle Marknägel (Ender-Nagelung), eine Schrauben- bzw. Plattenosteosynthese oder der künstliche Gelenkersatz in Frage.

Prognose
Während früher viele Menschen an den Folgen des Schenkelhalsbruches starben (lange Bettlägerigkeit), ist heute die Prognose überwiegend günstig. Durch eine rasch durchgeführte operative Therapie wird innerhalb weniger Tage die Gehfähigkeit zurückgewonnen.

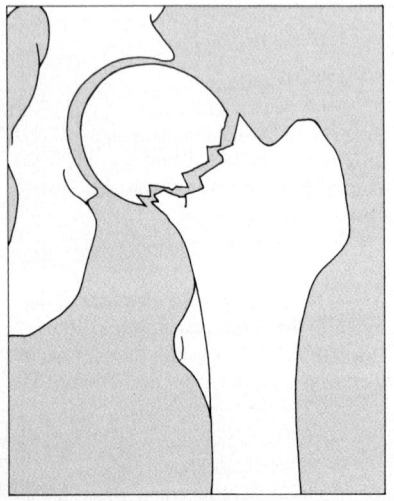

Abb. **86** Medialer Schenkelhalsbruch
(Adduktionsfraktur). Eine operative Behandlung ist erforderlich

Definition

Entwicklungsstörung der Wirbelsäule mit Veränderung der Struktur einzelner oder mehrerer Wirbelkörper.

Krankheitsentstehung

Während des Wachstums des Knochenskelettes sind die einzelnen Knochen sehr weich. Besonderen Belastungen ist die Wirbelsäule ausgesetzt. Hier kann durch äußere mechanische Einflüsse eine Veränderung der Form der Wirbelkörper erfolgen. Bei der Scheuermannschen Erkrankung übt die Bandscheibe einen hohen Druck auf die Wirbelkörper aus. Diese sind der Belastung nicht gewachsen, es kommt zu kleinen Einbrüchen der Grund- und Deckplatten der Wirbelkörper (sog. Schmorlsche Knötchen). In schwereren Formen der Scheuermannschen Erkrankung entwickelt sich mit der keilförmigen Deformierung der Wirbelkörper ein ausgeprägter Rundrücken.

Krankheitsbild

Die Scheuermannsche Erkrankung ist durch eine Rundrückenbildung, die bei älteren Kindern und Jugendlichen auftritt, gekennzeichnet. Mit der keilförmigen Verformung der Wirbelkörper geht eine Bewegungseinschränkung der Wirbelsäule einher. Die biomechanisch ungünstige Kyphosierung der Brustwirbelsäule ist nicht selten von Schmerzen begleitet.

Vorkommen

Die Entstehung der Scheuermannschen Erkrankung fällt in das Wachstumsalter. Müssen in diesem Alter schwere Lasten gehoben oder getragen werden, dann kann es durch die Weichheit der Wirbelkörper zu einer Verformung derselben kommen.

Der umgangssprachliche Begriff (Lehrlingsrundrücken) trägt diesem Einfluß Rechnung.

Diagnostische Verfahren

Orthopädische Untersuchung, Röntgen.

Therapie

Die Scheuermannsche Erkrankung sollte frühzeitig erkannt werden, um eine effektive Therapie einleiten zu können. Im Vordergrund der Behandlung steht die Krankengymnastik. Empfehlenswert ist eine sportliche Betätigung, die zum Aufrichten der Wirbelsäule führt (Schwimmen, Leichtathletik, Ballspiele usw.). Kinder und Jugendliche dürfen keine schweren Lasten heben und tragen. Arbeiten in Zwangshaltung der Wirbelsäule sind zu vermeiden. Es sollte auf die anatomisch korrekte Höhe von Schreibtisch und Stuhl geachtet werden. Augenfehler sind durch eine Brille zu korrigieren.

Prognose

Die Prognose ist günstig. Eine leichte bis mäßige Rundrückenbildung der Wirbelsäule kann bestehenbleiben.

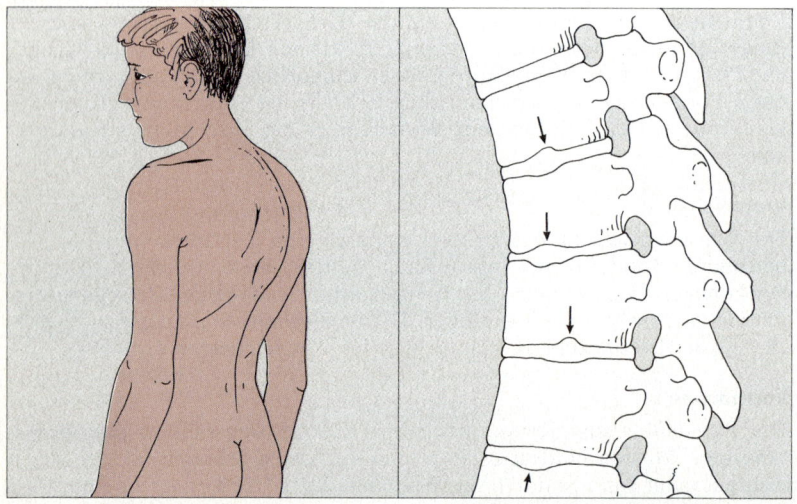

Abb. **87** Scheuermannsche Erkrankung: ausgeprägter Rundrücken. Die Wirbelkörper weisen Einbrüche der Bandscheiben auf (Schmorlsche Knötchen [Pfeile])

Definition

Bewegungseinschränkung der Halswirbelsäule mit Einschränkung der Blickrichtung des Kopfes.

Je nach Ursache unterscheidet man u. a. den knöchernen, muskulären und reflektorischen Schiefhals.

Krankheitsentstehung

Knöcherner Schiefhals: Hierbei handelt es sich um eine anlagebedingte Mißbildung, die bereits vorgeburtlich entsteht. Durch Verschmelzung einzelner Wirbelkörper kann der Kopf nicht frei bewegt werden.

Muskulärer Schiefhals: Durch die einseitige Verkürzung des großen Kopfnickers (M. sternocleidomastoideus) entsteht eine Schiefstellung des Kopfes mit zum Teil erheblicher Bewegungseinschränkung.

Reflektorischer Schiefhals: Er ist bei weitem am häufigsten und kann durch unterschiedliche Ursachen entstehen, z. B. durch plötzliche, unkoordinierte Bewegungen, bei der Ausschaltung der Willkürmotorik im Schlaf, bei Unfällen usw.

Durch eine Fehlstellung in den gelenkigen Querfortsätzen der Halswirbelsäule bzw. einem Nervenreiz kommt es zu einer einseitigen und schmerzhaften Anspannung der Muskulatur. Diese bildet sich in der Regel nach wenigen Tagen folgenlos wieder zurück.

Krankheitsbild

Der muskuläre und knöcherne Schiefhals führen durch die einseitige Blickrichtung zu einer asymmetrischen Entwicklung des Gesichtes und zu einer „Gesichtsskoliose". Im Gegensatz zum reflektorischen Schiefhals sind sie nicht schmerzhaft.

Bei der letztgenannten Form vermeiden die Patienten jede Bewegung, die ihnen den Schmerz verursacht. Statt des Kopfes wird der ganze Rumpf gedreht. Die angespannten Muskeln sind verkrampft und stark druckempfindlich.

Vorkommen

Der knöcherne und muskuläre Schiefhals sind eher selten. Neben genetischen Faktoren spielen insbesondere beim muskulären Schiefhals auch Geburtsverletzungen, z. B. bei der Zangenentbindung, eine Rolle. Darüber hinaus werden Lageveränderungen im Uterus verantwortlich gemacht.

Der häufige reflektorische Schiefhals betrifft sowohl Kinder als auch Erwachsene. Mit zunehmendem Alter spielt er eine immer geringere Rolle, da der normale Verschleiß die Bewegungsexkursion der Halswirbelsäule einschränkt.

Schiefhals (Tortikollis)

Diagnostische Verfahren

Orthopädische Untersuchung, ggf. Röntgen.

Therapie

Der knöcherne und muskuläre Schiefhals müssen frühestmöglich kranken-gymnastisch behandelt werden. Oftmals läßt sich damit eine vollständige Normalisierung und Bewegungsfreiheit der Halswirbelsäule erreichen.

Sofern das nicht der Fall ist, kommen operative Verfahren in Frage. Einfacher ist die operative Behandlung des muskulären Schiefhalses. Hier ist nur der große Kopfnicker operativ zu durchtrennen und danach ein korrigierender Gips anzulegen. Es folgt eine krankengymnastische Behandlung.

Der reflektorische Schiefhals verschwindet immer wieder von alleine. Zur Beschleunigung seines Verschwindens können örtliche Wärme, Watteverbände (Schanzsche Verbände), Quaddelinjektion und Infiltration mit risikoarmen lokalen Betäubungsmitteln, elektrotherapeutischen Verfahren und Massagen angewandt werden.

In geeigneten Fällen bringt auch die Chirotherapie eine rasche Befundbesserung.

Prognose

Der muskuläre und knöcherne Schiefhals führen bei frühzeitiger Behandlung zu guten Ergebnissen. Es können kleine Bewegungseinschränkungen verbleiben.

Die Prognose des reflektorischen Schiefhalses ist immer gut.

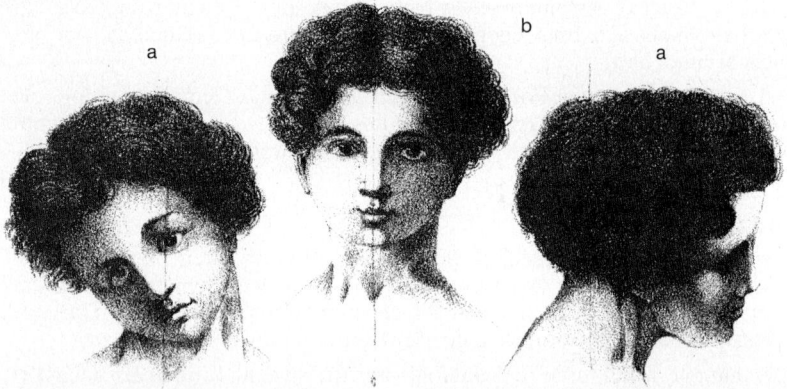

Abb. **88** Historische Darstellung des Schiefhalses vor (a) und nach (b) der Therapie (aus Heine, J.: Heilanstalt gegen Verkrümmungen des menschlichen Körpers in Cannstatt am Neckar bei Stuttgart, o. J.)

Definition

Aseptische Nekrose (s. S. 11) der vorderen oberen Schienbeinvorwölbung am Ansatz der Kniescheibensehne (Schienbeinkopfapophyse).

Krankheitsentstehung

Die Schlattersche Erkrankung entsteht, ebenso wie die anderen aseptischen Nekrosen, spontan. Ursache können Überbelastungen des Knochens am Ansatz der Kniescheibensehne sein (z. B. Torschußtraining, Konditionstraining von Kindern an Maschinen zur Kräftigung des Oberschenkels). Hierbei kommt es zu einer Durchblutungsstörung und zu einem zeitlich begrenzten Absterben eines kleinen Knochenkerns der Apophyse.

Krankheitsbild

Die Kinder klagen insbesondere nach starker körperlicher Belastung über Schmerzen unterhalb der Kniescheibe. An der Stelle, an der die Kniescheibensehne am Knochen ansetzt, findet sich eine Vorwölbung. Diese ist teilweise druckschmerzhaft. Fußballspielen, Treppauf- und -abgehen und Klettern werden als besonders schmerzhaft empfunden.

Vorkommen

Die Schlattersche Erkrankung kommt bei Jungen häufiger als bei Mädchen vor.

Auslösend mag eine stärkere sportliche oder körperliche Belastung sein. Weitere äußere Faktoren sind nicht bekannt.

Diagnostische Verfahren

Orthopädische Untersuchung, Röntgen.

Therapie

Die Behandlung besteht in der Vermeidung schmerzhafter Bewegungsabläufe wie z. B. Kniebeugen, Fußballspielen, Bergsteigen usw. Darüber hinaus sind lokale reizmindernde Verfahren wie Alkoholumschläge, Salbenverbände und bei Erfolglosigkeit auch eine Gipsruhigstellung angezeigt.

Beim überwiegenden Teil aller Kinder mit Schlatterscher Erkrankung läßt sich damit eine gute Besserung erzielen. Nur im Ausnahmefall kommt ein operativer Eingriff in Frage.

Prognose

Die Prognose ist immer günstig. Mit einem Heilverlauf von mehreren Monaten bis zu 2 Jahren ist zu rechnen.

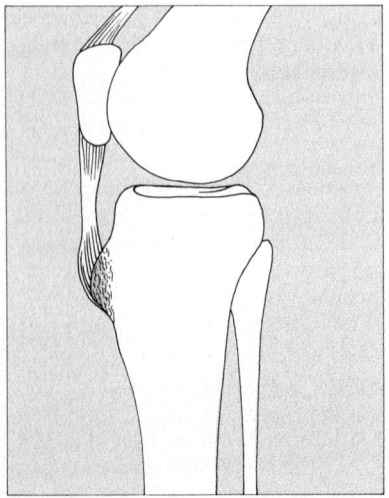

Abb. **89**   Die Schlattersche Erkrankung
zeichnet sich durch Schmerzen und
eine Schwellung der Tibiakopfapophyse
aus

Definition

Schleuderverletzung der HWS durch einen Verkehrsunfall.

Krankheitsentstehung

Bei einem Auffahrunfall wird der Kopf durch die einwirkenden Kräfte nach vorne und/oder hinten geschleudert. Dadurch wird das physiologische Bewegungsausmaß der Halswirbelsäule überschritten. Je nach Schwere des Unfalls können Zerrungen bis Zerreißungen der Weichteilstrukturen und knöcherne Impressionen entstehen.

Krankheitsbild

Die Patienten klagen nach dem Unfall über Schmerzen im Bereich der Halswirbelsäule und Verspannungen der Schulter-/Nackenmuskulatur. Die Beweglichkeit der Halswirbelsäule ist hochgradig eingeschränkt. Oftmals ist das Schleudertrauma mit einer Gehirnerschütterung verbunden. Nicht selten bleiben auch noch Wochen oder Monate nach dem Schleudertrauma erhebliche Beschwerden im Bereich der Halswirbelsäule bestehen. Die Patienten berichten dann über wiederkehrende Muskelverspannungen, Schwindelzustände und Kopfschmerzen.

Vorkommen

Das Schleudertrauma gehört zu den häufigsten Verletzungen bei Verkehrsunfällen. In der Regel werden schwerwiegende Folgen durch das Vorhandensein von Kopfstützen vermieden.

Diagnostische Verfahren

Orthopädische und neurologische Untersuchung, Röntgen, ggf. Computertomographie.

Therapie

Kurzfristige Ruhigstellung im Schanzschen Watteverband oder einer Zervikalstütze. Wärmeanwendung, ggf., nach Abklingen der akuten Phase, vorsichtige Massagen. Krankengymnastische Therapie zur Verbesserung der muskulären Koordination und Stabilität.

Prognose

Die Prognose ist langfristig günstig. Bei einem gewissen Anteil der Verletzten ist mit einem längeren Heilverlauf zu rechnen. Laufende Schadensersatzprozesse erschweren die rasche Heilung, da die Patienten unbewußt stärker leiden und einen Nachteilsausgleich im Gerichtsverfahren erwarten.

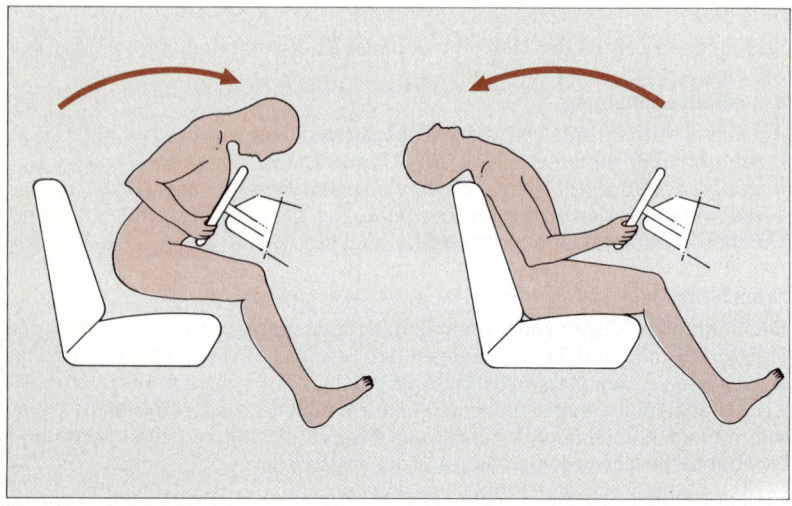

Abb. **90** Schleudertrauma der Halswirbelsäule mit Überdehnung und Verletzung der Weichteilstrukturen

Definition

Bezeichnung für das „Schnappen" des Tractus iliotibialis über den Trochanter major der Hüfte.

Krankheitsentstehung

Über dem großen Rollhügel der Hüfte verläuft der Tractus iliotibialis, der sich bis zur Außenseite des Schienbeins hinstreckt. Es handelt sich hier um eine sehr feste und derbe Sehnenplatte. Bei Menschen mit einem prominenten Trochanter major oder bei einem Gangbild, bei dem die gegenüberliegende Hüfte beim Gehen abfällt, kann es zu einem Springen des Tractus iliotibialis über dem Trochanter major kommen.

Krankheitsbild

Die Patienten klagen über Schnappen und teilweise auch Schmerzen in der Gegend des Trochanter major. Sie können den Tractus iliotibialis willkürlich über den Trochanter gleiten lassen. Die schnappende Hüfte ist kein Krankheitsbild im eigentlichen Sinne, sie kann jedoch, sofern sich eine Bursa zwischen Trochanter und Traktus bildet, erhebliche Beschwerden bereiten.

Vorkommen

Die schnappende Hüfte wird vorzugsweise bei Jugendlichen gefunden; Mädchen klagen mehr über Beschwerden als Jungen. Nicht selten kann das Schnappen willkürlich hervorgerufen werden.

Eine Therapie ist nur erforderlich, sofern durch eine Verhaltensänderung, auch nach längerer Zeit, keine Beschwerdefreiheit erreicht wird.

Diagnostische Verfahren

Orthopädische Untersuchung und Röntgen zum Ausschluß einer organischen Hüftgelenkerkrankung.

Therapie

Die Jugendlichen sollten informiert werden, daß keine Krankheit vorliegt und daß ein willkürliches Hervorrufen des „Schnappens" zu einem Reizzustand und zu einer Schleimbeutelentzündung führen kann.

Nur in extremen Ausnahmefällen kommt eine operative Therapie in Frage.

Prognose

Die Prognose ist günstig. Mit einem spontanen Abklingen der Beschwerden ist zu rechnen.

Schnellender Finger

Definition

Bewegungsstörung eines Fingers, bei dem die Beugung oder Streckung nur unter großer Kraft ausgeübt werden kann. Dabei macht der Finger eine schnappende Bewegung.

Krankheitsentstehung

Die Fingerbeugesehne läuft in einer Sehnenscheide, die durch Ringbänder fixiert wird. Diese Ringbänder stellen physiologische Engen dar. Als Folge einer Überbelastung oder einer Entzündung, z. B. beim echten Gelenkrheuma, kommt es zu einer Einengung der Sehnenscheide und zu einer schmerzhaften Bewegungsbehinderung.

Krankheitsbild

Beim Beugen und Strecken der Hand entsteht ein Schnappen des Fingers. Dabei wird ein stechender, lokalisierter Schmerz empfunden. Befallen sein können sowohl der Daumen als auch die Langfinger.

Vorkommen

Häufig sieht man schnellende Finger bei rheumatischen Erkrankungen, wie z. B. bei der rheumatoiden Arthritis, der Psoriasis-Arthritis oder bei der Gicht. Auch lokale Überbelastungen, Schreibmaschineschreiben oder starke körperliche Arbeiten können zu einem schnellenden Finger führen.

Diagnostische Verfahren

Klinische Untersuchung, Röntgen zum Ausschluß einer knöchernen Ursache.

Therapie

In der ersten Phase kann eine Physiotherapie versucht werden. Gleichstrombehandlungen mit gewebeauflockernden Medikamenten (Iontophorese) und mechanische Aufdehnungen der Sehnenscheide mit einem lokalen Betäubungsmittel unter Zusatz einer kleinen Menge an Cortison können völlige Beschwerdefreiheit erbringen.

Sofern sich dadurch keine Besserung erzielen läßt, ist die operative Spaltung der Sehnenscheide angezeigt.

Prognose

Bei konsequenter Therapie immer günstig. Mit der Behandlung sollte nicht allzu lange gewartet werden, da es durch die Bewegungsbehinderung zu einer Einsteifung der Fingergelenke kommen kann.

Abb. **91** Der schnellende Finger entsteht durch eine Einengung der Beuge-
sehnenscheide

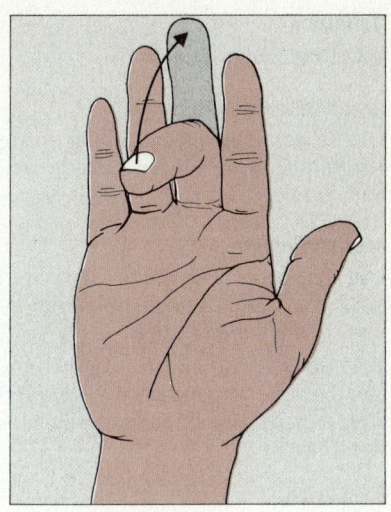

Schulterluxation

Definition
Schultergelenkverrenkung.

Krankheitsentstehung
Die Schultergelenkverrenkung entsteht durch einen Sturz oder eine große Krafteinwirkung auf die Schulter. Hierbei biegt sich die Gelenklippe (Limbus) auf, und der Kopf verläßt die nur kleine Schultergelenkpfanne.

Krankheitsbild
Die Patienten klagen über starke Schmerzen. Der Arm wird in Schonhaltung getragen. Je nach Lokalisation der Luxation, ist der Kopf vor oder hinter der Pfanne tastbar.

Bei der rezidivierenden oder habituellen Luxation verläßt der Kopf durch den bereits vorgeformten Weg (verletzter Limbus) das Gelenk. Hierbei können auch einzelne, nichttraumatische Bewegungen des Armes zur Luxation führen.

Vorkommen
Die erste Schulterluxation ist immer traumatisch. Da jedoch oftmals eine Verletzung der Gelenklippe und des Kopfes bestehenbleibt, ist nun ein Weg für das Verlassen des Kopfes auch bei einfachen Bewegungen vorgeformt. Jetzt kann z. B. das Rückführen des Armes beim Hineinschlüpfen in das Jackett ausreichen, um die Schulterluxation hervorzurufen.

Diagnostische Verfahren
Orthopädische Untersuchung, Röntgen.

Therapie
Eine bestehende Schulterluxation ist so rasch wie möglich einzurenken. Hierzu wird meist eine kurze Narkose erforderlich sein. Am bekanntesten ist die Schultereinrenkung nach Hippokrates. Hier wird der Fuß in die Achsel des Patienten gelegt und der Arm mit der Hand gezogen. Der Oberarmkopf gleitet nun in die Schultergelenkpfanne zurück.

Danach erfolgt eine bis zu 3wöchige Ruhigstellung im Desaultverband.

Bei der habituellen oder rezidivierenden Luxation ist ein operativer Eingriff zur Vermeidung weiterer Verrenkungen erforderlich. Dabei wird meist ein Knochenspan zur Anhebung des Limbus verwandt und zusätzlich eine Raffung der Weichteile durchgeführt.

Bei älteren oder inoperablen Patienten kann ein Versuch mit einer Schulterluxationsbandage angezeigt sein. Eine eingearbeitete Pelotte verhindert das Herausgleiten des Kopfes aus der Gelenkpfanne.

Prognose

Nach einer frischen Schulterluxation besteht die Gefahr von Rezidiven. Ein 6wöchiges Sportverbot ist anzuraten.

Entsteht eine habituelle Luxation, so ist der operative Eingriff die Therapie der Wahl. Danach ist nicht mehr mit einer Verrenkung durch geringfügige Anlässe zu rechnen. Es besteht wieder Sportfähigkeit.

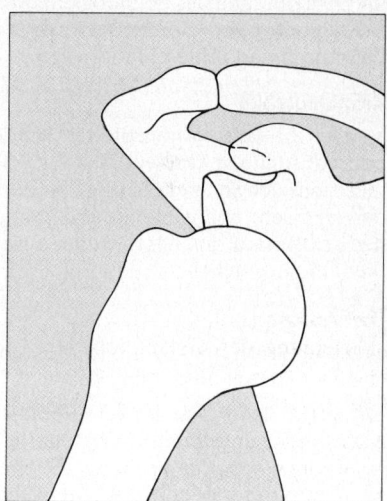

Abb. **92** Schulterluxation nach ventral

Sehnenscheidenentzündung (Tendovaginitis)

Definition

Entzündliche Veränderung an den Beuge- oder Strecksehnen, vor allem des Unterarmes oder des Unterschenkels.

Krankheitsentstehung

Durch die Überbelastung eines Muskel- und Sehnenabschnittes infolge einer einseitigen, vor allem ungewohnten Belastung entsteht eine Schwellung und Entzündung des Sehnengleitgewebes. Die Sehnenscheide kann sich mit Flüssigkeit füllen. Sofern sie auskristallisiert, läßt sich ein knarrendes Reiben hören und fühlen (Tendovaginitis crepitans).

Krankheitsbild

Je nach Lokalisation entstehen Schmerzen, die sich über die ganze Extremität ausdehnen können. Bei der Sehnenscheidenentzündung des Unterarmes zieht der Schmerz häufig von der Hand bis zur Schulter. Die Beschwerden sind sehr unangenehm und können den Tagesablauf stören. Oftmals ist das Ausführen der überlastenden Arbeit, z. B. Schreibmaschineschreiben, nicht mehr möglich.

Vorkommen

Am häufigsten betroffen sind Menschen, die einseitig ungewohnte körperliche Tätigkeiten ausgeführt haben.

Darunter fallen z. B. das Schreibmaschineschreiben, monotone Arbeiten an Maschinen, ungewohnte Gartenarbeit und intensives sportliches Training, insbesondere Sprungtraining (Sehnenscheidenentzündung der Sehne des M. tibialis anterior) an den Unterschenkeln.

Diagnostische Verfahren

Orthopädische Untersuchung.

Therapie

Ruhigstellung der entsprechenden Extremität. Am besten bewährt hat sich hier ein kleiner Gipsschienenverband bzw. ein Tape- oder Zinkleimverband.

Darüber hinaus können Iontophoresen und eine Behandlung mit Eis und Ultraschall helfen, die Erkrankung rasch zur völligen Ausheilung zu bringen.

Wichtig ist die langsame Wiederaufnahme der Tätigkeit und die kontrollierte Steigerung der Belastung.

Prognose

Die Prognose ist immer gut. Die Erkrankung heilt folgenlos aus.

Definition

Fußfehlform, bei der der Vorfuß adduziert ist.

Krankheitsentstehung

Es handelt sich um eine anlagebedingte Fußfehlform, bei der der Vorfuß adduziert ist. Neben einer genetischen Disposition können Lageanomalien im Uterus eine Rolle spielen.

Krankheitsbild

Bereits bei der Geburt lassen sich die sichelförmig nach innen gebogenen Füße erkennen. Die Formveränderung ist nicht so ausgeprägt und gravierend wie beim Klumpfuß, eine konsequente Behandlung ist jedoch zur Vermeidung einer fortbestehenden Fehlform und einer sich früh entwickkelnden Arthrose der Fußwurzel erforderlich.

Vorkommen

Ausgeprägte Sichelfüßchen sind selten und werden bereits nach der Entbindung einer konsequenten Behandlung zugeführt. Eine leichtere Vorfußadduktion wird relativ häufig gesehen.

Diagnostische Verfahren

Orthopädische Untersuchung.

Therapie

Bei ausgeprägten Sichelfüßen sollte eine redressierende Gipsbehandlung direkt nach der Geburt einsetzen.

Bei leichteren Sichelfüßchen reicht die Behandlung mit redressierenden Schuhen, Nachtschienchen und Einlagen mit einem vorgezogenen medialen Rand.

Prognose

Die Prognose ist günstig, eine völlige Ausheilung ist zu erwarten.

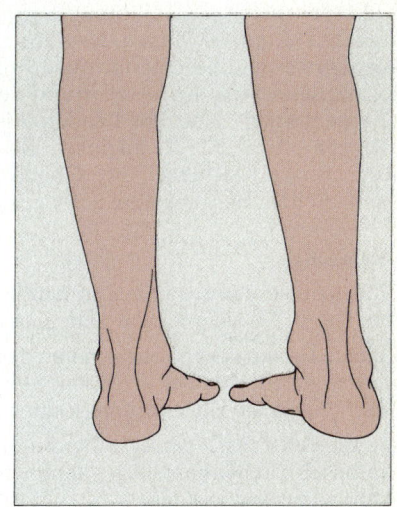

Abb. **93** Sichelfüße

Skoliose

Definition

Seitliche Wirbelsäulenverbiegung.

Krankheitsentstehung

Bei der Betrachtung der Wirbelsäule eines gesunden Menschen verläuft die Wirbelsäule im Lot. Nicht korrigierbare Abweichungen bezeichnet man als „Skoliose". Diese kann einseitig in Form eines C verlaufen. Die Biegung kann jedoch auch doppelseitig sein und die Form eines S imitieren. Es gibt unterschiedliche Ursachen für die Entstehung einer Skoliose. So können Unfälle zu einem Zusammenwachsen der Wirbelkörper oder zu einer Lähmung der Rückenstreckmuskeln einer Seite führen. Das Wachstum der Muskeln und Knochen erfolgt nun nicht mehr gleichmäßig parallel, sondern eine Seite überwiegt. Die Wirbelsäule kommt in eine Fehlform. Neben Unfällen können auch angeborene oder anders erworbene Lähmungen auslösend wirken. Der Entstehungsmechanismus des größten Teils der Skoliosen ist unbekannt. Man bezeichnet diese Skoliosen als „idiopathische Skoliosen". Die Skoliosen entwickeln sich in der Kindheit, die „idiopathische Skoliose" kann insbesondere in der Präpubertät – zwischen dem 9. und 12. Lebensjahr – eine starke Zunahme erfahren.

Krankheitsbild

Leichte Skoliosen fallen nicht auf. Bei stärkeren Skoliosen findet sich eine einseitige, C-förmige oder beidseitige, S-förmige Seitausbiegung. Die Wirbelkörper sind in sich keilförmig verformt, gegeneinander rotiert und in sich gedreht (torquiert). Durch diese Komplexbewegung des einzelnen Wirbelkörpers werden die Querfortsätze bzw. Rippen der Wirbelkörper auf der Konvexseite vom Körperzentrum weggedreht. Es entsteht der typische „Rippenbuckel" bzw. der Lendenwulst. Auf der Gegenseite erscheint ein „Rippen-" bzw. ein „Lendental". Bei starken Skoliosen wird dadurch ein sog. „Buckel" sichtbar. Der Oberkörper ist verkürzt; der Rippenbogen kann auf dem Beckenkamm aufliegen.

Vorkommen

Mädchen werden etwa 5mal so häufig wie Jungen von der Skoliose betroffen. Ca. 1–3 % aller Kinder leiden an einer Skoliose.

Leichte Formen der Skoliose fallen den Eltern im allgemeinen nicht auf. Sie werden anläßlich einer ärztlichen Untersuchung entdeckt. Schwerere Skoliosen lassen die Eltern aufmerksam werden.

Da die deutlichste Verschlechterung der Skoliose in der Wachstumsphase um das 10. Lebensjahr liegt, kommen die Kinder in der Regel in diesem Alter in die Sprechstunde.

Diagnostische Verfahren

Orthopädische Untersuchung, Röntgen.

Therapie

Alle Formen einer leichten Skoliose können konservativ behandelt werden. Im Vordergrund stehen hier die Krankengymnastik und die normale sportliche Betätigung.

Ausgeschaltet werden sollten Bewegungen und sportliche Belastungen, die zu einer axialen Belastung der Wirbelsäule führen.

Geeignet dagegen sind Schwimmen, Fahrradfahren und allgemeine Gymnastik. Sofern sich dadurch kein Stillstand der Skoliose erreichen läßt und die Gefahr besteht, daß die Skoliose weiter fortschreitet, ist eine Korsettversorgung angezeigt. Diese muß bis zum Abschluß des Wachstums durchgeführt werden.

Bei wenigen Skoliosen, die extrem stark ausgeprägt sind und langfristig zu einer Behinderung von Kreislauf und Atmung führen können, ist eine operative Behandlung mit Aufrichtung und Versteifung der Wirbelsäule (Spondylodese) indiziert.

Prognose

Die Prognose der seitlichen Wirbelsäulenverbiegung hängt wesentlich von ihrem Ausmaß und der konsequent durchgeführten Therapie ab. Erweist sich die alleinige gymnastische Behandlung als nicht ausreichend, so ist das Korsett konsequent zu tragen, da sonst unweigerlich eine weitere Verschlechterung auftritt.

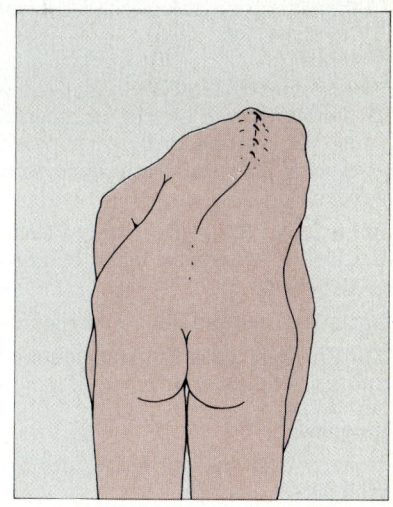

Abb. **94** Rechtskonvexe Skoliose mit Wirbelsäulenüberhang und Rippenvorwölbung

Definition

Fußfehlform, bei der sich der Fuß plantarflektiert findet und aktiv nicht mehr korrigiert werden kann.

Krankheitsentstehung

Der Spitzfuß entsteht als Folge von Lähmungen (z. B. nach einem Bandscheibenvorfall, bei der Zerebralparese oder der Poliomyelitis) und nach langanhaltender Fehlposition des Fußes (z. B. Anlegen eines Gipses in Spitzfußstellung, Druck der Bettdecke bei einem bewußtlosen Patienten).

Krankheitsbild

Je nach Ausprägung des Spitzfußes ist die Fußsohle unterschiedlich stark plantarflektiert. Der Fuß kann aktiv nicht mehr in die normale Nullstellung gebracht werden. Bei lange bestehender Spitzfußstellung ist auch eine passive Korrektur nicht mehr möglich.

Vorkommen

Der Spitzfuß kommt am häufigsten bei Patienten nach langer Bettlägerigkeit, bei mangelnder Bewegung und als Folge einer Fehllagerung vor. Darüber hinaus kann ein Spitzfuß durch eine Ruhigstellung im Gips in Fehlposition oder bei Lähmungen entstehen. Nicht selten ist die Fußheberschwäche und eine dadurch ausgelöste Spitzfußposition beim Bandscheibenvorfall.

Diagnostische Verfahren

Orthopädisch-neurologische Untersuchung, ggf. Röntgen.

Therapie

Ziel ist die Wiederherstellung der Nullposition und der normalen Funktion als Voraussetzung für ein leistungsfähiges Gehen. Liegt eine schlaffe Lähmung vor, so muß neben der passiven, bewegungserhaltenden Krankengymnastik eine Elektrotherapie zum Erhalt der Muskulatur durchgeführt werden.

Bei fixierten Spitzfußstellungen nach therapeutischen Eingriffen bzw. einer Bettlägerigkeit ist eine langsam mobilisierende Krankengymnastik das Mittel der Wahl.

Nach der Therapie sollten korrigierende Schienen getragen werden.

Zur Prophylaxe der Spitzfußstellung bei Bettlägerigkeit sind ein Bettkasten und ein „entlastender Bahnhof" unentbehrliche Hilfsmittel.

Prognose

Je nach Ursache und Dauer der Spitzfußstellung ist die Prognose unterschiedlich.

Abb. **95** Beim Spitzfuß erreicht die
Sohle nicht den rechten Winkel. Der Fuß
wird nicht abgerollt, die Mittelfußköpfchen werden übermäßig belastet

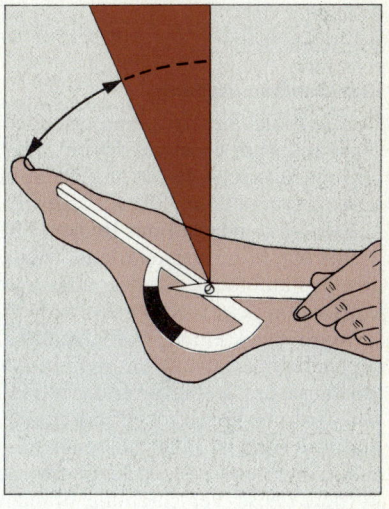

Spondylolisthese

Definition
Wirbelgleiten.

Krankheitsentstehung

Das Wirbelgleiten tritt hauptsächlich im Bereich der unteren Lendenwirbelsäule auf. Hier weist die Wirbelsäule ein „Hohlkreuz" (Lendenlordose) auf. Die mechanische Belastung ist insbesondere zwischen dem 5. Lendenwirbelkörper und dem 1. Kreuzbeinwirbelkörper sehr groß. Die Last des Oberkörpers muß hier auf das Becken übertragen werden. Als Folge einer Anlagestörung oder einer starken, wiederholten mechanischen Belastung kann eine Instabilität des Bewegungssegmentes zwischen dem 5. Lendenwirbelkörper und dem 1. Kreuzbeinwirbelkörper entstehen. Während sich normalerweise die kleinen Wirbelgelenke und die Wirbelbögen facettenförmig gegeneinander abstützen und ein Abgleiten verhindern, ist bei der Spondylolisthese der stabilisierende Wirbelbogen durchbrochen. Der Wirbelkörper wird nur durch die Bandscheibe und die Längsbänder gehalten. Diese Stabilisierung ist nicht ausreichend. Es kommt zu einer Gefügelockerung, zu einem Gleiten des 5. Lendenwirbelkörpers über den 1. Kreuzbeinwirbelkörper. Diese Verschiebung braucht nur wenige Millimeter betragen, der letzte Lendenwirbelkörper kann jedoch auch in seiner ganzen Ausdehnung vor den 5. Lendenwirbelkörper gleiten. Da der Gleitvorgang allmählich, über viele Monate oder Jahre im Wachstumsalter vor sich geht, haben die Nerven ausreichend Zeit, sich an diese Überdehnung zu gewöhnen. Neurologische Ausfälle treten in der Regel nicht auf.

Krankheitsbild

Die meisten Spondylolisthesen bleiben unerkannt. Bei starken und ungewöhnlichen Belastungen können Schmerzen im unteren Wirbelsäulensegment auftreten. Typische auslösende Bedingungen sind schwere körperliche Arbeiten oder eine Schwangerschaft. Viele Menschen mit einem Wirbelgleiten bekommen erstmalig in der 2. Lebenshälfte Schmerzen. Die Bandscheibe und die Bänder, die bisher dem Wirbelkörper eine ausreichende Stabilität verliehen haben, verlieren nun an Elastizität. Die natürlicherweise eintretende Bandscheibenabnutzung und die dadurch resultierenden Beschwerden werden durch die Fehlposition kompliziert. Die Patienten leiden unter rezidivierenden Lumbalgien.

Vorkommen

Ca. 1–3 % aller Menschen weisen ein Wirbelgleiten auf.

Das Wirbelgleiten tritt gehäuft bei Turnern und Leistungssportlern, die ihre Disziplin bereits im Kindesalter ausübten, auf. Aus diesem Grunde muß eine mechanische Mitbeteiligung bei der Entstehung des Wirbelgleitens angenommen werden.

Diagnostische Verfahren

Orthopädische Untersuchung, Röntgen.

Therapie

Ein Wirbelgleiten ist nur dann behandlungsbedürftig, wenn Schmerzen oder Beschwerden auftreten.

Kommt es nur zu einmaligen hexenschußartigen Beschwerden, so unterscheidet sich die Behandlung nicht von der bei sonst wirbelsäulengesunden Menschen:

Wärme, medizinische Bäder, Krankengymnastik und Bewegungsbäder sind geeignete Verfahren, die bei Bedarf eine medikamentöse Unterstützung erfahren.

Nach häufigerem Auftreten kommt die Versorgung mit einem Korsett in Frage. Übergewicht ist zu vermeiden bzw. abzubauen.

Bei schweren, immer wiederkehrenden Schmerzattacken mit neurologischen Reizerscheinungen ist doch die operative Behandlung, die Ausräumung des betreffenden Bandscheibenraumes und die Einpflanzung von Knochensubstanz (Verblockung, Spondylodese) indiziert. Es handelt sich hier um einen großen Eingriff, der nur bei stärksten Schmerzen oder neurologischer Symptomatik durchgeführt werden sollte.

Prognose

Die Aussichten sind gut. Die Diagnose eines Wirbelgleitens darf den Patienten nicht beunruhigen. Zu vermeiden sind Sportarten, die zu starker axialer Belastung bzw. zu einer Überbeweglichkeit der Wirbelsäule führen. Erwähnt seien Trampolinspringen, Fallschirmspringen, Springen aus großer Höhe und akrobatische Übungen der Wirbelsäule. Wegen der leichten Instabilität werden Wehrpflichtige mit einer Spondylolisthese von der Bundeswehr freigestellt.

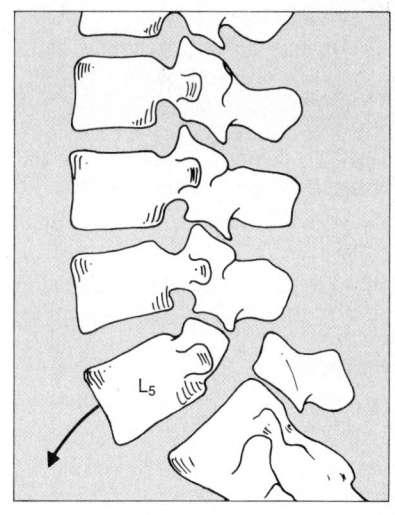

Abb. **96** Spondylosisthese bei Unterbrechung der Interartikularportion des Wirbelbogens L$_5$

Spreizfuß (Pes transversoplanus)

Definition

Fußfehlform, bei der es zu einer Spreizstellung der Metatarsalia, der Abflachung des Quergewölbes und einer veränderten Druckbelastung der Mittelfußköpfchen kommt.

Krankheitsentstehung

Durch eine falsche Schuhmode (zu enge, zu spitze, zu kurze und zu hohe Schuhe) werden die Köpfchen der Mittelfußknochen stärker belastet. Mit der Zeit flacht sich das Fußgewölbe ab, der Fuß wird breiter. Die Last verteilt sich nun überwiegend auf die Köpfchen des 2.–4. Mittelfußknochens.

Krankheitsbild

Verbreiterung des Vorfußes mit Abflachung des Quergewölbes. Schwielenbildung unter den Köpfchen der Mittelfußknochen 2–4. Ausgeprägte Beeinträchtigung der Steh- und Gehfähigkeit.

Meist ist der Spreizfuß mit einem Hallux valgus vergesellschaftet (s. S. 86).

Vorkommen

Der Spreizfuß ist die häufigste Fußfehlform und findet sich häufiger bei Frauen als bei Männern. Neben einer übermäßigen Stehbelastung führt vor allem das Tragen von nicht fußgerechten Schuhen zum Spreizfuß.

Diagnostische Verfahren

Orthopädische Untersuchung, ggf. Röntgen.

Therapie

Zur Prävention des Spreizfußes sollten ausreichend weite und große Schuhe getragen werden. Einlagen, die die Mittelfußköpfchen 2–4 durch eine retrokapitale Abstützung anheben, können zur Linderung beitragen.

Operative Eingriffe sind nur beim entzündlich-rheumatischen Spreizfuß angezeigt.

Bewährt haben sich Schuhzurichtungen, mit denen sich die stark beanspruchten Mittelfußköpfchen entlasten lassen (z. B. Schmetterlingsrollen).

Prognose

Je frühzeitiger bequeme Schuhe und u. U. Einlagen getragen werden, desto günstiger ist die Prognose.

Definition

Kleiner, knöcherner Ausriß der Strecksehne am Endglied des Fingers.

Krankheitsentstehung

Durch eine auf den gestreckten Finger plötzlich einwirkende Gewalt kommt es zu einer Überlastung des knöchernen Ansatzes der Strecksehne an der handrückenwärtigen Seite des Endgliedes des Fingers. Typische auslösende Situationen sind der Aufprall des Balls und das Anschlagen des Fingerendgliedes an einen harten Gegenstand.

Krankheitsbild

Durch den Unfall entsteht plötzlich ein heftiger Schmerz am Fingerendglied. Manchmal ist eine leichte Schwellung nachweisbar. Das Fingerendglied kann nicht ganz gestreckt werden und steht in leichter Beugung.

Vorkommen

Der Strecksehnenabriß ist eine der häufigsten Verletzungen bei Ballspielern. Betroffen sind vor allem Handball- und Volleyballspieler. Darüber hinaus gibt es auch im täglichen Haushalt genügend Anlässe, sich bei einer Stauchung des Endgliedes einen Strecksehnenabriß zuzuziehen.

Diagnostische Verfahren

Orthopädische Untersuchung, Röntgen.

Therapie

Der Strecksehnenabriß muß sofort behandelt werden. Das einfachste Verfahren ist eine ca. 6wöchige Ruhigstellung in einer kleinen Überstreckschiene (Stacksche Schiene), die Tag und Nacht getragen werden muß.

Nach der Röntgenuntersuchung wird diese Schiene angepaßt. Sofern eine stärkere Fehlstellung bestehenbleibt, ist eine operative Fixierung der Strecksehne an das Endglied möglich. Eine solche Operation sollte von einem spezialisierten Handchirurgen vorgenommen werden.

Prognose

Bei sofortiger Einleitung der Behandlung mit einer Überstreckschiene ist die Prognose gut.

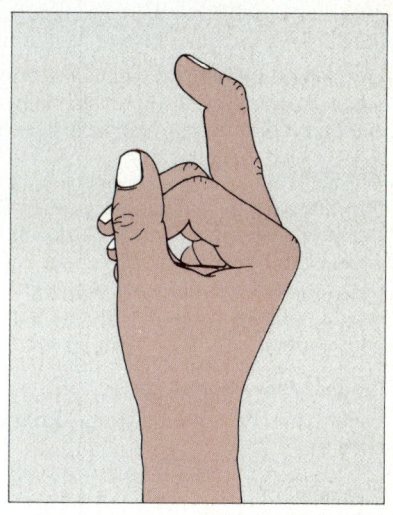

Abb. **97** Strecksehnenausriß am Endglied des Mittelfingers. Das Endglied kann nicht mehr vollständig gestreckt werden

Sudecksche Dystrophie

Definition

Frakturkrankheit, Heilentgleisung. Die Sudecksche Dystrophie bezeichnet eine dystrophische Veränderung der Extremitäten, die insbesondere nach Frakturen und Operationen auftritt.

Krankheitsentstehung

Die Pathogenese der Sudeckschen Erkrankung ist nicht eindeutig geklärt. Man nimmt an, daß es bei besonders disponierten, vegetativ labilen Personen als Folge des Unfalles bzw. der anschließenden Behandlung zu einem Reflexgeschehen kommt, bei dem die betroffene Extremität von einer Durchblutungs- und Stoffwechselstörung betroffen ist.

Krankheitsbild

Die Sudecksche Erkrankung verläuft in 3 Phasen. In der *1. Phase* findet sich eine Überwärmung und Schwellung der Haut mit erheblichen Ruhe- und Belastungsschmerzen. Die Haut ist gespannt und livide verfärbt. In der *2. Phase* ist eine deutliche Veränderung der Haut vorhanden. Diese wird gespannt, die Hautfältelung verschwindet, die Schweißsekretion nimmt ab, die Haut ist trocken und nicht belastbar. Die Extremität kann überhaupt nicht mehr ohne Schmerzen benutzt werden. In der *3. Phase* tritt eine Atrophie mit erheblicher Bewegungseinschränkung und Funktionseinbuße der betroffenen Gelenke bis zur Versteifung ein.

Der Stadienablauf ist nicht gesetzmäßig. Leichtere Formen der Sudeckschen Erkrankung (Algodystrophie) werden häufiger gefunden. Unter geeigneter Therapie normalisiert sich die Stoffwechselsituation.

Vorkommen

Die Sudecksche Erkrankung ist in ihrer vollen Ausbildung relativ selten. Leichtere Formen der Frakturkrankheit werden häufiger gesehen. Begünstigend und auslösend wirken zu enge Gipsverbände, traumatische Operationstechnik, falsche Lagerung, stauende Verbände und andere Faktoren, die die normale Durchblutungs- und Stoffwechselversorgung ungünstig beeinflussen.

Diagnostische Verfahren

Orthopädische Untersuchung, Röntgen (fleckförmige Entkalkung des Knochens).

Therapie

Die Therapie der Sudeckschen Dystrophie dient dazu, den Stoffwechsel der Extremität langsam und behutsam zu verbessern. Anfänglich wird mit Eis und Eistauchbädern sowie vorsichtigen krankengymnastischen Übungen behandelt.

Versucht werden können therapeutische Lokalanästhesien, Sympatholytika und Ergotaminderivate.

Nach Abklingen der akuten Phase hat sich die Ultraschallbehandlung im Wasserbad (subaquale Anwendung, Aquaschall) bewährt.

Prognose

Mit einem langen Heilverlauf ist zu rechnen. Aussagen über die funktionelle Wiederherstellung beim Auftreten der Sudeckschen Erkrankung sind nicht zu machen.

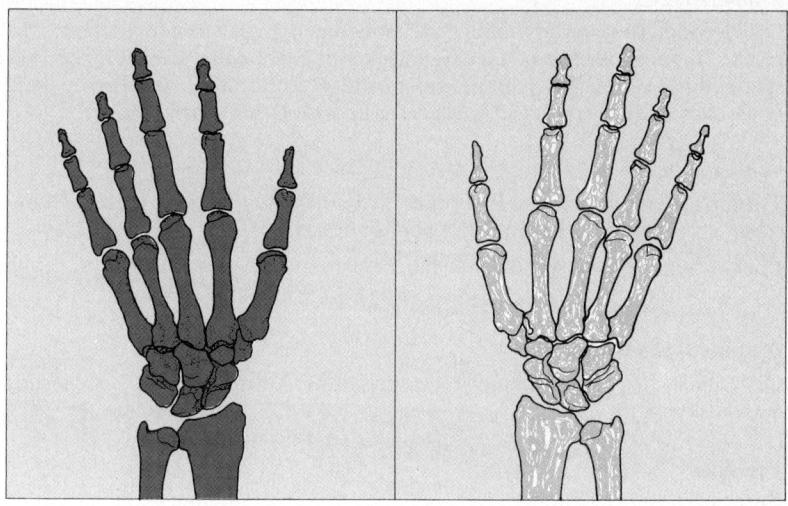

Abb. 98 Die Sudecksche Erkrankung zeichnet sich durch eine Herabsetzung der Strahlendichte der Knochenstrukturen im Röntgenbild aus

Tendopathie

Definition

Sehnenansatzentzündung, Sehnenreizung. Sammelbegriff für unterschiedliche Erkrankungen und Veränderungen, bei denen Schmerzen an den Sehnenansätzen und Sehnen angegeben werden.

Krankheitsentstehung

Durch Über- oder einseitige Belastung der Muskulatur oder eine langandauernde, hohe Muskelspannung, kann ein Reiz an der Insertionsstelle der Sehne am Knochen eintreten. Hierbei treten Schmerzen auf.

Krankheitsbild

Druck- oder Belastungsschmerz im betroffenen Extremitätenabschnitt. Typische Tendopathien sind der Tennisellenbogen (Epikondylitis), die Ansatztendinose des Trochanter major und Reizzustände am Handgelenk (z. B. Ansatzdentinose des M. extensor und M. flexor carpi ulnaris).

Vorkommen

Tendopathien sind häufige Erkrankungen und treten überwiegend bei Menschen zwischen dem 20. und 50. Lebensjahr auf.

Eine wesentliche Ursache spielt die Belastung im Sport und Beruf, durch die die Sehne überfordert wird.

Diagnostische Verfahren

Orthopädische Untersuchung, Röntgen zum Ausschluß von knöchernen Veränderungen.

Therapie

Entlastung der betroffenen Sehne durch Ausschaltung der verursachenden Bewegung.

In der akuten Phase sind eine Kryotherapie, entlastende Verbände und kühlende Salben angezeigt. Darüber hinaus kommen physiotherapeutische Anwendungen, Iontophoresen und die Ultraschallbehandlung in Frage. Der Stoffwechselaktivierung dient die Quermassage. Auch krankengymnastische Behandlungen mit Dehnübungen sind häufig erfolgreich. Mit den dargestellten Therapien läßt sich in den meisten Fällen eine ausreichende Linderung und Besserung erzielen.

Alternativ kann eine medikamentöse Behandlung durchgeführt werden. Wirksam sind hier vor allem die Instillation von kleinen Mengen unterschiedlicher Cortisonabkömmlinge, die jedoch mit Bedacht eingesetzt werden sollten.

Eine Cortisongabe vor sportlichen Wettkämpfen bzw. ohne eine ausreichende Trainingspause ist kontraindiziert.

Es besteht hier die Gefahr einer Sehnenruptur!

In Ausnahmefällen können operative Eingriffe mit Revision des Sehnengewebes, ggf. mit Einkerbungen des Sehnenspiegels (Hohmannsche Einkerbung) in Frage kommen.

Prognose

Die Prognose ist gut. Mit Dauerschäden ist nicht zu rechnen (Ausnahme: Eine Achillodynie kann in seltenen Fällen Vorbote einer drohenden Achillessehnenruptur sein).

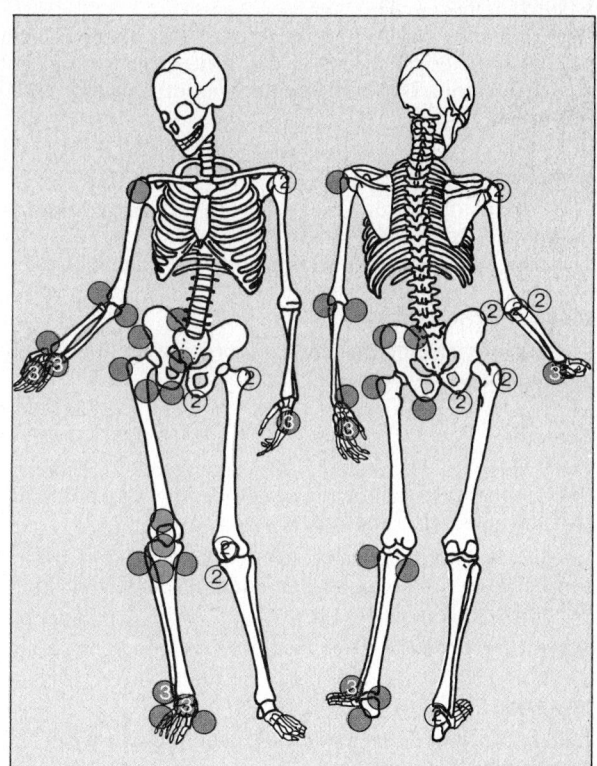

Abb. **99** Typische Lokalisation von Tendopathien (●), Bursitiden (②) und Tendovaginitiden (③) (nach Müller-Schilling)

Tendovaginitis de Quervain

Definition
Einengende Sehnenscheidenentzündung des 1. Strecksehnenfaches, durch das die Sehnen des Daumenabspreizers und Daumenstreckers ziehen.

Krankheitsentstehung
Wie bei anderen Sehnenscheidenentzündungen sind Überlastungen oder Entzündungen auslösende Faktoren. Dadurch kann es zu einer Flüssigkeitsbildung in der Sehnenscheide und nachfolgend zu einer Eindickung des Sekretes kommen. Das die Sehnenscheide umschließende Band läßt nun Sehne und Sehnenscheide keinen ausreichenden Raum, es treten eine Bewegungseinschränkung bei der Abspreizung des Daumens und schmerzhafte Reizzustände über der daumenwärtigen Seite des Handgelenkes ein.

Krankheitsbild
Die Patienten klagen über leichtere bis stärkere Schmerzen, die daumenseits vom Handgelenk bis in den Unterarm und sogar bis in die Schulter ziehen können. Das 1. Sehnenfach ist druckschmerzhaft und meistens geschwollen.

Vorkommen
Die Tendovaginitis de Quervain tritt vorwiegend bei Erwachsenen auf; sie nimmt mit dem Alter zu. Betroffen sind vor allem Menschen, die ihren Daumen – z. B. bei handwerklichen oder Hausarbeiten – stärker belasten.

Diagnostische Verfahren
Orthopädische Untersuchung, Röntgen zum Ausschluß einer knöchernen Veränderung.

Therapie
Die geeignete Behandlung der einengenden Sehnenscheidenentzündung des Daumenstreckers ist die operative Spaltung des Sehnenfaches. Dadurch tritt sofort Beschwerdefreiheit ein.

Ist die Veränderung nicht sehr ausgeprägt, kann der Versuch mit einer Iontophorese und mit einer ein- oder zweimaligen Corticoidinjektion in die Sehnenscheide gemacht werden.

Als wirksam erweisen sich auch Behandlungen mit Eis und Ultraschall.

Prognose
Durch das jeweils angepaßte Behandlungsverfahren läßt sich völlige Beschwerdefreiheit erzielen.

Abb. **100** Bei der Tendovaginitis de Quervain findet sich eine schmerzhafte Einengung der Sehnen des M. abductor pollicis longus und des M. extensor pollicis brevis

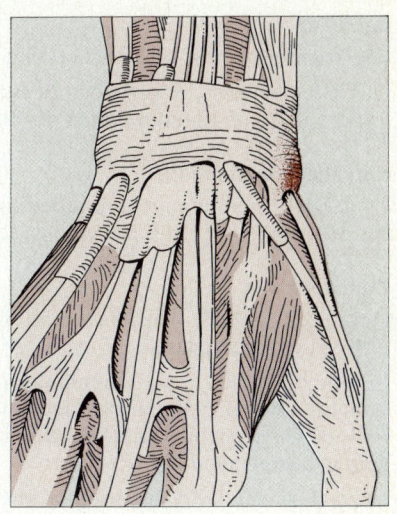

Trichterbrust (Pectus excavatum)

Definition

Die Trichterbrust ist eine angeborene Fehlbildung des Brustkorbes.

Das Brustbein ist eingezogen; es besteht eine Wölbung nach innen, die insbesondere im unteren Anteil des Brustkorbes ausgeprägt ist.

Krankheitsentstehung

Es handelt sich um eine anlagebedingte Fehlentwicklung des Brustkorbes, bei der genetische Faktoren eine wesentliche Rolle spielen.

Krankheitsbild

Der untere Teil des Brustkorbes ist eingezogen. In der Regel fällt die Trichterbrust nur wenig auf.

In wenigen Fällen kann es durch die Trichterbrust zu einer Behinderung der Atmung und einer Beeinträchtigung der Herzfunktion kommen. In diesem Falle ist das Brustbein so stark nach innen eingezogen, daß Lunge und Herz keinen ausreichenden Platz haben.

Normalerweise führt die Trichterbrust zu keiner wesentlichen Leistungsbeeinträchtigung und ist nur als eine „kosmetische" Veränderung anzusehen.

Vorkommen

Leichte Formen der Trichterbrust sind häufig, behandlungsbedürftige Veränderungen eher selten.

Diagnostische Verfahren

Orthopädische Untersuchung, Röntgen.

Therapie

Bei leichten Einziehungen des Brustbeines ist keine Behandlung erforderlich.

Bei stärkeren Einziehungen im Kindesalter kann eine Atemgymnastik versucht werden, ohne daß von ihr eine vollständige Korrektur der Trichterbrust erwartet werden darf.

Nur in Ausnahmefällen, bei denen eine Beeinträchtigung von Herz- und Lungenfunktion vorliegt, kommt eine operative Behandlung mit Aufrichtung des Brustbeines in Frage.

Prognose

Auch unbehandelt ist die Prognose in der Regel gut.

Abb. **101**   Trichterbrust

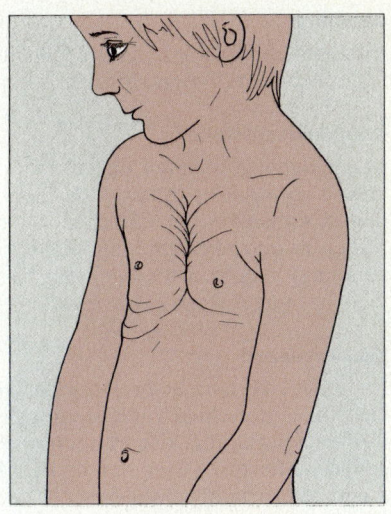

Tuberkulose (Tbc) der Knochen und Gelenke

Definition

Entzündliche Erkrankung des Knochens und der Gelenke, die durch säurefeste Stäbchen (Tuberkelbazillen) hervorgerufen werden.

Krankheitsentstehung

In der Regel geht eine Lungentuberkulose der Knochen- und Gelenktuberkulose voraus. Die Tuberkelbazillen brechen in die Blutbahn ein und werden in Gelenke oder Knochen verschleppt. Hier vermehren sie sich und führen zu einer Entzündung, die der der Osteomyelitis (Knochenmarksentzündung) gleicht. Im Gegensatz zu dieser ist das Krankheitsbild anfangs jedoch weniger stark ausgeprägt.

Krankheitsbild

Es findet sich eine Schwellung des von der Tuberkulose betroffenen Gliedes. Im Unterschied zur Osteomyelitis spricht man von einer kühlen und weißen Schwellung. Die Patienten klagen über Schmerzen und Abgeschlagenheit. Meist ist wegen der zusätzlich bestehenden Lungentuberkulose der Allgemeinzustand herabgesetzt.

Vorkommen

Die Knochen- und Gelenktuberkulose hat in den letzten Jahrzehnten stark abgenommen. Noch vor ca. 100 Jahren war sie ein wesentlicher Grund für die Entstehung von körperlichen Behinderungen.

Die Knochen- und Gelenktuberkulose wird heute noch in Einzelfällen nach einer Lungentuberkulose gesehen. Betroffen sind vor allem Menschen, die abwehrgeschwächt sind und/oder in schlechten sozialen Verhältnissen leben.

Diagnostische Verfahren

Orthopädische und internistische Untersuchung, Röntgen des Skelettes und der Lunge, Tuberkulinprobe, Laboruntersuchung.

Therapie

Neben einer medikamentösen Kombinationsbehandlung der Tuberkulose, die über lange Zeit fortgesetzt werden muß, ist die operative Ausräumung des betroffenen Knochens bzw. Gelenkeröffnung mit Spülung und Entfernung der Gelenkinnenhaut (Synovektomie) erforderlich.

Prognose

Durch die verbesserte Therapie ist die Prognose heute günstig. Der betroffene Gliedmaßenabschnitt wird sich in der Regel erhalten lassen.

Abb. **102** Durch den tuberkulösen Befall der Wirbelsäule kann eine ausgeprägte Kyphose (Gibbus) entstehen
(heute sehr selten)

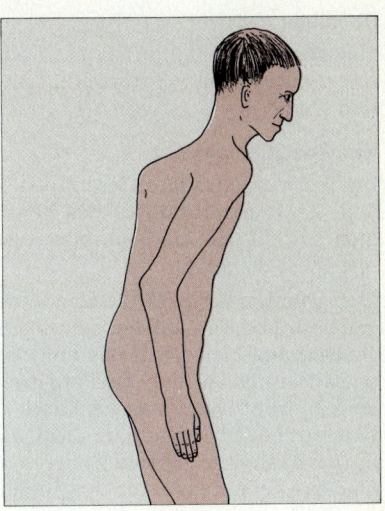

Definition

Gewebeneubildung im Knochen oder in Weichteilen des Bewegungsapparates, die sowohl verdrängend (gutartig) als auch einwachsend (bösartig) sein kann.

Krankheitsentstehung

Die Entwicklung eines Geschwulstes kann von jedem Körpergewebe ausgehen. Zwar sind Tumoren des Bewegungsapparates selten, trotzdem kommen sowohl gut- als auch bösartige Neubildungen der Knochen, Sehnen und Muskeln vor.

Der grundsätzliche Unterschied zwischen gut- und bösartigen Neubildungen besteht darin, daß bei gutartigen Neubildungen ein Gewebe im eigenen Zellverband bleibt und das umgebende Gewebe nur verdrängt. Ein typisches Beispiel ist hier das Fettgewebsgeschwulst (Lipom), das sehr häufig auftritt. Hier tastet man bis kirsch- oder pflaumengroße Vorwölbungen im Fettgewebe. Im Gegensatz dazu wachsen bösartige Tumoren „infiltrativ". Sie verlassen ihre eigenen Zellgrenzen und wachsen in anderes Gewebe ein. Dadurch zerstören sie die umgebenden Strukturen. Gleichzeitig brechen sie in die Blutbahn ein und verteilen die kranken Zellen in andere Körperareale (Metastasierung).

Krankheitsbild

Je nach biologischer Wertigkeit und dem Ausgangspunkt des Tumorwachstums ist das Krankheitsbild ganz unterschiedlich. Für eine nähere Information sollten die umfangreichen Lehr- oder Handbücher der Orthopädie zu Rate gezogen werden.

Vorkommen

Gutartige Geschwulste des Bewegungsapparates sind relativ häufig (z. B. Lipom und Enchondrom), bösartige Geschwulste sind sehr selten.

Häufiger dagegen sind Absiedelungen von krebsig entarteten Zellen als Folge anderer bösartiger Erkrankungen, z. B. eines Brust- oder Prostatakrebses (Metastasen).

Diagnostische Verfahren

Orthopädische Untersuchung, Röntgen, Laboruntersuchung, Szintigraphie, Ultraschalluntersuchung, Computertomographie, Kernspinresonanztomographie.

Therapie

Gutartige Tumoren werden dann entfernt, wenn die Stabilität des Knochens gefährdet ist bzw. wenn sie andere Gewebestrukturen stärker beeinträchtigen (z. B. Nervenschmerzen, -lähmungen).

Bei bösartigen Tumoren wird in der Regel eine operative Behandlung in Kombination mit einer Strahlen- und medikamentösen Behandlung angezeigt sein.

Prognose

Je nach Ausgangspunkt und biologischer Wertigkeit des Tumors.

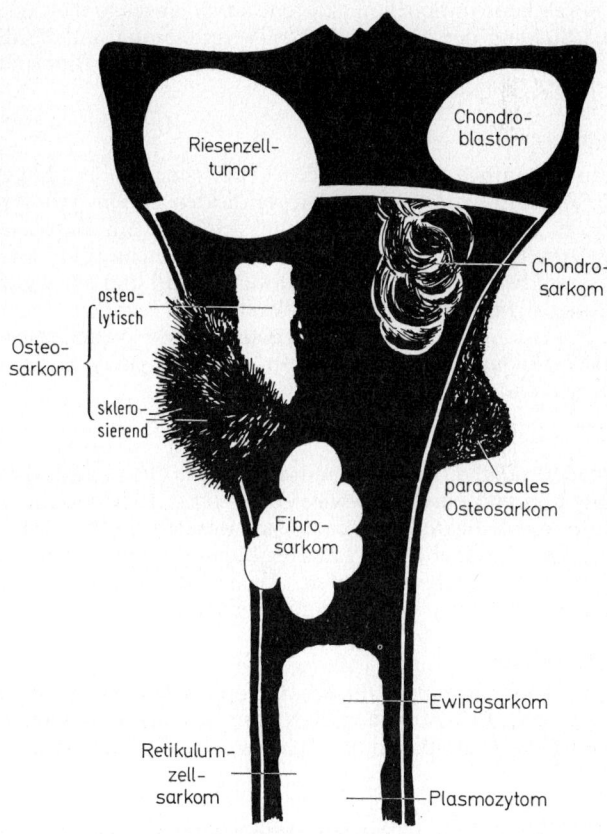

Abb. **103** Lokalisation von Knochengeschwülsten (aus Lange, M., E. G. Hipp: Lehrbuch der Orthopädie und Traumatologie, Bd. II/1. Enke, Stuttgart 1976)

Definition

Krampfaderkrankheit, Erweiterung von Venen als Folge eines gestörten Bluttransportes zum Herzen.

Krankheitsentstehung

Die Venen transportieren das sauerstoffarme Blut zum Herzen zurück. Die die Venen umgebenden Muskeln üben einen Druck auf das Venensystem aus; da Venenklappen das Zurückfließen vermeiden, wird das Blut zum Herzen zurückgeführt.

Kommt es durch konstitutionelle Faktoren, durch langes Stehen oder eine anderweitige Stauung der Venen zu einer Vergrößerung und Verdickung der Venen, dann werden die Venenklappen undicht und das Blut staut sich. Es entstehen „Krampfadern".

Krankheitsbild

Krampfadern finden sich meistens an den Unterschenkeln und Füßen, weniger häufig an den Oberschenkeln. Die verdickten Venen sind durch die Haut zu sehen. Bei starker Stauung kann sich auch ein Ekzem an den betroffenen Abschnitten des Beines ausbilden. Leichtere Formen der Krampfaderkrankheit machen keine Beschwerden und sind nur von kosmetischem Interesse. In schwereren Fällen kann es zu dumpfen Schmerzen, Krämpfen, Hautveränderungen und Entzündungen der Venen selbst kommen. Eine Entzündung der Krampfadern (Thrombophlebitis) ist immer ernst zu nehmen und behandlungsbedürftig.

Vorkommen

Die Krampfaderkrankheit betrifft häufiger Frauen. Oft werden die ersten Krampfadern während einer Schwangerschaft oder nach der Entbindung bemerkt. Hormonelle Faktoren scheinen eine wesentliche Rolle zu spielen. Krampfadern finden sich ebenfalls öfter bei Menschen mit stehenden Berufen und bei übergewichtigen Patienten. Auch eine mangelnde Bewegung begünstigt die Entstehung eines Krampfaderleidens.

Diagnostische Verfahren

Orthopädische Untersuchung, Ultraschall-Doppler-Untersuchung zur Bestimmung des Venenflusses, Venendruckuntersuchungen, Darstellung der Venen durch Röntgenaufnahmen mit Kontrastmitteln (Phlebographie).

Therapie

Unterschieden werden muß zwischen Maßnahmen, die ungünstige Einflüsse auf das Venensystem verringern, und der eigentlich medizinischen Behandlung.

Sofern ein Übergewicht vorliegt, sollte eine Gewichtsreduktion angestrebt werden. Regelmäßige körperliche Belastung, Fahrradfahren und Laufen wirken sich günstig auf den venösen Blutrückstrom aus. Das Hochlegen der Beine entlastet die Venen. Kühle Abduschungen bewirken eine Tonisierung der Gefäße.

An medizinischen Maßnahmen ist zuerst das Wickeln der Beine sowie das Tragen eines angemessenen Kompressionsstrumpfes zu nennen. Sofern dadurch keine Besserung zu erzielen ist und erhebliche Beschwerden bestehen, sollte geklärt werden, inwieweit ein operativer Eingriff Linderung bringen kann.

Voraussetzung hierfür wird in der Regel eine Kontrastmitteldarstellung der Venen (Phlebographie) sein.

Prognose
Eine Heilung des Krampfaderleidens ist nicht möglich. Eine Lebensumstellung, konservative und evtl. operative Verfahren sind jedoch in der Lage, die Beschwerden zu lindern und die volle Funktion der Beine zu erhalten.

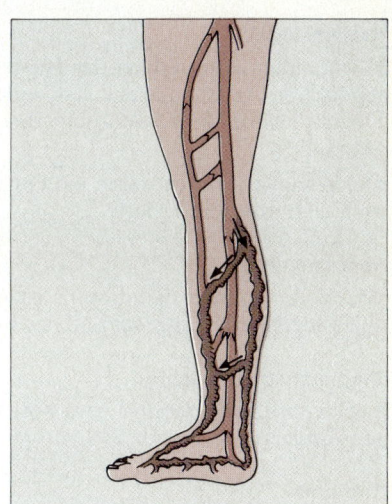

Abb. **104**   Ausgeprägte Unterschenkel-
varikosis

Volkmannsche Kontraktur

Definition

Ischämische Nekrose der Unterarmmuskulatur mit Druckschädigung des N. medianus, zum Teil auch des N. ulnaris. Bei der vollausgeprägten ischämischen Kontraktur wird die Hand fast funktionsunfähig, die Mittel- und Endgelenke der Finger befinden sich in einer Beugekontraktur, die Grundgelenke sind überstreckt, das Handgelenk ist in einer Beuge- und ulnaren Abduktionsstellung. Pro- und Supination sind weitgehend eingeschränkt.

Krankheitsentstehung

Die Volkmannsche Kontraktur ist die gefürchtetste Komplikation kindlicher Ellenbogengelenkverletzungen, insbesondere der suprakondylären Humerusfraktur. Sie tritt auf, wenn der nach Reposition angelegte Verband (z. B. Gipsverband) durch die noch zunehmende Schwellung zu eng wird. Die Arteriendurchblutung vermindert sich, die Muskulatur wird nicht mehr versorgt. Durch die intrafasziale Druckerhöhung kommt es zu einer Nekrose der Muskulatur und zu einer Druckschädigung des Nervs. Neben der vorwiegend betroffenen Beugemuskulatur kann die Streckmuskulatur im weiteren Verlauf in die Schädigung mit einbezogen werden.

Krankheitsbild

Hochgradige Fehlstellung der Hand und des Unterarms mit Beugung und Abduktion im Handgelenk, fehlender Abduktionsfähigkeit des Daumens, Überstreckung der Grund- und Beugung der Mittel- und Endgelenke der Hand.

Der gesamte Arm ist durch die Funktionsunfähigkeit atrophisch, die Muskulatur fibrös degeneriert.

Vorkommen

Die Volkmannsche Kontraktur ist eine seltene Komplikation nach einer Ellenbogenverletzung, speziell der suprakondylären Humerusfraktur.

Diagnostische Verfahren

Lückenlose postoperative bzw. posttraumatische Überwachung der verletzten Kinder.

Therapie

Die Therapie einer einmal eingetretenen Volkmannschen Kontraktur ist unbefriedigend, da trotz Einsatz operativer und konservativer Behandlungsverfahren mit einer Defektheilung zu rechnen ist.

Die Volkmannsche Kontraktur muß vermieden werden!

Aus diesem Grunde sind die Kinder nach der Verletzung bzw. der operativen oder konservativen Therapie lückenlos zu überwachen.

Treten Schwellungen, eine klinisch sichtbare Durchblutungsverminderung, ein Kältegefühl, anhaltende Schmerzen oder eine Abschwächung des Pulses auf, so ist der Verband unverzüglich abzunehmen. Gegebenenfalls ist eine operative Revision mit Faszienspaltung durchzuführen.

Prognose

Hat sich eine Volkmannsche Kontraktur ausgebildet, so ist mit einer Defektheilung zu rechnen. Werden posttraumatische Durchblutungsstörungen erkannt und intensiv, ggf. auch operativ behandelt, so ist die Prognose günstig.

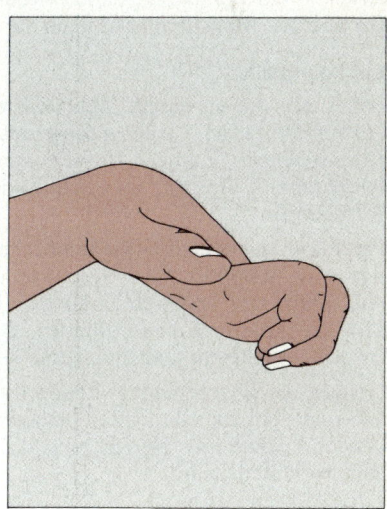

Abb. **105** · Die Volkmannsche Kontraktur führt zu einer hochgradigen Gebrauchsbehinderung des betroffenen Armes

Definition

„Rheumatische" Beschwerden, die von den Muskeln, Sehnen und der Knochenhaut ausgehen.

Das Weichteilrheuma ist scharf zu unterscheiden von einer echten entzündlichen Erkrankung der Gelenke (rheumatoide Arthritis, chronische Polyarthritis). Sie trägt ihre Bezeichnung insofern zu Recht, als bei dieser Erkrankung ziehende, häufig wechselnde „rheumatische" Beschwerden und Schmerzen auftreten.

Krankheitsentstehung

Als Folge einer lange bestehenden Erhöhung der Muskelspannung (des Muskeltonus) kann es zu Entzündungen an Muskeln, Sehnen und Knochenvorsprüngen kommen. Typische Regionen sind die Ellenbogen, die Schultern, die Hals- und die Lendenwirbelsäule sowie die großen Rollhügel beider Hüften. Manchmal sind auch die Knie mit betroffen.

Krankheitsbild

Patienten, die an einem Weichteilrheuma leiden, klagen über vielfältige, uncharakteristische und wechselnde Beschwerden an unterschiedlichen Körperstellen. Zumeist finden sich eine verspannte Muskulatur und schmerzhafte Ansätze von Sehnen in Gelenknähe oder in der Nähe der Wirbelsäule.

Patienten mit weichteilrheumatischen Beschwerden leiden in der Regel stark, sie schildern ihre Beschwerden ausführlich und umfangreich. Mit Ausnahme der druckschmerzhaften Muskeln und Sehnen läßt sich jedoch kein krankhafter Befund erheben. Die Röntgenbilder zeigen gut erhaltene Gelenke, vielleicht manchmal eine leichte Abnutzung.

Gerade die Diskrepanz zwischen den geschilderten quälenden Beschwerden und dem zu erhebenden orthopädischen Befund mit freier Beweglichkeit und erhaltener Knochen- und Gelenkstruktur ist charakteristisch für das „Weichteilrheuma".

Vorkommen

Vom Weichteilrheuma sind überwiegend Frauen betroffen.

Besonders häufig werden weichteilrheumatische Beschwerden während der Wechseljahre angegeben. Hormonelle Faktoren dürften eine wesentliche Rolle spielen.

Weichteilrheumatische Beschwerden können auch in besonderen Streß- und Krisensituationen auftreten; hier sind Männer und Frauen gleich häufig betroffen.

Das Auftreten weichteilrheumatischer Beschwerden in Streßsituationen weist auf die Bedeutung nervlicher Einflüsse hin. Durch den Streß kommt es zu einer nicht kontrollierten langanhaltenden, statischen Muskelanspannung und dadurch zur Entzündung an den Stellen, an denen Muskeln und Sehnen in den Knochen einstrahlen.

Diagnostische Verfahren

Orthopädische Untersuchung, Röntgen zum Ausschluß organischer Veränderungen, nervenärztliche Untersuchung.

Therapie

Es sollte nach der Ursache der weichteilrheumatischen Beschwerden gesucht werden. Manchmal hilft allein der Hinweis auf beruflichen oder privaten Streß, um durch eine Änderung dieser Situation eine spontane Besserung zu erreichen.

Beim Auftreten von Weichteilrheuma während der Wechseljahre sollte ein Frauenarzt konsultiert werden und die Frage einer Hormonbehandlung angesprochen werden.

Der Orthopäde kann einen Behandlungsversuch mit muskelentspannenden physikalischen Methoden machen. Wichtig ist der Versuch, ein Gleichgewicht zwischen seelischer und körperlicher Belastung und Entspannung zu schaffen. Ein Patient, der an Weichteilrheuma leidet, ist belastbar. Völlig falsch wäre es, körperliche Aktivitäten zu vermeiden, da sich dadurch nur die „nutzlose" Muskelspannung verstärken würde. Günstig wirken deshalb auch leichte sportliche Aktivitäten.

Anzuraten ist der Besuch von Sauna und Solarium. An physikalischen Maßnahmen können Bäder, Packungen und Massagen sowie unterschiedliche Formen der Elektrotherapie empfohlen werden.

Liegt eine stärkere „Nervenspannung" vor, so kann ein autogenes Training versucht werden. Sofern die Beschwerden quälend empfunden werden und die Lebensqualität beeinträchtigen, sollte nicht gezögert werden, einen Psychotherapeuten zuzuziehen.

Abzulehnen sind Behandlungsverfahren, die den Patienten langfristig an bestimmte medizinische Maßnahmen und Therapeuten binden (z. B. häufiges Verabreichen von Spritzen, dauernde Verordnung von Krankengymnastik und Massagen).

Prognose

Viele Patienten werden von weichteilrheumatischen Beschwerden über Jahre begleitet. Kurzfristig läßt sich oftmals nur eine Linderung der Beschwerden erzielen. Langfristig ist die Prognose günstig, die Beschwerden klingen ab. Da das Gelenksystem intakt bleibt, stellt sich dann eine altersgemäße Leistungsfähigkeit wieder ein.

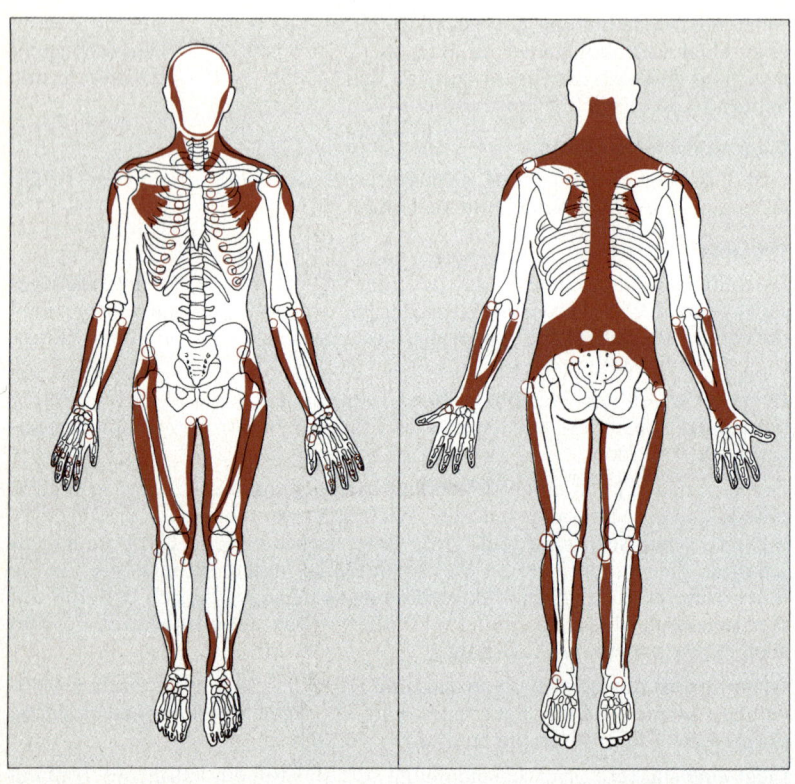

Abb. **106** Häufige Lokalisation weichteilrheumatischer Beschwerden (nach Müller-Schilling)

Definition

Abweichung der von Ober- und Unterschenkel gebildeten Beinachse im X.

Krankheitsentstehung

Als Folge konstitutioneller Faktoren, einem geringen Muskeltonus, einer Fehlkoordination der Muskulatur z. B. bei der Zerebralparese und als Folge von Unfällen kann ein X-Bein entstehen. Leichtere Formen des X-Beines sind im eigentlichen Sinne nicht als „Krankheit" zu werten.

Krankheitsbild

Bei zusammengestellten Knien findet sich ein mehr oder weniger großer Abstand zwischen den Innenknöcheln.

Durch eine stärkere Belastung des äußeren Kniegelenkspaltes ist die Entstehung einer Arthrose wahrscheinlicher als bei geraden Beinachsen.

Im Verlauf der Arthroseentstehung kann es zu einer weiteren Abweichung im X bei gleichzeitiger Lockerung der inneren Seitenbänder kommen.

Vorkommen

Leichtere Abweichungen der Beinachsen im X-Sinne sind häufig und nicht behandlungsbedürftig.

Oftmals ist die X-Position mit Senk- oder Plattfüßen verbunden. Diese sollten mit Einlagen behandelt werden.

Stärkere X-Abweichungen werden bei der Zerebralparese, bei dem Zustand nach einer Knochenverletzung der unteren Extremität, insbesondere nach seitlichen Schienbeinkopfbrüchen und bei schweren Arthrosen gesehen.

Diagnostische Verfahren

Orthopädische Untersuchung, Röntgen.

Therapie

Geringfügige Abweichungen vom Lot sind nicht behandlungsbedürftig.

Bei Kindern ist die Versorgung mit Einlagen, die die Tragelinie des Beines eher nach außen verlagern, günstig.

Bei schweren Abweichungen vom Lot kann eine operative Geradestellung angezeigt sein (Osteotomie).

X-Beine (Genua valga)

Prognose

Die Prognose ist abhängig von dem zugrundeliegenden Leiden und dem Ausmaß der Fehlstellung.

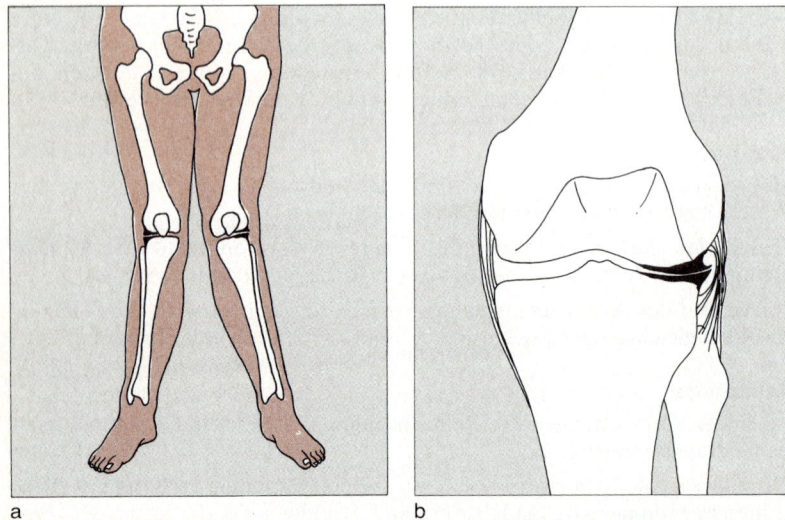

a   b

Abb. **107**   Das X-Bein führt zu einer ungleichmäßigen Belastung der Gelenkanteile und begünstigt die Arthroseentstehung (präarthrotische Deformität)

Definition

Bewegungsstörung, die durch eine unkoordinierte und krampfhafte (spastische) Anspannung ganzer Muskelgruppen gekennzeichnet ist.

Krankheitsentstehung

Die spastische Lähmung ist Folge einer frühkindlichen, zum Teil vorgeburtlichen Gehirnschädigung. Der wichtigste auslösende Faktor ist ein Sauerstoffmangel vor und bei der Geburt, z. B. wegen einer Verzögerung der Austreibungsphase, eines Geburtshindernisses oder anderer Komplikationen. Auch Virusinfekte während der Schwangerschaft können zu einer Gehirnschädigung führen (z. B. Toxoplasmose und Röteln). Daneben wirken auch einzelne Medikamente fruchtschädigend. Sie beeinflussen den Reifungszustand des Gehirns und begünstigen die Entstehung einer spastischen Lähmung. Weitere Ursachen sind äußere Verletzungen und Entzündungen des Gehirns bzw. der Hirnhäute.

Krankheitsbild

Das Gangbild von Menschen, die an einer spastischen Lähmung erkrankt sind, ist charakteristisch. Die Oberschenkel werden beim Gehen in Anspreizung und Beugung gehalten, ebenso die Kniegelenke. Die Beinachsen stehen im X, dadurch besteht gleichzeitig ein Knickfuß. Die Bewegungen werden zwanghaft und rasch ausgeführt, eine Kontrolle der unwillkürlichen, spastischen Bewegung ist dem Erkrankten nicht möglich.

Zum Teil findet sich auch eine stärkere Mitbeteiligung der Arme und des Oberkörpers. Keinesfalls darf aus der Bewegungsstörung auf eine geistige Behinderung geschlossen werden! Wurden nur die Bezirke des Gehirns, die für die Bewegungskoordination verantwortlich sind, beeinträchtigt, so ist der Betreffende „normal intelligent"! Auch heute noch werden leider Menschen mit spastischen Lähmungen oftmals in der Öffentlichkeit diskriminiert.

Vorkommen

Betroffen sind vor allem Säuglinge und Kleinkinder aller Bevölkerungsschichten. Allgemein gilt, daß schlechte soziale Faktoren, unzureichende Schwangerschaftsüberwachung, materielle Not, Arbeitslosigkeit, Alkohol- und Drogenabhängigkeit, das Risiko einer Frühgeburt und damit auch der Entstehung einer spastischen Lähmung erhöhen.

Diagnostische Verfahren

Wichtigstes diagnostisches Verfahren sind die kinderärztlichen Untersuchungen im Rahmen des Vorsorgeprogrammes (U1–U4). Hier können auch leichtere Formen der spastischen Lähmung erkannt und eine gezielte

Behandlung eingeleitet werden. Ggf. wird ein Elektroenzephalogramm (EEG) angefertigt.

Therapie

Im Vordergrund steht die krankengymnastisch-neurophysiologische Therapie, die krankhafte Bewegungsmuster unterdrückt und normale Bewegungen bahnen hilft (Therapie nach Vojta und Bobath). Sie erfordert viel Geduld und Ausdauer und sollte von den Eltern erlernt und täglich mit den Kindern geübt werden.

Zur krankengymnastischen Therapie tritt die orthopädische Behandlung, die mittels stützender und korrigierender Schienen und Apparate (Orthesen, Lagerungshilfen) eine Fehlstellung vermeiden und beseitigen will. Bei stärkeren Gelenkeinsteifungen und Behinderungen kommen operative Verfahren zur Korrektur und Mobilisierung der Gelenke in Frage.

Prognose

Je früher Kinder mit einer spastischen Lähmung behandelt werden, desto besser sind die Heilungsaussichten. Ziel der Behandlung ist die weitgehendste Integration des spastisch Gelähmten in alle Bereiche des Lebens.

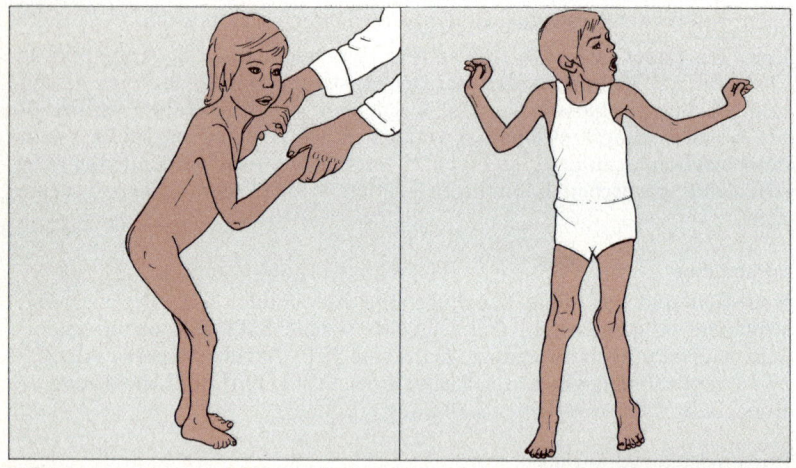

Abb. **108**   Die Zerebralparese behindert den normalen Bewegungsablauf. Die Bewegungen sind unkontrolliert spastisch, die Gelenke weisen Beugekontrakturen auf

Definition

Durch Veränderungen der Halswirbelsäule ausgelöste Kopfschmerzen.

Krankheitsentstehung

Vielfältige Einflüsse wirken auf die Halswirbelsäule ein. Im Laufe des Lebens kann es dadurch zu einer Abnutzung der Bandscheiben und der kleinen Wirbelgelenke kommen. Zusätzlich bestehen oft muskuläre Verspannungen und Fehlhaltung der Halswirbelsäule und des Kopfes, die durch eine einseitige Arbeitshaltung, beruflichen Streß, innere Anspannung (Ärger) und konstitutionelle Faktoren bedingt sein können. Durch mechanische Reizung der Gelenkkapseln der Wirbelgelenke, durch einen Druck auf die Halswirbelsäulennerven oder durch eine Anspannung der Schulter-/Nackenmuskulatur werden Kopfschmerzen ausgelöst. Reflektorisch können dabei Durchblutungsveränderungen, Gefäßverengungen oder auch Gefäßerweiterungen eine Rolle spielen (Migräne).

Krankheitsbild

Das Krankheitsbild ist durch mehr oder weniger starke Kopfschmerzen, die hauptsächlich vom Hinterhaupt ausgehen und sich über den ganzen Kopf ausbreiten können, gekennzeichnet. Die Muskelansätze am Hinterhaupt und die Nackenmuskulatur sind in der Regel ausgesprochen druckschmerzhaft.

Vorkommen

Diese Form des Kopfschmerzes betrifft überwiegend Frauen im mittleren Lebensalter. Nicht selten wird ein Zusammenhang zur beruflichen oder familiären Situation gefunden. Manchmal können die Patientinnen auslösende Ereignisse benennen. Einseitige berufliche Arbeit an Schreibmaschinen und Computern, rein statische Arbeiten, die Doppelbelastung von Haushalt und Beruf sowie die Frauenrolle, die verlangt, auf „speziell weibliche Art" auf äußere Belastungen zu reagieren, eher auszugleichen und Konflikte zu „verinnerlichen", sind wesentliche Elemente bei der Entstehung des „zervikalen Kopfschmerzes".

Diagnostische Verfahren

Orthopädische und neurologische Untersuchung, Röntgenaufnahme der Halswirbelsäule, ggf. Computertomographie.

Therapie

Sofern äußere auslösende Bedingungen vorhanden sind, die sich erkennen lassen, sollten diese, soweit als möglich, ausgeschaltet werden. Manchmal reicht auch allein das Wissen um den Auslöser, um anders mit der täglichen Arbeit oder den Problemen in Familie und Beruf umgehen zu können.

Die medizinischen Verfahren sollen zu einer Reizminderung und Muskelentspannung führen. Hierzu gehören: autogenes Training, Rotlichtbestrahlungen, Fangopackungen, vorsichtige Massagen, eine entspannende Form der Krankengymnastik, elektrotherapeutische Behandlung und die Neuraltherapie (z. B. Quaddeln, Infiltration der Schmerzpunkte).

In Einzelfällen kann auch eine Chirotherapie hilfreich sein. Neben einer Umstellung des täglichen Lebensrhythmus können auch Saunabesuch und Bestrahlung am Solarium empfohlen werden. Wenn die Beschwerden abgeklungen sind, ist eine sportliche Betätigung sinnvoll.

Prognose

Je nach auslösender Ursache ist die Prognose sehr unterschiedlich. Bei den meisten Patienten ist sie als gut einzuschätzen, das gilt vor allem dann, wenn äußere Einflüsse verändert werden können. Beim Weiterbestehen einer individuellen Disposition und ungünstigen äußeren Faktoren können wiederholte medizinische Behandlungen erforderlich sein.

Definition

Sammelbezeichnung für Beschwerden, die von der Halswirbelsäule ausgehen und in die Schultermuskulatur bzw. die Arme ausstrahlen können.

Krankheitsentstehung

Es gibt vielfältige Ursachen des Zervikalsyndroms: Durch eine Abnutzung der Bandscheiben und eine Verengung der Nervenaustrittslöcher der Halswirbelsäule kann es zu einem Druck auf die austretenden Nerven, die die Muskulatur versorgen, kommen. Dadurch entstehen Schmerzen, die sich von der Halswirbelsäule bis in den betroffenen Muskel ziehen. Manchmal ist damit auch eine Schwächung der Muskelkraft oder eine Gefühlsstörung verbunden. Während hier die wesentliche Ursache die Abnutzung bzw. das Alter des Patienten ist, muß der wesentliche Auslöser eines Zervikalsyndroms im jungen und mittleren Erwachsenenalter in einer einseitigen Körperhaltung bei der Arbeit und/oder Verspannungen der Schulter-/Nackenmuskulatur gesucht werden. Auch hierfür können wiederum vielfältige Ursachen vorliegen. Erwähnt seien beruflicher und familiärer Streß, „Sorgen", klimatische Einflüsse, Zugluft, ungewohnte Tätigkeiten mit starker Beugung oder Überstreckung der Halswirbelsäule usw.

Krankheitsbild

Patienten mit einem Zervikalsyndrom klagen über Schmerzen und Verspannung der Halswirbelsäule. Zum Teil breiten sich die Schmerzen, die als ziehend oder fließend geschildert werden, über beide Arme und das Hinterhaupt aus. Oft werden Kopfschmerzen geklagt. Die Muskulatur ist hochgradig druckschmerzhaft, die Beweglichkeit der Halswirbelsäule ist schmerzhaft eingeschränkt. Sofern ein Druck auf einen Wirbelsäulennerv vorliegt, sei es durch eine Bandscheibenvorwölbung oder eine Abnutzung, kommt es zum Auftreten von neurologischen Symptomen. Die Patienten schildern Gefühlsstörungen und/oder eine Kraftlosigkeit der Hand.

Vorkommen

In der Gruppe der jüngeren Erwachsenen sind hauptsächlich Frauen vom Zervikalsyndrom betroffen. Die Patientinnen schildern ihre Beschwerden selbst oftmals als „Sekretärinnenkrankheit".

Die statische Haltung beider Arme und des Kopfes bei einseitigen Schreibarbeiten überfordern die Schulter-/Nacken- und Rückenmuskulatur; als Reaktion stellen sich schmerzhafte Verspannungen und ein „Zervikalsyndrom" ein.

In der Altersgruppe der bis 45jährigen Patienten finden sich nur vereinzelt Männer.

Bei den Zervikalsyndromen, die durch abnutzende Veränderungen ausgelöst werden, sind Männer und Frauen gleich häufig betroffen. Menschen, die schwere körperliche Arbeiten verrichten, speziell Arbeiten in Zwangshaltung und Überkopfarbeiten ausführen, leiden häufiger unter den durch Abnutzung bedingten „zervikalen" Beschwerden.

Diagnostische Verfahren

Orthopädische, neurologische Untersuchung, Röntgen der Halswirbelsäule, ggf. Anfertigung einer Computertomographie.

Beim Vorliegen von neurologischen Ausfällen sollte auch ein EMG (Elektromyogramm) angefertigt werden.

Therapie

Je nach Ursache des Zervikalsyndroms ist die Therapie unterschiedlich.

Bei den muskulären und durch eine äußere Überlastung ausgelösten Halswirbelsäulenbeschwerden sind muskelauflockernde Behandlungen angezeigt. Verschiedene elektrotherapeutische Verfahren (Iontophorese, Interferenzstrombehandlung) können eine Linderung bringen. Zu Hause können Rotlichtbestrahlung und das Auflegen einer Wärmflasche versucht werden.

Günstig wirken sich Fangopackungen und Massagen aus. Auch eine Zugbehandlung, sei es durch die Hand des Masseurs oder in der Glisson-Schlinge, bringt eine Entlastung.

Bei wiederkehrenden Schmerzen, die von der Halswirbelsäule ausgehen, ist eine Krankengymnastik mit Verhaltensschulung angezeigt.

Generell empfohlen werden kann eine mäßige sportliche Belastung, die einen Ausgleich zur einseitig sitzenden Körperbelastung erreichen soll.

Die Behandlung des durch Abnutzung oder durch eine Bandscheibenvorwölbung hervorgerufenen Zervikalsyndroms ist schwieriger. Hier ist oftmals eine zusätzliche medikamentöse Behandlung mit Antirheumatika, der Infiltration schmerzhafter Muskelpunkte (Triggerpunkte) ggf. auch von Cortisoninjektionen erforderlich. Spezielle, in der „manuellen Therapie" geschulte Krankengymnasten können eine Entlastung des Nervs durch gezielten Zug an Halswirbelsäule und Kopf erreichen.

Bleiben die Beschwerden über lange Zeit bestehen bzw. bestehen neurologische Ausfälle (z. B. Lähmung eines Muskels), so kann eine operative Entlastung angezeigt sein.

Prognose

Die Prognose des muskulär bedingten Zervikalsyndroms ist günstig. Da die beschwerdefreien Patienten jedoch meist ihre Tätigkeit wieder aufnehmen, sind Rückfälle vorprogrammiert. Sehr viel hängt von dem aktiven Umgehen mit diesen Beschwerden ab. Kurze gymnastische Übungen während der Arbeit, eine Veränderung des Arbeitsplatzes, die Anschaffung eines bandscheibengerechten Stuhles oder die Umstellung von Bildschirm und Tastatur können solche Rückfälle vermeiden. Durch eine konsequente Behandlung kann auch bei abnutzungsbedingten Zervikalsyndromen in den allermeisten Fällen eine weitgehende Linderung oder ein völliges Verschwinden der Beschwerden erreicht werden.

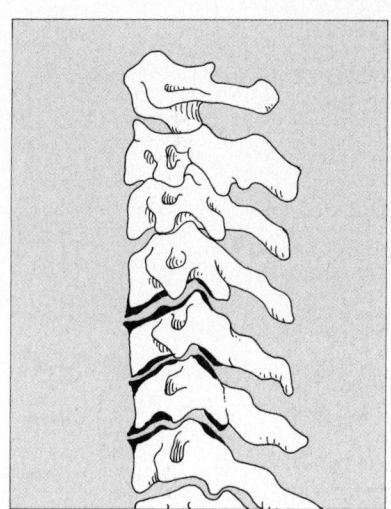

Abb. **109** Bei therapieresistentem Zervikalsyndrom finden sich häufig eine ausgeprägte Osteochondrose und Unkarthrose der Halswirbelsäule

Wichtige diagnostische und therapeutische
Verfahren in der Orthopädie

Definition

Absetzung eines Gliedmaßenabschnittes.

Indikation

Die Amputation einer Gliedmaße bzw. eines Gliedmaßenabschnittes ist dann erforderlich, wenn dieses Körperteil in einer Weise erkrankt ist, daß es weder durch konservative noch operative Maßnahmen erhalten werden kann bzw. von ihm eine lebensbedrohliche Gefährdung des Gesamtorganismus ausgeht. Als typische Beispiele können schwerste Verletzungen des Armes oder Beines mit langstreckiger Zerstörung von Blutgefäßen und Nerven sowie Weichteilen und Knochen genannt werden (z. B. schwerer Verkehrsunfall mit schwerwiegenden Quetschverletzungen). Auch durch die Entstehung eines Krebses im Knochen oder dem Weichgewebe, der sich auf andere Weise nicht mehr behandeln läßt, kann eine Indikation zur Amputation gegeben sein.

In seltenen Fällen wird man sich bei funktionsunfähigen, schmerzhaften, schlecht durchbluteten und in ihrer Ernährung gestörten Gliedmaßenabschnitten zur Amputation entschließen (z. B. nach Fingerverletzung, die in extremer Fehlstellung verheilt ist, oder bei einem durchblutungsgestörten Unterschenkel nach schwerer Osteomyelitis, die nicht zur Abheilung kommt und die Lebensqualität des Patienten beeinträchtigt).

Therapeutischer Nutzen

Die Genesung des Patienten schreitet nach einer Amputation rasch fort. Bei korrekter Operationstechnik und konsequenter, frühzeitiger Versorgung mit Körperersatzstücken ist in vielen Fällen eine weitgehend komplette Rehabilitation möglich.

Während der Ersatz der oberen Extremität im Hinblick auf die Funktion erhebliche Schwierigkeiten bereitet und ein Kunstarm nur wenig Funktion übernehmen kann, ist durch die Versorgung mit einer Unter- oder Oberschenkelprothese eine gute Gehfähigkeit erzielbar. Der betroffene Patient kann zumeist in seinem alten Beruf wieder arbeiten und viele Sportarten ausführen.

Mögliche Nebenwirkungen

Allgemeines Operationsrisiko, schlechte Stumpfdeckung, mangelnde Belastbarkeit des Stumpfes, Phantomschmerzen.

Alternative Behandlungsverfahren

Nur in sehr wenigen Fällen wird eine Alternative überhaupt zur Verfügung stehen. Die Indikation zur Amputation wird heute bereits sehr eng gestellt.

Definition

Gelenkversteifung. Operatives Verfahren, mit dem ein funktionsuntüchtiges oder schmerzhaftes Gelenk versteift wird.

Indikation

Gelenke, die in ihrer Funktion hochgradig beeinträchtigt sind und/oder dem Patienten erhebliche Schmerzen bei einer vorhandenen Restbeweglichkeit verursachen, können eine Indikation zur Arthrodese sein. Ein Beispiel wäre ein stark schmerzhaftes, arthrotisch verändertes und bandinstabiles Kniegelenk. U. a. können die folgenden Gelenke versteift werden: oberes und unteres Sprunggelenk, Hüftgelenk, Hand- und Fingergelenke usw.

Therapeutischer Nutzen

Die Arthrodese beseitigt ein Gelenk, das für den Betreffenden bereits funktionsunfähig war. Nach kompletter knöcherner Durchbauung ist der versteifte Gliedmaßenabschnitt schmerzfrei. An den unteren Extremitäten besteht eine gute Belastbarkeit.

Mit Ausnahme einer evtl. Metallentfernung sind keine weiteren Eingriffe notwendig.

Im Bereich der Hand- und des Handgelenkes kann durch die Versteifung eine wesentliche Verbesserung der Gesamtfunktion erreicht werden.

Abzuwägen ist die Arthrodese jeweils gegen andere, gelenkerhaltende bzw. bewegungserhaltende Operations- und Behandlungsverfahren.

Mögliche Nebenwirkungen

Allgemeines Operationsrisiko (Gefäß-, Nervenverletzung, Narkoserisiko, Gefahr der Infektion). Die gewünschte Gelenkversteifung kann Folgen auf die benachbarten Gelenke und die Gesamtstatik haben. Vor einer Arthrodese ist ein genauer Gelenkstatus zu erheben, um ungewollte Wirkungen auszuschließen. Eine sehr sorgfältige und ausführliche Aufklärung ist angezeigt!

Alternative Behandlungsverfahren

Weitere konservative Behandlung (Krankengymnastik, Versorgung mit Orthesen, künstlicher Gelenkersatz, gelenkresezierende Verfahren, Schaffung eines „künstlichen Falschgelenkes", Arthroplastik).

Definition

Röntgenkonstrastuntersuchung eines Gelenkes mit Luft, Gasen oder strahlenundurchlässigen Kontrastmitteln.

Indikation

Eine Arthrographie kann dann durchgeführt werden, wenn die klinische Untersuchung und das zusätzlich angefertigte Röntgenbild keine ausreichende Information über einen vorliegenden Krankheitsprozeß bzw. eine anatomische Veränderung ergibt. Das eingebrachte Kontrastmittel ermöglicht eine bessere Beurteilung der Gelenkstrukturen und der im Gelenk befindlichen Menisken, eventuellen freien Körper und weiteren Weichteilen.

Diagnostische Aussagekraft

Die diagnostische Aussagekraft liegt deutlich über der einer normalen Röntgenaufnahme. Da die Gelenke und die im Gelenk befindlichen Strukturen vom Kontrastmittel umspült werden, kommen indirekt auch die Weichteile und nicht Schatten gebende freie Gelenkkörper zur Darstellung. Darüber hinaus breitet sich das Kontrastmittel im gesamten Gelenkinnenraum aus und ermöglicht so Aussagen über Ausbuchtungen und Verletzungen der Gelenkkapsel. Mittels der Arthrographie können Risse in der Rotatorenmanschette des Schultergelenkes, Verletzungen des Meniskus und die Lagebeziehung zwischen Hüftkopf und Hüftpfanne bei einem luxierten Hüftgelenk des Säuglings festgestellt werden.

Mögliche Nebenwirkungen

Keimeinbringung durch Punktion, allergische Reaktion auf Kontrastmittel (Jodallergie!).

Alternative diagnostische Verfahren

Untersuchung durch Ultraschall, Arthroskopie (Gelenkspiegelung), Probearthrotomie (Gelenkeröffnung), Computertomographie.

Definition
Operative Mobilisation von bewegungseingeschränkten oder eingesteiften Gelenken.

Indikation
Die Arthrolyse ist die am weitesten eingreifende Behandlungsmethode zur Lösung von Gelenkversteifungen. Je nach Ursache der Bewegungseinschränkung wird der Arthrolyse eine krankengymnastische Behandlung, die Therapie mit einem Beuge- und Streckquengel oder die Narkoseemobilisation vorausgehen. Nur wenn sich bei der Anwendung dieser konservativen Behandlungsmaßnahme keine ausreichende Besserung des Befundes ergeben hat, ist die Arthrolyse angezeigt. Das wird insbesondere bei stark funktionsbehinderten Schrumpfungen der Gelenkkapsel (z. B. Versteifung des Ellenbogens oder Hüftgelenkes in einer stark funktionsbeeinträchtigenden Fehlposition) oder bei ausgeprägten periartikulären Verkalkungen der Fall sein.

Therapeutischer Nutzen
Ziel der Arthrolyse ist die verbesserte Beweglichkeit des kontrakten Gelenkes. Durch diesen Eingriff läßt sich oftmals ein versteiftes Gelenk wieder vollständig oder teilweise beweglich machen.

Für den Patienten kann mit der Erweiterung des Bewegungsradius eine deutliche Verbesserung der Lebensqualität verbunden sein.

Als Beispiel mag die Versteifung eines Ellenbogengelenkes in weitgehend gestreckter Position dienen. Ein solches Ellenbogengelenk behindert stark, der Patient ist nicht in der Lage, den Bissen zum Mund zu führen. Auch wenn keine vollständige Beugung und Streckung durch den Eingriff erreicht wird, ist die Teilmobilisierung ein wesentlicher Gewinn für die Patienten.

Mögliche Nebenwirkungen
In der Regel sind Arthrolysen relativ ausgedehnte Operationen, die zu Nachblutungen führen können. Daneben besteht das allgemeine Operationsrisiko. Durch die großen Wundflächen besteht die Gefahr der erneuten Verklebung, so daß eine postoperative Umlagerung in Beugung und Streckung oder eine dauernde passive Bewegung bereits kurz nach der Operation erforderlich wird (passive motion).

Alternative Behandlungsverfahren
Fortführung der genannten konservativen Behandlungsverfahren.

Definition

Gelenkspiegelung.

Durch einen kleinen Hautschnitt wird ein optisches System von der Dicke eines Filzstiftes in das Gelenk eingeführt. Das Gelenk wird von innen ausgeleuchtet und kann in praktisch allen seinen Abschnitten betrachtet werden. Die Arthroskopie kann auch therapeutisch eingesetzt werden.

Indikation

Unklare Gelenkerkrankungen, bei denen sich anderweitig keine Diagnose sichern läßt, sind eine Indikation für die Arthroskopie.

Am weitesten entwickelt ist die Arthroskopie des Kniegelenkes. Sie wird eingesetzt bei einem Verdacht auf Verletzung der Menisken bzw. der Kreuzbänder, Veränderungen an den knorpeligen Gelenkflächen im Sinne eines Reizzustandes oder einer Arthrose. Mit ihrer Hilfe kann eine Biopsie (Probeentnahme) der Gelenkinnenhaut und eine Teilsynovektomie (Entfernung der Gelenkinnenhaut) durchgeführt werden.

Diagnostische Aussagekraft und therapeutischer Nutzen

Mit Hilfe der Arthroskopie läßt sich in den überwiegenden Fällen eine sichere Klärung des Gesundheitszustandes des Kniegelenkes erreichen. Darüber hinaus bekommt die therapeutische Arthroskopie immer mehr Gewicht. Es ist heute technisch möglich, die Entfernung eines Meniskus, die Beseitigung von freien Gelenkkörpern, eine Knorpelglättung, eine Teilentfernung der Gelenkinnenhaut und eine Bandrekonstruktion per Arthroskop durchzuführen.

Der wesentliche Vorteil besteht für den Patienten darin, daß keine Narben und funktionellen Einschränkungen verbleiben. Die Arthroskopie wird zunehmend auch an anderen Gelenken, so dem Schulter-, oberen Sprunggelenk, der Hüfte und des Ellenbogens mit Erfolg eingesetzt.

Mögliche Nebenwirkungen

Die Arthroskopie wird in der Regel mit einer Vollnarkose oder einer Teilkörperbetäubung (Spinalanästhesie) durchgeführt werden. Neben dem allgemeinen Narkoserisiko besteht grundsätzlich die Möglichkeit einer Infektion. Die Infektionsgefahr ist jedoch bei einer unter sterilen Bedingungen durchgeführten Arthroskopie als sehr gering zu veranschlagen.

Alternative diagnostische Verfahren

Vorangehen sollte immer die Röntgenaufnahme, ggf. auch Röntgenspezialaufnahmen, wie z. B. Röntgen-Schichtaufnahmen oder die Arthrographie, bei der ein Kontrastmittel in das Gelenk eingebracht wird.

Definition

Schuhzurichtung, bei der in Höhe der Mittelfußköpfchen eine rollenförmige Erhöhung der Sohle durchgeführt wird.

Die Ballenrolle wird mit einer Absatzangleichung verbunden.

Indikation

Die Ballenrolle entlastet den Mittel- und Vorfuß bei Erkrankungen, die den Abrollvorgang schmerzhaft machen.

Typische Beispiele hierfür sind die Großzehengrundgelenkarthrose, der Hallux rigidus, und die Arthrose bei Zustand nach Morbus Köhler I (Osteochondrose des Metatarsalköpfchens).

Therapeutischer Nutzen

Alleine oder in Kombination mit einer Einlagenversorgung läßt sich bei vielen Mittel- und Vorfußveränderungen durch die Ballenrolle eine wesentliche Linderung oder sogar Beschwerdefreiheit erzielen.

Mögliche Nebenwirkungen

Keine.

Alternative Behandlungsverfahren

In Extremfällen Verordnung eines orthopädischen Schuhes.

Bandage

Definition

Sammelbegriff für fast alle orthopädietechnischen Heil- und Hilfsmittel, die den Extremitäten oder Teilen der Extremitäten oder des Rumpfes anliegen und eine stabilisierende Funktion übernehmen. Die Bandagen sind aus elastischem Material gefertigt.

Indikation

Bandagen sind indiziert zur Behandlung posttraumatischer Veränderungen, arthrotischer Reizzustände und leichter Instabilitäten der Gelenke. Darüber hinaus können auch Tendopathien, muskuläre Insuffizienzen, rezidivierende Gelenkschwellungen und degenerative Beschwerden von seiten der Wirbelsäule mit speziellen Bandagen behandelt werden.

Therapeutischer Nutzen

Die Bandage stützt, komprimiert und wärmt, ohne die Beweglichkeit des betroffenen Körperabschnittes wesentlich einzuschränken. Je nach Wahl des Materials steht entweder der komprimierende, der stützende oder wärmende Effekt im Vordergrund.

Häufig verwandt werden Bandagen für die Sprung- oder Kniegelenke zur Behandlung leichter ligamentärer Insuffizienzen oder arthrotischer Reizzustände.

Die Epikondylitisbandage dient der Druckverteilung der Extensorenmuskulatur distal des Epicondylus humeri radialis.

Der therapeutische Nutzen ist je nach Grundkrankheit zu bewerten.

Mögliche Nebenwirkungen

Venöse Stauungszustände der distalen Extremitätenabschnitte, Gefahr der übermäßigen Schonung mit eintretenden Muskelatrophien, Gewöhnung.

Alternative Behandlungsverfahren

Wickel mit elastischen Binden, kurzfristige funktionelle Ruhigstellung im Tape- oder im Zinkleimverband, kurzfristige komplette Immobilisierung im Gips, gezieltes Muskelaufbautraining.

Definition

Operative Rekonstruktion eines frisch gerissenen Bandes.

Indikation

An vielen Gelenken sichern die Bänder eine schlüssige Führung des Gelenkes und eine exakte und sichere Kraftübertragung. Durch den Riß des Bandes entsteht eine Instabilität. Typische Beispiele sind das Sprung-, Knie-, Ellenbogen- und Schultereckgelenk. Je nach Schwere der Verletzung kann eine operative Bandrekonstruktion erforderlich werden. Die wichtigste Indikation für eine Bandnaht sind Rupturen der Kreuz- und Seitenbänder des Kniegelenkes.

Therapeutischer Nutzen

Durch eine Naht der zerrissenen Bänder wird eine anatomische Rekonstruktion der stabilisierenden Gelenkstrukturen erreicht.

Die Naht frisch verletzter Bänder ist um so wichtiger, je bedeutsamer die Bänder für die Stabilisierung des Gelenkes sind. Das Knie ist ein überwiegend ligamentär und muskulär geführtes Gelenk, bei dem die Instabilität eines oder mehrerer Bänder zu einer funktionellen Beeinträchtigung führt.

Mit Hilfe der operativen Versorgung des Bandes, unter Umständen unter zusätzlicher Benutzung von körpereigenem Gewebe oder Kunststoffgeweben zur Stabilisierung, kann die volle Funktionsfähigkeit des Kniegelenkes wiederhergestellt und spätere Folgeschäden, insbesondere die Entwicklung einer Arthrose, vermieden werden.

Sollten Bandrupturen am Kniegelenk in jedem Fall operativ versorgt werden, so können Risse des fibularen Seitenbandapparates am Sprunggelenk oder auch der ulnaren und radialen Seitenbänder und am Ellenbogengelenk auch mit gutem Erfolg konservativ behandelt werden. Hier spielen der Beruf und die zukünftige sportliche Belastung eine wesentliche Rolle.

Mögliche Nebenwirkungen

Allgemeines Operationsrisiko, Gefahr der Infektion sowie von Gefäß- und Nervenverletzungen, Möglichkeit der Entstehung einer Bewegungseinschränkung.

Alternative Behandlungsverfahren

Konservative Behandlung durch Ruhigstellung in Gips oder (beim Sprunggelenk) durch funktionelle Verbände bzw. einen Spezialschuh.

Definition

Operative Rekonstruktion von veralteten Bandrupturen unter Zuhilfenahme von körpereigenem oder Fremdgewebe (Kunststoffbänder, auch Bänder tierischer Herkunft).

Indikation

Eine Bandplastik ist angezeigt, sofern an dem betroffenen Gelenk eine alte Verletzung vorliegt, die zu einer hochgradigen Stabilitätseinbuße und einer verminderten Belastbarkeit des Gelenkes geführt hat. Am häufigsten wird dies am Knie der Fall sein, da das Kniegelenk überwiegend bandgeführt ist. Bei einem ausgeprägten Schlottergelenk entsteht eine Instabilität, die die Arthroseentstehung begünstigt.

Therapeutischer Nutzen

Durch die heute hochentwickelte Technik des Bandersatzes kann eine gute Funktionsfähigkeit des betroffenen Gelenkes wiedererlangt werden. Die damit gewonnene Verbesserung der Belastbarkeit sollte jedoch nicht zu risikoreichem Verhalten genutzt werden. Eine gelenkschonende Lebensweise ist nach einem großen Eingriff, wie der Bandplastik, angezeigt.

Kritisch zu betrachten, wenngleich nicht generell abzulehnen, ist die weitere Ausübung des Leistungssports, so z. B. des Fußballspiels und der Hallensportarten mit starker Belastung der Kniegelenke. Hierbei kommt es zu einer starken Belastung der rekonstruierten Bänder. Da innerhalb der ersten Monate nach dem Eingriff die Koordination und die muskuläre Führung noch unzureichend sind, besteht eine erhöhte Verletzungsgefahr. Viele Operateure empfehlen eine einjährige Pause in der Ausübung verletzungsträchtiger Sportarten (Fußball, Hallensportarten, Mannschaftssport, Tennis auf festen Böden usw.). Günstig sind Fahrradfahren und Dauerlauf.

Mögliche Nebenwirkungen

Allgemeines Operationsrisiko, Gefahr der Infektion, der Gefäß- und Nervenschädigung.

Da es sich um einen großen Eingriff handelt, besteht auch die Gefahr der postoperativen Verklebung und Bewegungseinschränkung.

Alternative Behandlungsverfahren

Krankengymnastische Behandlung zum Aufbau der stabilisierenden Muskulatur, Orthesenversorgung.

Definition

Bäder im warmen Wasser, bei denen der Patient krankengymnastische Übungen im Bad, in der Regel in einem Thermalbad oder in einem speziellen Bewegungsbad, ausführt.

Indikation

Die Bewegungsbäder dienen der Mobilisierung von Gelenken, der Kräftigung der Muskulatur und einer Verbesserung der neuromuskulären Koordination. Sie sind ebenso angezeigt bei degenerativen Veränderungen des Skelettsystems, insbesondere der Wirbelsäule und der großen Gelenke, wie auch während der Rekonvaleszenz nach großen orthopädischen Eingriffen.

Einen weiteren Anwendungsbereich stellt die Osteoporose dar.

Therapeutischer Nutzen

Bewegungsbäder haben alleine oder in Kombination mit anderen physikalischen Verfahren einen hohen Stellenwert.

Die Bewegung wird im warmen Wasser erleichtert, der Muskeltonus herabgesetzt. Das seelische Befinden verbessert sich.

Für den Patienten ist die Durchführung des Bewegungsbades mit einem deutlichen Erfolgserlebnis verbunden. Er selbst merkt, wie er im Wasser leichter als in der normalen Umgebung über seinen Körper verfügen kann.

Das Bewegungsbad soll dazu dienen, ein verbessertes Körperbewußtsein anzustreben und die gewonnene neue Bewegungsfreiheit auch zu Hause und in der gewohnten Umgebung zu nutzen.

Mögliche Nebenwirkungen

Bei einem längeren Bewegungsbad im warmen Wasser sind Nebenwirkungen von seiten des Herz-Kreislauf-Systems zu berücksichtigen. Bei Patienten mit Herz-Kreislauf-Leiden sollte ein Internist vor der Verordnung befragt werden.

Alternative Behandlungsverfahren

Krankengymnastik.

Definition

Probeentnahme.

Entnahme von Körpergewebe, meistens während einer Operation, einer diagnostischen Spiegelung oder mit Hilfe einer Biopsienadel zur feingeweblichen Untersuchung.

Indikation

Eine Biopsie ist dann angezeigt, wenn sich anhand des klinischen, des radiologischen und des Laborbefundes keine eindeutige Diagnose ergibt, eine diagnostische Klärung jedoch unbedingt angezeigt erscheint. Dies ist vor allem bei allen Veränderungen der Fall, bei denen der Verdacht einer bösartigen Geschwulstentstehung besteht.

Diagnostische Aussagekraft

Mit Hilfe der feingeweblichen, mikroskopischen, zum Teil auch chemischen Untersuchung läßt sich in der Regel eine sichere Aussage über den Krankheitsprozeß machen.

Mögliche Nebenwirkungen

Je nach Ort der Biopsie kann es an der Stelle der Probeentnahme zu einer Blutung kommen. Daneben besteht bei jeder Eröffnung der Haut die Möglichkeit des Eintritts von Krankheitskeimen. Dieses Risiko ist jedoch als sehr gering zu bewerten.

Alternative diagnostische Verfahren

Eine Biopsie wird nur dann angestrebt werden, wenn mit anderen Methoden keine sichere diagnostische Klärung möglich ist.

Definition

Einfaches diagnostisches Verfahren, bei dem die Geschwindigkeit der Senkung der Blutkörperchen und ihre Abtrennung von der Blutflüssigkeit gemessen werden können.

Indikation

Die Blutsenkung gehört zu den am häufigsten durchgeführten laborchemischen Untersuchungen. Sie ist angezeigt bei jedem Verdacht auf eine entzündliche Erkrankung. Eine niedrige Blutsenkung, bei der die Blutkörperchen in der ersten Stunde bis 10 mm und in der zweiten Stunde bis 20 mm absinken, ist als normal zu werten. Hohe Blutsenkungen von beispielsweise 50 mm in der ersten Stunde und 100 mm in der zweiten Stunde sprechen für eine starke allgemeine Entzündungsreaktion des Körpers (z.B. bei entzündlichem Gelenkrheuma).

Diagnostische Aussagekraft

Obwohl es sich bei der Blutsenkung um ein sehr einfaches Verfahren handelt, ist die diagnostische Aussagekraft als hoch zu bewerten.

Mit Hilfe der Blutsenkung ist es z.B. möglich, die Entwicklung einer Entzündung in Richtung Verschlechterung oder Ausheilung gut nachzuverfolgen und weitere therapeutische Schritte einzuleiten.

Bei einem Verdacht auf ein entzündliches oder malignes Geschehen kann die BSG gemeinsam mit anderen einfachen Laboruntersuchungen erste orientierende Hinweise geben.

Ein gewisser Prozentsatz der gesunden Bevölkerung weist konstitutionell eine hohe BSG auf, ohne daß daraus auf ein ernstes Leiden geschlossen werden kann. Sicherheitshalber sollte eine internistische Untersuchung erfolgen.

Mögliche Nebenwirkungen

Keine.

Alternative diagnostische Verfahren

Bestimmung des C-reaktiven Proteins (CRP), eines Entzündungsparameters.

Definition

Durchbewegen eines fibrös versteiften Gelenkes unter Schmerzausschaltung zur Lösung der bestehenden Verklebungen und Verwachsungen.

Indikation

Das Brisement forcé ist angezeigt zur Mobilisierung von Gelenksteifen bzw. Teilsteifen, bei denen sich durch eine aktive oder passive gymnastische Behandlung keine Verbesserung der Beweglichkeit erreichen läßt.

Therapeutischer Nutzen

Als Folge von Verletzungen oder nach Operationen kann es zu Bewegungseinschränkungen in einzelnen Gelenken kommen.

Relativ häufig betroffen sind das Schulter- und das Kniegelenk. Läßt sich durch eine mobilisierende gymnastische Behandlung und durch den Einsatz von Schienen und Quengeln keine Verbesserung der Beweglichkeit erreichen, so kann das Brisement forcé indiziert sein. Da sich hierbei Verklebungen lösen und auch kleinere Einrisse der Kapsel entstehen können, ist eine Schmerzausschaltung, z. B. in einer kurzen allgemeinen Narkose, erforderlich. Hierdurch wird auch die reflektorische Muskelspannung ausgeschaltet.

Mögliche Nebenwirkungen

Da das Durchbewegen gegen Widerstand unter Schmerzausschaltung geschieht, sind Verletzungen der die Gelenke umgebenden Weichteilstrukturen möglich. Bei Patienten, die an einer Osteoporose leiden, besteht auch die Gefahr von Frakturen. Patienten mit einer Algodystrophie (Morbus Sudeck) dürfen nicht durch ein Brisement forcé behandelt werden, da sonst eine weitere Verschlechterung ihres Leidens eintritt.

Alternative Behandlungsverfahren

Belassen der Funktionseinschränkungen, alleinige Fortführung der krankengymnastischen Therapie, operative Revision.

Definition

Behandlungsverfahren, bei dem mit Hilfe von bandscheibenauflösenden Enzymen (Chymopapain) und Kollagenasen eine Auflösung der Bandscheibe erreicht wird. Die Medikamente werden durch Punktion unter Bildwandlerkontrolle in den gallertigen Nucleus pulposus eingebracht.

Indikation

Die Chemonukleolyse kann als alternatives Behandlungsverfahren bei therapieresistenten Lumbalgien und Lumboischialgien als Folge von Bandscheibenvorwölbungen und nichtsequestrierten Bandscheibenvorfällen angezeigt sein.

Therapeutischer Nutzen

Durch die enzymatische Auflösung des Nucleus pulposus läßt der Druck innerhalb der Bandscheibe nach. Dadurch wird das äußere Ringband, das die Bandscheibe umschließt und sie gegenüber dem Nervengewebe des Spinalkanals abgrenzt, entlastet. Der Druck auf die komprimierte Nervenwurzel bzw. die Kauda läßt nach, die Beschwerden des Patienten gehen zurück.

Der Erfolg wird um so höher sein, je exakter sich das vom Patienten geklagte Beschwerdebild und die Darstellung der Bandscheibenvorwölbung bzw. des Vorfalles in der Computertomographie und in der Myelographie entsprechen.

Von der Chemonukleolyse sind Patienten mit sequestrierten Bandscheibenvorfällen, unklarer und nicht eindeutiger Beschwerdesymptomatik, stärkeren degenerativen Veränderungen und einer psychosomatischen Mitbeteiligung der Rückenbeschwerden auszuschließen.

Mögliche Nebenwirkungen

Da es sich um ein gewebeauflösendes Präparat handelt, können bei falschem Sitz der Nadel auch Nekrosen in der Nachbarschaft entstehen. Deshalb ist der sichere Sitz der Nadel mit einer Kontrastdarstellung des Bandscheibenraumes (Diskographie) zu überprüfen. Langfristig ist mit degenerativen Veränderungen im behandelten Segment zu rechnen, da die Pufferfunktion der Bandscheibe bewußt beeinträchtigt wird.

Alternative Behandlungsverfahren

Konservative Therapie, physiotherapeutische, krankengymnastische und medikamentöse Behandlung. Konventionelles neurochirurgisches Vorgehen mit operativer Entlastung der Bandscheibe, ggf. perkutane Nukleotomie.

Definition

Behandlungsverfahren, bei denen Verkantungen (Blockierungen) in Gelenken bzw. einzelnen Abschnitten der Wirbelsäule gelöst werden können.

Indikation

Die Chirotherapie ist dann angezeigt, wenn nachweislich Gelenkverkantungen oder Blockierungen einzelner Bewegungssegmente der Wirbelsäule oder der Gelenke bestehen. Rheumatisch-entzündliche, tumoröse Krankheitsprozesse müssen ebenso ausgeschlossen werden wie schwere Veränderungen der Bandscheiben oder eine Osteoporose.

Therapeutischer Nutzen

Die Chirotherapie bringt die besten Behandlungsergebnisse, wenn die Ursache der Beschwerden ausschließlich in einer Fehlposition einzelner Gelenkanteile liegt. Mit der Mobilisation tritt rasch Beschwerdefreiheit ein.

Der wesentliche Wert der Chirotherapie besteht darin, daß bei richtiger Indikation ein nebenwirkungsarmes Behandlungsverfahren zur Verfügung steht, das den gesamten Organismus nicht belastet.

Mögliche Nebenwirkungen

Sofern Entzündungen, Tumoren oder schwere Bandscheibenveränderungen nicht berücksichtigt werden (vorheriges Röntgenbild), besteht die Möglichkeit erheblicher Komplikationen.

Alternative Behandlungsverfahren

Physikalische Therapie, Wärmebehandlungen, Neuraltherapie, stabilisierende Verbände, muskelentspannende Medikamente.

Definition

Radiologisches Verfahren, mit dem auch Weichteile dargestellt werden können. Die unterschiedlichen Gewebe absorbieren Röntgenstrahlen in jeweils charakteristischer Weise. Durch die Strahlenabsorption kann mit Hilfe eines Computers ein Schnittbild angefertigt werden, bei dem auch die Weichteilstrukturen erscheinen.

Indikation

Die Computertomographie ist dann indiziert, wenn sich mit Hilfe der klinischen und radiologischen Untersuchung keine eindeutige Diagnose stellen läßt, aber der Verdacht auf Weichteilveränderungen besteht, die weiter abgeklärt werden müssen. Das typische Beispiel in der Orthopädie ist der Bandscheibenvorfall.

Diagnostische Aussagekraft

Durch das feine Auflösungsvermögen der Computertomographie und die exakte Darstellung und Differenzierung der unterschiedlichen Weichgewebe ist die diagnostische Aussagekraft der Computertomographie als sehr hoch zu bewerten.

Sie wird immer dann in Frage kommen, wenn sich aus der Stellung einer exakten Diagnose weitere therapeutische Schritte ergeben (Operationsplanung bei einem Bandscheibenvorfall, Weichteiltumor im Bereich der Wirbelsäule usw.).

Mögliche Nebenwirkungen

Da es sich um ein radiologisches Verfahren handelt, ist die Indikation auch unter dem Gesichtspunkt des Strahlenschutzes zu stellen.

Alternative diagnostische Verfahren

Röntgen, Kernspintomographie, Myelographie.

Desault-Verband

Definition

Schultergelenkverband, der nach dem französischen Chirurgen Pierre Jos. Desault (1744–1795) benannt ist.

Dabei wird der Oberarm an den Brustkorb fixiert, während der Unterarm in rechtwinkliger Stellung am Körper verbleibt. Die Hand wird nicht in den Verband mit einbezogen.

Indikation

Der Desault-Verband stellt Schulter und Oberarm ruhig. Er ist zur kurzfristigen Ruhigstellung nach Schultergelenkluxationen, Oberarmbrüchen, schweren Prellungen und Operationen im Bereich von Schulter, Oberarm und Ellenbogengelenk angezeigt.

Therapeutischer Nutzen

Der Desault-Verband bewirkt eine gute Stabilisierung von Schulter und Oberarm. Durch ihn werden rasch Schmerzen gelindert, ein vorhandenes Ödem kann sich zurückbilden.

Der Desault-Verband sollte immer nur so kurz wie möglich belassen werden, da sonst die Gefahr einer Einsteifung im Schultergelenk besteht! Zum Beispiel: Ruhigstellung bei subkapitaler Humerusfraktur 3–7 Tage.

Mögliche Nebenwirkungen

Einsteifung der Schulter! Durch Anlegen von strangulierenden Binden Gefahr der Hautschädigung.

Auf eine schweißabsorbierende Auspolsterung der Schulter ist zu achten.

Alternative Behandlungsverfahren

Gilchrist-Verband, ggf. Oberarmhängegips (subkapitale Humerusfraktur).

Definition

Reizstrombehandlung, bei der ein- oder zweiphasig gerichtete Wechselströme mit einer unterlegten Gleichstromkomponente erzeugt werden.

Indikation

Je nach Stromform und Dosierung werden diadynamische Ströme zur Behandlung der folgenden Erkrankungen eingesetzt:

Stromform CP: Distorsion, Kontusion, Muskelzerrungen, Periarthropathien, Tendinosen.
Stromform LP: Myalgien, Myogelosen, Lumbago.

Darüber hinaus können auch Schmerzzustände nach Verletzungen, dem Morbus Sudeck und Inaktivitätsatrophien mit diadynamischen Strömen therapiert werden.

Therapeutischer Nutzen

Durch die Anwendung diadynamischer Ströme wird eine Hyperämisierung und Analgesierung erreicht. Es kommt zu einer Abnahme des krankhaft erhöhten Muskeltonus. Die resorptiven und regenerativen Vorgänge werden beschleunigt.

Mögliche Nebenwirkungen

Aktivierung bestehender Entzündungen, Beeinflussung von Herzschrittmachern (Kontraindikation!); Patienten mit Osteosynthesen sollten von der Behandlung ausgeschlossen werden.

Alternative Behandlungsverfahren

Stabile Galvanisation, Iontophoresen, Interferenzstrom, Therapie nach Nemec, Kombination von Diadynamik und Hochvoltanwendungen mit Ultraschall, medikamentöse Behandlung.

Einlagen

Definition

Auswechselbare, zumeist individuell angepaßte Fußbettung, die im Schuh getragen wird.

Indikation

Je nach Fußveränderung, Fußform und Alter des Patienten steht die korrigierende oder die unterstützende Wirkung im Vordergrund. Je jünger die Patienten sind, desto eher wird man eine Korrektur anstreben.

Bei älteren Patienten, bei denen sich abnutzende Veränderungen in den Gelenken nachweisen lassen, kann die Einlage nur einen unterstützenden Effekt (Fußbettung) haben.

Therapeutischer Nutzen

Bei richtiger Indikation kann die Einlage Fußbeschwerden deutlich lindern bzw. Fußfehlformen tendenziell günstig beeinflussen.

Die Einlage ist auf den jeweils getragenen Schuh und auf die körperliche Belastung abzustimmen.

Abgestimmt auf Fußform, Schuhe und körperliche Belastung, werden unterschiedliche Materialien wie Kork-Leder, Plexiglas-Leder, Plexiglas und andere Kunststoffe mit Lederüberzug verwandt.

Mögliche Nebenwirkungen

Eine nicht korrekt angefertigte und kontrollierte Einlage kann durch eine Störung der Statik zu Schmerzen im Bereich des Fußes führen. Einlagen, die nicht paßgerecht sind, sollten umgearbeitet werden.

Alternative Behandlungsverfahren

Bequemes Schuhwerk mit bereits eingebauter Fußbettung, Spreizfußbandagen, entlastende Verbände.

Definition

Neurologisches Meßverfahren, mit dem Aktionspotentiale mit Hilfe von Nadel- oder Oberflächenelektronen analysiert werden können.

Indikation

Das EMG dient zum Nachweis neurogener oder muskulärer Schädigungen. Mit seiner Hilfe können Nervenwurzelkompressionen, z. B. an der Hals- oder Lendenwirbelsäule, objektiviert werden. Darüber hinaus läßt sich durch die Messung der Nervenleitgeschwindigkeit eine periphere Kompression des Nervs feststellen. Durch das EMG kann so z. B. das Karpaltunnel-Syndrom (Kompression des N. medianus durch das Retinaculum flexorum) objektiviert werden.

Diagnostische Aussagekraft

Der diagnostische Wert des EMG ist hoch. Es bereichert die orthopädische und neurologische Diagnostik und läßt eine neurogene oder myogene Schädigung quantitativ beurteilen. Auf diese Weise kann das EMG mithelfen, Entscheidungen für operative Eingriffe abzusichern.

Eine Karpaltunnelspaltung beim Vorliegen einer Medianuskompression wird nur bei einer Beeinträchtigung der Nervenleitgeschwindigkeit eine wesentliche Besserung der Symptomatik zur Folge haben.

Mögliche Nebenwirkungen

Keine, mit Ausnahme der Schmerzen beim Einstechen der Nadelelektroden.

Elektrotherapie

Definition

Anwendung von elektrischen Strömen zur Behandlung von Erkrankungen und Veränderungen im Bereich des Skelettsystems. Man unterscheidet eine große Anzahl von elektrotherapeutischen Verfahren, die in den Bereich der Niederfrequenz (0–1000 Hz), den Bereich der Mittelfrequenz (1000 Hz bis 300 kHz) und den Bereich der Hochfrequenz (über 300 kHz) eingeteilt werden.

Indikation

Die Elektrotherapie weist ein umfangreiches Indikationsgebiet auf. Nahezu alle orthopädischen Erkrankungen können mit den unterschiedlichen Verfahren der Elektrotherapie behandelt werden. Als Beispiele seien genannt: Nervenreizungen, schmerzhafte Muskelverspannungen, Sehnenansatzentzündungen, aktivierte Arthrosen, Verletzungen der Muskeln, Sehnen, des Knochens usw.

Therapeutischer Nutzen

Der wesentliche Wert der Elektrotherapie besteht in einer Aktivierung des Stoffwechsels, in einer Durchblutungsverbesserung und Normalisierung des Abtransports von verbrauchten Stoffwechselprodukten, in einer schmerzlindernden, reizmindernden oder auch reizanregenden Wirkung.

Die Elektrotherapie wird oft in Kombination mit anderen Verfahren, z. B. einer Eisbehandlung, einer Wärmetherapie, Massagen oder auch krankengymnastischen Übungen, verordnet.

Mögliche Nebenwirkungen

Patienten mit Herzschrittmachern sollten von den meisten elektrotherapeutischen Verfahren ausgenommen werden. Bei Anwendung hoher Energien besteht die Möglichkeit einer Gewebeschädigung.

Alternative Behandlungsverfahren

Packungen, Massagen, krankengymnastische Behandlung. Injektionen.

Definition

Spezielles Osteosyntheseverfahren bei der Behandlung von Schenkelhals-
und proximalen Oberschenkelbrüchen, das von dem Wiener Chirurgen Jo-
seph E. Ender entwickelt wurde. Hierbei werden mehrere gebogene, elastische Stahlnägel, die den ganzen Markraum ausfüllen, vom inneren Ober-
schenkelkondylus in den Schenkelhals und den Hüftkopf eingeschlagen.

Indikation

Die Ender-Nagelung ist vor allem bei älteren Menschen, die einen Schenkelhalsbruch oder eine per- oder subtrochantäre Fraktur erlitten haben,
angezeigt.

Therapeutischer Nutzen

Mit mehreren Nägeln, die den Markraum ausfüllen, wird die Bruchstelle
stabilisiert. Die Bruchfragmente werden den elastischen Nägeln „aufgefä-
delt". Sie übernehmen die Last, die das verletzte Bein sonst nicht tragen
könnte.

Es handelt sich bei der Ender-Nagelung um ein technisch einfaches und
zeitlich nicht aufwendiges Verfahren, das auch bei Patienten in reduziertem
Allgemeinzustand Anwendung finden kann. Sie können rasch mobilisiert
werden. Durch Vermeidung einer längeren Bettlägerigkeit wird die Kom-
plikationsrate (Thrombose, Embolie, Dekubitus usw.) gering gehalten.

Mögliche Nebenwirkungen

Im Gegensatz zu anderen operativen Verfahren wird bei der Ender-Nagelung keine exakte, 100%ige anatomische Rekonstruktion angestrebt.
Leichtere Drehfehlstellungen und Verkürzungen können auftreten. Intra-
und postoperativ besteht die Gefahr, daß die Nägel durch den Hüftkopf in
das Hüftgelenk durchtreten. Allgemeines Operations- und Narkoserisiko.

Alternative Behandlungsverfahren

Osteosynthese mit Platten und Schrauben; künstlicher Hüftgelenkersatz;
bei gestauchten Abduktionsfrakturen ist auch eine konservative Behandlung möglich.

Definition

Körperersatzstück aus Fremdmaterial. In der Orthopädie handelt es sich um Teile, die den jeweiligen Gelenkstrukturen nachempfunden sind und ein Gelenk teilweise oder komplett ersetzen bzw. dessen Funktion übernehmen. Bei einem vollständigen Ersatz von Kopf und Pfanne spricht man auch von einer Totalendoprothese (TEP).

Indikation

Eine Endoprothese kann zur Anwendung kommen, sofern das Gelenk durch eine Erkrankung weitgehend zerstört und in seiner Funktion hochgradig beeinträchtigt ist. Zumeist bestehen in diesem Zustand auch erhebliche Schmerzen. Indikationen für den Einbau einer Endoprothese sind schwere Arthrosen des Hüft- oder Kniegelenkes. Eine Endoprothese kann auch bei einer tumorösen Zerstörung des Gelenkes notwendig werden.

Therapeutischer Nutzen

Durch die Implantation einer Endoprothese wird die Gelenkfunktion voll oder teilweise wiederhergestellt. Vielfach verschwinden die Schmerzen vollständig. Gerade an den unteren Extremitäten ist der künstliche Ersatz des Hüft- und Kniegelenkes weit entwickelt. Durch eine entsprechende Operation kann die Lebensqualität des Betreffenden verbessert, die Selbständigkeit erhalten und eine Pflegebedürftigkeit bzw. ein langes Krankheitslager vermieden werden.

Mögliche Nebenwirkungen

Allgemeines Operationsrisiko, Osteomyelitis, Gefahr der mangelnden knöchernen Abstützreaktion am Knochen bei zementfreien Prothesen, Gefahr der Prothesenlockerung, periartikuläre Verkalkungen der Weichteile, besondere operationstechnische Schwierigkeiten, die die Vorteile der Endoprothese nicht zur Entfaltung kommen lassen (Verankerungsschwierigkeiten, Achsenfehlstellungen usw.).

Alternative Behandlungsverfahren

Konservative Behandlung mit den unterschiedlichen Formen der Physiotherapie und Krankengymnastik. Medikamentöse Behandlung. Apparateversorgung, Gelenkversteifung oder Gelenkresektion mit der Ausbildung eines gewollten, künstlichen Falschgelenkes (Arthroplastik).

Definition

Orthopädietechnisches Hilfsmittel zur Behandlung der Epicondylitis humeri radialis und ulnaris.

Hierbei wird eine Bandage oder Spange am proximalen Anteil des Unterarms so angelegt, daß die am äußeren oder inneren Oberarmknorren ansetzende Streck- bzw. Beugemuskulatur der Hand und der Finger entlastet wird.

Indikation

Die Epikondylitisbandage und -spange kommt vor allem bei der chronischen bzw. protrahiert laufenden Epicondylitis humeri radialis zur Anwendung. Sie kann auch zur Prophylaxe bei dem Wiederauftreten einer Epikondylitis angewandt werden. Dies ist z. B. bei schweren körperlichen Arbeiten, die mit einer gleichförmigen mechanischen Bewegung der Hand verbunden sind, der Fall. Beliebt ist die Epikondylitisbandage zur begleitenden Behandlung des „Tennisellenbogens" bei Tennisspielern.

Therapeutischer Nutzen

Eine distal der Oberarmknorren einwirkende Pelotte führt zu einer Druckerhöhung der Muskulatur vor ihrem Ansetzen am Epikondylus. Hierdurch soll eine Zugentlastung von den in das Periost und den Knorren einstrahlenden Sehnen und Muskeln der Unterarmmuskulatur erreicht werden.

In der Regel reicht die Behandlung der Epikondylitis mit der beschriebenen Bandage alleine nicht aus. Es müssen zusätzlich physiotherapeutische Anwendungen (z. B. Eis, Ultraschall, Elektrotherapien, Querfiktion, medikamentöse Infiltration usw.) durchgeführt werden.

Bewährt hat sich die Epikondylitisbandage bei Patienten, die ihren Arm nicht schonen wollen oder können und dem Beruf bzw. Sport (Tennis) in gewohnter Weise nachgehen.

Zweifelsohne spielen auch psychologische Faktoren eine Rolle. Der Träger der Epikondylitisbandage wird durch das Hilfsmittel an die herabgesetzte Belastbarkeit und den schonenden Einsatz seiner Hand- und Unterarmmuskeln erinnert.

Mögliche Nebenwirkungen

Venöse Stauung, Schwellneigung des Unterarms bei Auswahl einer zu kleinen Bandage.

Alternative Behandlungsverfahren

Schonung vor Überbelastung, Eisumschläge, Salbeneinreibungen, Ultraschallanwendungen, Elektrotherapie, medikamentöse Infiltration mit Cortisonpräparaten.

Ergotherapie

Definition

„Arbeitstherapie". Die Ergotherapie dient der Schulung von Bewegungsabläufen nach Operationen und bei schweren orthopädischen Erkrankungen.

Indikation

Die Ergotherapie ist dann angezeigt, wenn als Folge einer Erkrankung bzw. einer Operation funktionelle Einschränkungen im Bereich der Sehnen, Muskeln oder Gelenke bestehen (Zustand nach Endoprothesenoperation, Entfernung der Gelenkinnenhaut/Synovektomie, Eingriffen bei rheumatoider Arthritis, Verletzungen usw.).

Therapeutischer Nutzen

Mit Hilfe der Ergotherapie wird der Patient wieder an die täglichen Verrichtungen und die Belastungen herangeführt, die ihn zu Hause und am Arbeitsplatz erwarten.

Die Ergotherapie stellt einen wesentlichen Teil der Rehabilitation dar.

Mögliche Nebenwirkungen

Keine.

Alternative Behandlungsverfahren

Zur Ergänzung können Krankengymnastik, Bewegungsbäder, Massagen usw. angezeigt sein.

Definition

Niederfrequente Reizstromtherapie mit exponentiellem oder dreieckförmigem Stromanstieg, der zu einer selektiven Reizung denervierter Muskeln führt (Mindestdauer 20–50 ms, Höchstdauer 500–1000 ms bei langer Pausendauer von 0,5–5,0 s).

Indikation

Die Exponentialstromtherapie ist das Mittel der Wahl bei der Behandlung schlaffer Lähmungen, die z. B. als Folge von Wurzelreizsyndromen oder Verletzungen aufgetreten sind.

Therapeutischer Nutzen

Die Exponentialstromtherapie regt den gelähmten Muskel zur Kontraktion an. Trotz fehlender körpereigener Innervation kommt es durch die Reizstromtherapie zu einer Kontraktion der Muskulatur. Die Muskulatur „arbeitet" und fällt damit nicht der sonst nach der Denervierung eintretenden Atrophie und Degeneration anheim. Der in die Muskulatur wieder einwachsende Nerv findet funktionsfähiges und kontraktiles Muskelgewebe vor. Die Rehabilitation des Patienten wird beschleunigt.

Mögliche Nebenwirkungen

Durch zu lange Behandlungszeiten, die über die Ermüdungsgrenze des Muskels hinausgehen, kann der günstige therapeutische Effekt in sein Gegenteil verkehrt werden.

Extensionsbehandlung

Definition

Entlastungsbehandlung der Wirbelsäule oder der Gelenke durch Zug. Je nach Ort der Erkrankung werden unterschiedliche Zugverfahren angewandt. An der Halswirbelsäule hat sich die Extension mit einer Schlinge, die um Kiefer und Hinterhaupt gelegt wird, bewährt (Glisson-Schlinge). Auf die Lendenwirbelsäule kann ein Zug über die rechtwinklig abgewinkelten Oberschenkel im Perlschen Gerät oder auch auf der schiefen Ebene durch das Anlegen eines Beckengurtes erreicht werden.

Auch eingesteifte Gelenke können im Rahmen der Krankengymnastik durch eine Extension leichter beweglich gemacht werden.

Indikation

Die Extension führt zu einer leichten Vergrößerung des Abstandes zwischen den benachbarten Knochen bzw. Gelenkanteilen. Dadurch kann z. B. ein Nerv, der sich durch eine Bandscheibenvorwölbung oder eine Abnutzung unter Druck befindet, wieder ausreichend Raum bekommen. Über eine Extension kann auch versucht werden, eine Muskelentspannung herbeizuführen. Zusätzliche Indikationen sind Arthrosen der Extremitätengelenke, vor allem der Hüft- und Schultergelenke.

Therapeutischer Nutzen

Extensionen werden in der Regel nur als begleitendes therapeutisches Verfahren angewandt. Sie können in Kombination mit Elektrotherapie, mit Wärme- oder Kältepackungen und mit Massagen oder Krankengymnastik eingesetzt werden. In den allermeisten Fällen wird eine Serie von Extensionen notwendig sein, um den gewünschten Effekt, z. B. die Entlastung des Nervs, zu erreichen.

Mögliche Nebenwirkungen

Von der fachgerecht ausgeführten vorsichtigen Extension ist bei korrekter Indikation keine relevante Nebenwirkung zu erwarten. Voraussetzung für die Verordnung einer Extension ist die vorherige Untersuchung, um Entzündungen, schwerwiegende Bandscheibenvorfälle u. ä. ausschließen zu können.

Alternative Behandlungsverfahren

Krankengymnastik, Bewegungsbäder, Massagen, Iontophoresen mit gewebeauflockernden Präparaten, Ultraschallbehandlungen zur Anregung des Stoffwechsels.

Definition

Anwendung von mineralischen und vulkanischen Schlämmen zur begleitenden Thermotherapie. Durch eine verringerte Wärmeleitfähigkeit besteht eine verzögerte Wärme- oder Kälteabgabe, die durch den Zusatz von Paraffinen erhöht werden kann.

Indikation

Fangopackungen werden überwiegend warm zur Behandlung von schmerzhaften Muskelverspannungen bzw. damit einhergehenden Zervikal-, Thorakal- und Lumbalsyndromen eingesetzt. Auch Überlastungen und Schmerzzustände der Extremitätenmuskulatur können mit Fangopackungen behandelt werden.

Bei der ruhenden bzw. aktivierten Arthrose kommen Warm- oder Kaltpakkungen in Frage.

Therapeutischer Nutzen

Durch die Überwärmung bei einer Anwendungstemperatur von 40 bis etwas über 50 °C kommt es zu einer Krampflösung der Muskulatur.

Hierdurch wird auch der Muskeltonus der gesamten Skelettmuskulatur herabgesetzt; die inneren Organe werden reflektorisch mit beeinflußt. Der Stoffwechsel wird erhöht, regenerative Vorgänge werden begünstigt.

Bei aktivierten Arthrosen und bei posttraumatischen Zuständen können kalte Fangopackungen eine Linderung und eine Besserung des Beschwerdebildes bewirken.

Besonders günstig wirkt sich die muskelauflockernde Anwendung warmer Fangopackungen bei der Vorbereitung auf eine Massage aus.

Mögliche Nebenwirkungen

Aktivierung von entzündlichen Prozessen und tumorösen Erkrankungen. Belastung von Herz, Kreislauf und Lunge. Patienten mit entsprechenden Erkrankungen sind von der Anwendung auszuschließen.

Alternative Behandlungsverfahren

Glühlicht, Heißluft, Kurzwellen- und Dezimeterwellenbestrahlungen.

Definition

Äußerer Festhalter. Bezeichnung für eine Osteosynthese, bei der die Stabilisierung der Fragmente durch Knochennägel bzw. Knochenschrauben, die mit einem äußeren Spannrahmen verbunden sind, garantiert wird.

Indikation

Die Stabilisierung mit einem Fixateur kann im Bereich sämtlicher Knochenabschnitte durchgeführt werden. Sie bewährt sich vor allem dann, wenn infizierte Wunden vorliegen, bei denen die Einbringung von Fremdmaterial am Erkrankungs- und Infektionsort nicht gewünscht ist. Die offene und die infizierte Fraktur sowie die Pseudarthrose sind eine Domäne des Fixateur externe.

Bei sicherer Frakturstabilisierung bleibt die Fraktur für eine Wundbehandlung frei. Umschließende Schienen, Gips usw. sind nicht erforderlich. Bei schweren Wirbelsäulenverletzungen bzw. Wirbelsäulenoperationen kann auch ein besonders konstruierter Fixateur externe zur Anwendung kommen.

Therapeutischer Nutzen

Der Fixateur externe ist einfach zu montieren. Die Fraktur wird sicher ruhiggestellt. Das Operationsrisiko ist gering. Eine wesentliche Infektionsgefährdung besteht nicht. Da sich die Knochenschrauben relativ weit von der Wunde entfernt befinden, kann eine offene Wundbehandlung durchgeführt werden. Eine nachträgliche Korrektur der Achsenstellung ist ohne Probleme möglich.

Mögliche Nebenwirkungen

Bohrlochosteomyelitis (Infektion im Verlauf der Knochenschrauben), Narbenbildung durch die perkutan eingebrachten Knochennägel, Unbequemlichkeit beim Tragen des äußeren Spannrahmens.

Alternative Behandlungsverfahren

Innere Osteosynthesen (Verwendung von nicht die Haut überschreitenden, am Knochen anliegenden Platten, Schrauben, Nägeln und Drähten), Gips- bzw. Schienenbehandlung.

Definition

Einbringen von Medikamenten bzw. von therapeutischen Lösungen mittels
Spritze in ein Gelenk.

Indikation

Gelenkinjektionen können bei entzündlichen, „aktivierten" Arthrosen angezeigt sein. Darüber hinaus werden sie angewandt bei stärkerem Gelenkverschleiß, um eine Besserung der Gleitfähigkeit des Knorpels und eine
Verlangsamung des Arthroseprozesses zu erreichen. Sonderformen der Gelenkinjektion sind die Injektion von Antibiotika zur Bekämpfung einer
Gelenkinfektion, die Injektion von zellwachstumshemmenden Präparaten
(Zytostatika) und die Einbringung von Substanzen, die krankhafte Wuche-
rungen der Gelenkinnenhaut zerstören (Synoviorthese).

Therapeutischer Nutzen

Der therapeutische Nutzen ist je nach verwandtem Präparat unterschiedlich
zu beurteilen. Eine entzündete, aktivierte Arthrose kann durch eine Injektion von Cortison in einen ruhenden Zustand überführt werden.

Sofern die Arthrose nur mäßig ausgeprägt ist, kann durch die Injektion von
wäßrigen Lösungen meist homöopathischer Zusammensetzung eine Verbesserung des Befindens erreicht werden. Die Mechanismen, auf denen die
Schmerzlinderung beruht, sind nicht aufgeklärt. Möglicherweise wirkt allein das Einbringen der Flüssigkeit durch die vom Körper nun einsetzende
Stoffwechselleistung zur Resorption (Aufsaugung) des Präparates.

Die Injektion von anderen Präparaten sind speziellen Krankheitsbildern
vorbehalten.

Mögliche Nebenwirkungen

Bei einer 1- bis 3maligen Injektion von Cortisonpräparaten sind keine wesentlichen, auf den Gesamtorganismus wirkenden Nebenwirkungen zu erwarten, sofern keine Stoffwechselstörungen vorliegen. Grundsätzlich besteht die Gefahr der Einbringung von Keimen in das Gelenk und einer
Infektion. Die Infektionsrate ist bei korrekter Injektionstechnik und Desin-
fektion gering. Sie wird in der Literatur auf 1:14000 beziffert.

Alternative Behandlungsverfahren

Physikalische und medikamentöse Behandlung, Arthroskopie, operative
Verfahren.

Definition

Aspiration von Gelenkflüssigkeiten mit einer Hohlnadel zu diagnostischen oder therapeutischen Zwecken.

Indikation

Schwellungen und Ergüsse eines Gelenkes nach Unfällen, beim Vorliegen einer rheumatischen Erkrankung oder aus ungeklärter Ursache sind eine Indikation für die Punktion. Die Punktion ist um so dringlicher, je größer der Erguß ist.

Therapeutischer Nutzen und diagnostische Aussagekraft

Die Punktion hat einen therapeutischen und einen diagnostischen Wert. Anhand der Untersuchung der Gelenkflüssigkeit (Synoviaanalyse) können zuverlässige Schlüsse auf die Schwere der Verletzung oder die Aktivität des Entzündungsprozesses gezogen werden.

Ein blutiger Gelenkerguß nach einer Verdrehung des Kniegelenkes sollte die weiterführende Arthroskopie zur Diskussion stellen. Die Analyse der Synovia bei unklaren oder rheumatischen Gelenkschwellungen gibt einen sicheren Hinweis auf die Genese des Ergusses.

Durch die Entfernung der Flüssigkeit werden Kapsel und Bänder vor einer Überdehnung geschützt und der Knorpel vor einer autolytischen Schädigung bewahrt. Nach der Punktion sollte ein Druckverband angelegt werden. Die Punktion kann mit der Einbringung von Medikamenten zur Behandlung des Kniegelenkergusses verbunden werden.

Mögliche Nebenwirkungen

Bei jeder Durchdringung der Haut mit einer Nadel besteht die Möglichkeit des Einbringens von Krankheitskeimen. Die Infektionsrate ist als gering zu bewerten. Nach neueren Statistiken muß in der Häufigkeit von 1:14 000 mit einer Gelenkinfektion gerechnet werden.

Alternative Behandlungsverfahren

Hochlagerung, kühlende Umschläge, Gabe von nichtsteroidalen Antirheumatika, Arthroskopie.

Definition

Ruhigstellung von Körperabschnitten durch Gipsschienen oder Gipsverbände.

Indikation

Eine Gipsbehandlung ist vor allem bei den folgenden Erkrankungen bzw. Verletzungen angezeigt: Knochenbrüche, Verrenkungen, Zerreißung von Gelenkkapseln, Sehnen und Bändern, schmerzhafte Reizzustände, Entzündungen, Infektionen usw. Ziel der Gipsbehandlung ist eine Ruhigstellung des betroffenen Körperabschnittes.

Therapeutischer Nutzen

Durch die Ruhigstellung kann der Knochenbruch ausheilen; andere akute Krankheitsprozesse klingen ab. Der Körper „kann sich in Ruhe selbst heilen".

Mögliche Nebenwirkungen

Der Nachteil der Gipsruhigstellung liegt in der Muskelabmagerung und schlechteren Ernährung der ruhiggestellten Körperregion. Aus diesem Grunde sollte der Gips nur bei wirklich notwendiger völliger Ruhigstellung ausgeführt werden. Oftmals kann er durch elastische Verbände ersetzt werden. Eine seltene Komplikation ist die sog. Sudecksche Heilentgleisung, bei der es zu einer hochgradigen Knochenentkalkung der Extremität kommt. Diese bedarf einer intensiven Behandlung. Ein zu eng angelegter Gips kann Schmerzen und Verletzungen der Haut verursachen. Jeder drückende oder schmerzende Gips ist dem behandelnden Arzt oder, außerhalb der Sprechstunde, einer chirurgischen Ambulanz vorzustellen, um Komplikationen zu vermeiden.

Alternative Behandlungsverfahren

Schienenruhigstellung, elastische und unelastische Verbände.

Girdlestone-Plastik

Definition

Behandlungsverfahren, bei dem eine infizierte Totalendoprothese der Hüfte entfernt wird und sich der proximale Femur am Darmbein abstützt. Die Benennung erfolgte nach dem englischen Chirurgen Gathorne Girdlestone (1881–1950), der bei Patienten mit einer infizierten Totalendoprothese sämtliches Fremdmaterial entfernte und damit eine eingeschränkte Hüftgelenkfunktion, ähnlich wie bei einer Resektionsarthroplastik, schuf.

Indikation

Die operative Entfernung der Hüftendoprothese ist bei einer Osteomyelitis angezeigt, da durch diese chronische Erkrankung das Leben und die Extremität des Patienten gefährdet sind. Sie ist ein Noteingriff.

Therapeutischer Nutzen

Der Patient wird vor dem schwerwiegenden und lebensgefährdenden Verlauf der Osteomyelitis bewahrt.

Die Funktion des Hüftgelenkes ist durch den Eingriff jedoch stark beeinträchtigt. Neben einer Verkürzung entsteht eine Außenrotation des Beines. Trotzdem kommen Patienten mit einer Girdlestone-Hüfte relativ gut zurecht. Sie sind in der Lage, alleine mit einer Schuherhöhung oder einem Stock zu gehen.

Mögliche Nebenwirkungen

Allgemeines Operationsrisiko.

Alternative Behandlungsverfahren

Bei einer akuten Osteomyelitis des Oberschenkels bzw. der Beckenknochen, die sich antibiotisch nicht zur Ruhe bringen läßt, ist allein dieser Eingriff indiziert.

Bei einer blanden, nicht akuten Osteomyelitis kann ein Prothesenwechsel mit der Einbringung von antibiotikahaltigem Knochenzement versucht werden. Das Risiko, daß die Osteomyelitis fortbesteht, ist jedoch erhöht.

Definition

Von Francis G. Glisson (1597–1677) entwickeltes Extensionsverfahren, bei dem über Hinterhaupt und Kinnlade ein in Längsrichtung wirkender Zug ausgeübt wird. Hierdurch kommt es zu einer Entlastung von Bandscheiben sowie kleinen Wirbelgelenken der Halswirbelsäule.

Indikation

Schmerzhafte Reizzustände der Halswirbelsäule, die durch degenerative Veränderungen verursacht werden, können mit der Glisson-Schlinge behandelt werden. Das gleiche gilt für leichtere Bandscheibenvorwölbungen. Die Glisson-Schlinge ist kontraindiziert, sofern es bei der Extension zu einer Schmerzverstärkung kommt. Eine zusätzliche Anwendung findet die Glisson-Schlinge bei der Extensionsbehandlung der Halswirbelsäule nach Frakturen sowie bei der präoperativen Vorbereitung von Skolioseoperationen.

Therapeutischer Nutzen

Durch die Entlastung der Bandscheibenräume und der Unkovertebralgelenke kommt es zu einer Reizminderung, die sich günstig auf den bestehenden Muskelhartspann auswirkt. Die Muskelspannung geht zurück, der Schmerz läßt nach.

Die Glisson-Schlinge wird in der Regel ergänzend zu anderen physikalischen und physiotherapeutischen bzw. krankengymnastischen Maßnahmen eingesetzt.

Mögliche Nebenwirkungen

Bei sequestrierten Bandscheibenvorfällen sowie bei einem unverhältnismäßig hohen Zug kann es zu einer Wurzelkompression und einer nachfolgenden Nervenschädigung kommen. Die Glisson-Extension sollte nur unter ständiger Anwesenheit eines Therapeuten durchgeführt werden.

Alternative Behandlungsverfahren

Physiotherapeutische Behandlung, Versorgung der Halswirbelsäule mit einer Zervikalstütze bzw. einem Schanz-Verband, medikamentöse Infiltrationsbehandlung mit Lokalanästhetika.

Hallux-valgus-Korrekturschiene

Definition

Orthese zur Korrektur des Hallux valgus (X-Zehe bei Spreizfuß).

Indikation

Der Hallux valgus ist durch eine Abweichung der Großzehe nach lateral und das Hervortreten des 1. Mittelfußköpfchens (Ballen) gekennzeichnet. Zur Korrektur der X-Stellung dient die Hallux-valgus-Schiene, bei der die Großzehe nach medial gezügelt wird.

Therapeutischer Nutzen

Die Hallux-valgus-Schiene wird nachts getragen. Sie dient der Vorbeugung einer weiteren Verschlechterung des Hallux valgus. Die Schiene kann nur ihre Wirksamkeit entfalten, wenn auch tagsüber bequemes und weites Schuhwerk getragen wird.

Empfehlenswert ist die Benutzung von Sandalen mit einem Steg zwischen der 1. und 2. Zehe.

Die Hallux-valgus-Schiene wird häufig nach Korrektureingriffen am Großzehengrundgelenk verordnet, um ein erneutes Abweichen der Zehe in die X-Stellung zu vermeiden (z. B. nach einer ⅓–⅔-Resektion des Großzehengrundgliedes, Brandessche Operation).

Mögliche Nebenwirkungen

Druckschäden der Haut.

Alternative Behandlungsverfahren

Pflasterzügelverbände zur Korrektur der Großzehe.

Definition

Auf den Leukozyten nachweisbares Antigen, das in der Diagnostik der Bechterewschen Erkrankung (Spondylitis ankylosans) Verwendung findet.

Indikation

Das HLA-B 27 sollte bei dem Verdacht auf eine entzündliche Wirbelsäulenerkrankung bestimmt werden, da 95 % der Patienten mit einer Bechterewschen Erkrankung Träger dieses Antigens sind.

Diagnostische Aussagekraft

Da auch ca. 5 % der Normalbevölkerung Träger des HLA-B 27 sind, kann auch bei einem positiven Ausfall dieser Laboruntersuchung noch keine sichere Aussage über das Vorliegen der Bechterewschen Erkrankung gemacht werden.

Im Zusammenhang mit anderen klinischen und radiologischen Befunden erhöht es jedoch die Wahrscheinlichkeit und kann somit die Diagnose untermauern.

Auch bei anderen Wirbelsäulenerkrankungen, so z. B. der Reiterschen Erkrankung und der Yersinia-Arthritis, ist das HLA-B 27 in einer überproportionalen Häufigkeit nachzuweisen.

Hoffmann-Daimler-Schiene

Definition
Spreizschiene zur Behandlung der Hüftgelenkdysplasie im Säuglingsalter.

Indikation
Läßt sich eine Hüftgelenkdysplasie trotz mehrmonatiger Behandlung mit einer Spreizhose nicht soweit bessern, daß es zu einer Ausdifferenzierung der Pfanne kommt, so ist die Versorgung mit einer Hoffmann-Daimler-Schiene angezeigt. Die Abduktion der Hüfte kann durch den Therapeuten eingestellt werden. Aus maximaler Abduktion wird mit zunehmender Ausdifferenzierung der Pfanne der Abspreizungswinkel verringert. Auch nach unblutiger Reposition in der Overhead-Extension mit folgender Gipsruhigstellung kann eine Versorgung mit der Hoffmann-Daimler-Schiene indiziert sein.

Therapeutischer Nutzen
Durch die Abduktion der Hüfte tritt der Hüftkopf tiefer in die Hüftpfanne ein. Dadurch erhält die Hüftpfanne einen Wachstumsreiz zur Ausdifferenzierung des Pfannendaches. Während auf das Zentrum der Hüfte Kraft einwirkt, wird Last von dem Rand der Pfanne abgenommen, die sich unbehandelt nach oben abflachen würde.

Die Kinder können bei fixierter Abspreizung die Hüften beugen. Ein Stehen und Gehen ist, wenngleich mit mäßiger Behinderung, möglich.

Mögliche Nebenwirkungen
Mit Ausnahme einer leichten Verzögerung beim Laufenlernen sind bei korrekter Indikation keine negativen Folgen zu erwarten.

Alternative Behandlungsverfahren
Spreizhose, Pavlik-Bandage, regional unterschiedliche Spreizschienen und Bandagen.

Definition

Orthese, die einen betroffenen Gliedmaßen- bzw. Körperabschnitt umfaßt (wie eine „Hülse") und ihn ruhigstellt.

Indikation

Ein Hülsenapparat kann zur Ruhigstellung der oberen oder unteren Extremitäten benutzt werden. Typische Beispiele für einen Hülsenapparat sind stabilisierende Orthesen, die Ober- und Unterschenkel breitflächig umfassen und ein Scharnier in Knie- bzw. Sprunggelenkhöhe haben. Entsprechende Konstruktionen sind auch für die oberen Extremitäten möglich. Ein Hülsenapparat kann bei Lähmungen, schweren Verletzungen der Gelenke mit Bandzerreißungen, Pseudarthrosen und anderweitig nicht korrigierbaren Gelenkfehlstellungen angezeigt sein.

Therapeutischer Nutzen

Durch die breitflächige Umfassung und Stabilisierung des versorgten Gliedmaßenabschnittes wird das therapeutische Ziel der Entlastung und Schmerzlinderung erreicht. Instabilitäten (Schlottergelenke) werden kompensiert, die Gelenkfunktion verbessert. Bei Lähmungen gibt der Hülsenapparat den notwendigen Halt.

Mögliche Nebenwirkungen

Beeinträchtigung der noch funktionstüchtigen Muskulatur; bei falschem Anlegen Druckstellen der Haut; bei der Verwendung hautunfreundlicher Materialien Entstehung von Ekzemen.

Alternative Behandlungsverfahren

Versorgung mit einem Schellenapparat, Schienenversorgung, operative Versteifung des ruhigzustellenden Extremitätenabschnittes.

Hydrotherapie

Definition
Sammelbezeichnung für unterschiedlich warme und kalte sowie dampfförmige Wasseranwendungen zu therapeutischen Zwecken. Zur Hydrotherapie gehören neben den Bewegungsbädern kalte und warme Güsse, an- und absteigende Ganz- oder Teilbäder, Überwärmungsbäder, Dampfbäder usw.

Indikation
Alle orthopädischen Leiden können auch mit Hilfe der Hydrotherapie behandelt werden. Die Hydrotherapie wird in der Regel als adjuvantes physiotherapeutisches Verfahren eingesetzt. In vielen Kurorten stellt die Hydrotherapie einen Schwerpunkt der Behandlung dar.

Therapeutischer Nutzen
Die Hydrotherapie gehört zu den sehr gut wirksamen und vom Patienten gern angenommenen Behandlungsverfahren. Je nach angewandter Methode steht der stoffwechselaktivierende, der bewegungsfördernde, der allgemein roborierende, der durchblutungssteigernde, der tonisierende oder der detonisierende Effekt im Vordergrund.

Auch außerhalb von Kurorten kommt der Bewegungstherapie im Wasser eine hervorragende Bedeutung zu. Unter Abnahme der Schwere kann der Patient, je nach orthopädischer Erkrankung bzw. nach operativen Eingriffen, seine Gliedmaßen und die Wirbelsäule bewegen. Durch die im Bewegungsbad herrschende Wärme wird die Muskelspannung herabgesetzt, die noch vorhandenen Schmerzen werden gelindert.

Mögliche Nebenwirkungen
Da zum Teil erhebliche Auswirkungen auf das Herz-Kreislauf-System durch die Hydrotherapie verursacht werden, sollten vor allem ältere Menschen mit Herz-Kreislauf- und Lungenleiden vorher internistisch untersucht werden.

Alternative Behandlungsverfahren
Krankengymnastik, Anwendung trockener Wärme, Elektrotherapie, medikamentöse Behandlung.

Definition

Orthese, die einen Fuß bei bestehender Behinderung bettet und das Tragen eines normalen Konfektionsschuhes bzw. eines orthopädischen Schuhes möglich macht.

Indikation

Nicht jede Fußfehlform läßt sich direkt mit einem orthopädischen Schuh versorgen. Darüber hinaus ist es oftmals günstiger, eine Fußbettung in einem Innenschuh vorzunehmen, der im normalen Konfektionsschuh getragen wird. Die Patienten fühlen sich durch einen solchen Schuh, der kosmetisch nicht zu erkennen ist, weniger behindert. Typische Indikationen sind der kontrakte Spitzfuß, spastische Fußfehlstellungen, Lähmungen der Fußmuskeln und andere schwere Fußverbildungen.

Therapeutischer Nutzen

Im Innenschuh wird der Fuß gebettet und fest umfaßt. Die Last beim Auftreten kann gleichmäßig auf den ganzen Fuß bzw. gezielt auf die belastbaren Anteile des Fußes übertragen werden. Über dem Innenschuh wird der normale oder orthopädische Schuh getragen, der unter Umständen mit entsprechenden Zurichtungen (z. B. Ballenrolle, mediale/laterale Sohlenerhöhung usw.) versehen ist. Durch Schuh und Innenschuh wird ein normales Gehen möglich.

Definition

Anwendung mittelfrequenter Ströme, bei dem zwei sich überlagernde elektrische Ströme ein elektrisches Feld aufbauen, das therapeutisch genutzt wird. Hierbei werden eine stehende Frequenz von ca. 4000 Hz und eine zweite schwankende Frequenz von 3900–4100 Hz benutzt.

Indikation

Da die Interferenzstromtherapie über einen hyperämisierenden, analgesierenden und resorptionsfördernden Effekt verfügt, können eine große Anzahl orthopädischer Erkrankungen mit dieser Stromform behandelt werden. Genannt seien: Arthrosen und degenerative Wirbelsäulenveränderungen, Periarthropathien, Tendopathien, Myalgien und posttraumatische Reizzustände.

Therapeutischer Nutzen

Je nach eingestellter Intensität und Frequenz wirkt die Therapie schmerzlindernd und detonisierend oder tonuserhöhend und kontraktionsanregend.

Die analgetische Wirkung ist gut, Ödeme werden besser resorbiert; es entsteht ein günstiger, durchblutungsfördernder Effekt.

Mögliche Nebenwirkungen

Aktivierung entzündlicher Prozesse, lokale Reizerscheinungen, bei falscher Dosis und Frequenzwahl Entstehung schmerzhafter Muskelverspannungen.

Alternative Behandlungsverfahren

Andere Formen der Reizstromtherapie, medikamentöse Verfahren, therapeutischer Ultraschall.

Definition

Sonderform der stabilen Galvanisation, bei der ionisierte Medikamente mit Wirkung des elektrischen Stroms in den Körper eingebracht werden.

Indikation

Mit der Iontophorese werden vorzugsweise Tendopathien, z. B. die Epicondylitis humeri, Arthrosen, Periarthropathien, Myalgien, Narben und Keloide sowie postoperative Schwellungszustände behandelt. Das hierbei verwandte Präparat ist je nach gewünschtem Effekt auszuwählen.

Therapeutischer Nutzen

Neben dem schmerzlindernden und resorptionsfördernden Effekt der stabilen Galvanisation ist das eingebrachte Medikament für die Wirkung verantwortlich.

Mit der Iontophorese steht ein nebenwirkungsarmes und effektives elektrotherapeutisches Verfahren zur Verfügung.

Anwendungsbeispiele

Rheumatisch-muskuläre Erkrankungen: Natrium salicylicum (von Kathode), Bienengiftsalbe (Anode), Histacon (Anode).

Schmerzbehandlung: Lokalanästhetika wie z. B. Novocain, Meaverin (Anode), posttraumatische Schwellungen (Hyaluronidase, Anode).

Behandlung subkutaner Entzündungen: Prednisolon (Anode).

In der Regel ist eine 1- bis 3%ige Konzentration der verwandten Lösungen ausreichend. Bei der Verwendung von Salben und Gelen wird das Präparat auf die Haut aufgetragen und mit dem entsprechenden feuchten Schwämmchen abgedeckt.

Mögliche Nebenwirkungen

Hautreizungen, allergische Reaktionen, Verätzungen bzw. Verbrennungen bei zu starker Stromstärke und Behandlungsdauer (nicht über $0,5\,mA/cm^2$). Erstbehandlung nur mit geringer Konzentration und kurzer Behandlungsdauer durchführen.

Alternative Behandlungsverfahren

Stabile Galvanisation ohne Medikamente, Ultraschallbehandlung, Ultraphonophorese, medikamentöse Therapie.

Isometrische Krankengymnastik

Definition
Tonuserhöhende Anspannübungen des Muskels ohne Verkürzung.

Indikation
Isometrische Krankengymnastik ist bei allen Erkrankungen und Veränderungen angezeigt, bei denen eine Bewegung eines betroffenen Gelenk- oder Wirbelsäulenabschnittes nicht indiziert ist, die Muskulatur jedoch gekräftigt werden soll. Typische Beispiele sind degenerative Veränderungen der Lendenwirbelsäule mit bestehender Lockerungssymptomatik, die Behandlung von Gelenkerkrankungen, bei denen eine starke Beugung zu einer Verschlechterung des Krankheitsbildes führt (z. B. *Chondropathia patellae*), postoperative Rehabilitation und Körperschulung.

Therapeutischer Nutzen
Isometrische Krankengymnastik kann dazu beitragen, postoperative Atrophien zu verhindern, die Muskulatur zu stärken und das Körpergefühl des Patienten zu verbessern.

Durch isometrische Übungen kommt es zu einer besseren Führung des Gelenkes bei gleichzeitiger Entlastung einzelner Strukturen (z. B. der Patella).

Mögliche Nebenwirkungen
Muskuläre Überlastung, Muskelfaserrisse, Reizzustände der Sehnen (Tendopathien).

Alternative Behandlungsverfahren
Andere krankengymnastische Behandlungsverfahren.

Definition

Behandlung durch Kälte mittels kalter Gase, Flüssigkeiten oder Eis.

Indikation

Eine Indikation für die Eisbehandlung sind entzündliche Erkrankungen des Skeletts. Die Behandlung läßt sich unproblematisch an Armen und Beinen ausführen. Der Effekt an der Wirbelsäule ist oftmals durch die reflektorisch eintretende Anspannung als ungünstig zu bewerten.

Typische Indikationen für die Kältebehandlung sind der echte Gelenkrheumatismus (rheumatoide Arthritis), geschlossene Verletzungen, Schwellungen und Entzündungen von Sehnenscheiden, Muskeln und Gelenken.

Therapeutischer Nutzen

Durch die Kälteeinwirkung werden die Gefäße tonisiert, eine vorhandene Schwellung geht zurück. Das Gewebe nimmt das Ödem eher auf. Gleichzeitig ist mit der Kälteanwendung eine Schmerzlinderung verbunden. Oftmals wird die Beweglichkeit des behandelten Gelenkes besser. Der überhitzte und schmerzhafte Gelenkabschnitt wird durch die Kältebehandlung in seinem Stoffwechsel normalisiert. Auch die nach der Kälteanwendung eintretende stärkere Durchblutung hat ihren Anteil an der günstigen Wirkung der korrekt angewandten Kältetherapie.

Mögliche Nebenwirkungen

Auszuschließen von einer Behandlung mit Kälte sind Patienten mit Durchblutungsstörungen und anderen organischen Erkrankungen (z. B. Zustand nach Herzinfarkt, erhöhter Blutdruck, Kälteallergie).

Bei zu intensiver Kälteanwendung kann es zu einer Schädigung des unterkühlten Gewebes kommen. Deswegen sollte eine Kältetherapie nur kurzzeitig und unter Kontrolle ausgeübt werden.

Alternative Behandlungsverfahren

Andere physikalische Behandlungsmethoden.

Kernspinresonanztomographie (Magnetresonanztomographie)

Definition

Bildgebendes Verfahren, das eine exakte, hochauflösende Darstellung des Körpers ohne Anwendung von ionisierenden Strahlen ermöglicht.

Es beruht auf der Messung und computerisierten Auswertung elektromagnetischer Wellen, die nach Anlage eines starken Magnetfeldes aus den Strukturen des Körpers austreten.

Indikation

Das Indikationsspektrum ist durch die geringe Verfügbarkeit und die immensen Kosten, die der Betrieb eines Kernspintomographen verursacht, begrenzt. Grundsätzlich können krankhafte Veränderungen des Knochens, des zentralen Nervensystems, der Muskeln und der inneren Organe dargestellt werden.

Die weitere Entwicklung und größere Verfügbarkeit von Kernspintomographen wird zu einer Ausweitung der Indikation auch im Bereich der Orthopädie führen. So ist vorstellbar, daß in Zukunft die Kernspintomographie an die Stelle der Computertomographie beim Nachweis des zervikalen oder lumbalen Bandscheibenvorfalles tritt.

Diagnostische Aussagekraft

Mit Hilfe der Magnetresonanztomographie lassen sich dreidimensionale Bilder jeder Körperregion darstellen. Sie zeichnen sich durch eine hohe Auflösung und Detailreichtum aus. So ist es am Kniegelenk möglich, Kreuzbänder und Menisken darzustellen und Risse des Meniskus bzw. der Kreuzbänder nachzuweisen.

Mögliche Nebenwirkungen

Keine.

Alternative diagnostische Verfahren

Röntgen (billig), Computertomographie (preiswerter und häufiger verfügbar).

Definition

Korrekturoperation (Osteotomie) der Wirbelsäule.

Indikation

Die Bechterewsche Erkrankung führt in manchen Fällen zu einer Wirbelsäulenversteifung in extremer Kyphosierung. Der Patient ist in einem solchen Fall nicht in der Lage, den Horizont zu sehen; der Blick ist auf die Erde gerichtet. Bei derart ausgeprägten Versteifungen kann eine operative Wiederaufrichtung der Wirbelsäule mittels einer Kolumnotomie angezeigt sein. Auch bei anderen hochgradig-kyphosierenden Wirbelsäulenveränderungen extremen Ausmaßes ist eine Korrektur durch eine Kolumnotomie möglich.

Therapeutischer Nutzen

Durch die Kolumnotomie wird eine Wiederaufrichtung der Wirbelsäule erreicht. Der Patient ist nach dem Eingriff wieder in der Lage, mit seinen Mitmenschen normal zu kommunizieren.

Da die Kolumnotomie nur bei einer versteiften Wirbelsäule durchgeführt wird, ist zwar eine Begradigung, jedoch keine Beweglichkeitszunahme von dem Eingriff zu erwarten.

Mögliche Nebenwirkungen

Es handelt sich um einen großen, operativ sehr aufwendigen Eingriff. Neurologische Komplikationen bis hin zu Querschnittslähmungen sind möglich.

Alternative Behandlungsverfahren

Hilfsmittelversorgung, um auch im Alltagsleben besser zurechtzukommen. Verstärkte krankengymnastische Übung der noch verbliebenen Restfunktion.

Kompressionsverband

Definition

Druckverband. Besondere Verbandanordnung zur Ausübung eines Druk-kes auf ein Gelenk bzw. einen Körperabschnitt.

Indikation

Druckverbände dienen der Erstversorgung stark blutender Wunden, der Behandlung von Weichteil- und Gelenkverletzungen direkt nach dem Unfallereignis, der Ödemvermeidung nach Eingriffen und der Ergußbildung nach Gelenkpunktionen.

Therapeutischer Nutzen

Ein korrekt angelegter Druckverband verkürzt die Heilungsdauer und vermeidet sekundär Komplikationen. Nach therapeutischen Eingriffen ist durch die Reduzierung der Ödemneigung eine schnellere Wiederherstellung der Funktion zu erwarten.

Mögliche Nebenwirkungen

Beeinträchtigung der arteriellen Durchblutung, des Venen- und Lymphabstroms, Gefahr der Nervenschädigung.

Alternative Behandlungsverfahren

Ruhigstellende Verbände ohne Druckausübung, Schienenverbände.

Definition

Die konservative Behandlung umfaßt alle therapeutischen Maßnahmen, bei denen keine operativen Eingriffe zur Anwendung kommen. Zu ihr gehören die physikalische Therapie ebenso wie die gymnastische und medikamentöse Behandlung.

Indikation

Die überwiegende Anzahl der orthopädischen Leiden kann mit konservativen Behandlungsverfahren gebessert oder gelindert werden.

Therapeutischer Nutzen

Je nach behandelter Erkrankung und verwandtem Verfahren unterschiedlich.

Mögliche Nebenwirkungen

Auch konservative Behandlungsmethoden können Nebenwirkungen haben. Allgemein geläufig sind Nebenwirkungen bei medikamentöser Therapie. Nebenwirkungen sind jedoch auch denkbar bei der Anwendung von Wärme oder Kälte, Krankengymnastik, Massagen, manueller Therapie usw. Entscheidend ist die korrekte Indikationsstellung und die fachgerechte Behandlung.

Korrekturosteotomie

Definition

Durchtrennung eines Knochens (Osteotomie) zur Korrektur einer bestehenden Fehlstellung. Nach der Osteotomie ist eine Fixierung der Knochenfragmente durch Nägel, Schrauben, Drähte oder Platten, einen äußeren
Festhalter bzw. einen Gips oder andere stabilisierende Verbände erforderlich.

Indikation

Eine Korrekturosteotomie ist angezeigt zur achsengerechten Stellung funktionsbeeinträchtigender Fehlstellungen an den oberen oder unteren Extremitäten. Neben der Korrektur von Frakturen, die in Fehlstellung konsoli-
diert sind, ist dieses operative Verfahren angezeigt zur Behandlung von
Präarthrosen. Typische Beispiele hierfür sind eine starke O- oder X-Bein-
stellung, eine sehr steile Stellung des Schenkelhalses bzw. Rotationsfehl-
stellungen.

Therapeutischer Nutzen

Durch die Begradigung der Achse wird das Gelenk vor Überbeanspruchung
und erhöhtem Abrieb geschützt und die Gelenkmechanik normalisiert. Die
Funktion der gesamten Gliedmaße wird verbessert.

Mögliche Nebenwirkungen

Allgemeines Operationsrisiko, Gefahr der Entstehung einer Pseudarthrose,
Verkürzung der operativen Gliedmaße durch eine eventuell notwendige
Keilentnahme.

Alternative Behandlungsverfahren

Apparateversorgung, Schuhzurichtung, bewußte Entlastung des überbeanspruchten Gelenkes.

Definition

Orthopädisches Hilfsmittel zur Ruhigstellung und Stabilisierung der Wirbelsäule (meist Lendenwirbelsäule), bei dem der Beckenkamm mit einbezogen wird.

Indikation

Eine Indikation zur Korsettversorgung ist dann gegeben, wenn sich bei schmerzhaften Wirbelsäulensyndromen durch anderweitige konservative Behandlungen keine Besserung erzielen läßt. Dies ist der Fall, wenn durch eine starke Bandscheibenerniedrigung eine Instabilität und Verschieblichkeit der einzelnen Wirbelkörper gegeneinander bestehen, so daß bereits kleinere, auch unwillkürliche Bewegungen zu starken Schmerzen führen.

Therapeutischer Nutzen

Bei enger Indikationsstellung ist der therapeutische Nutzen hoch. Ein Korsett wird nach dem Gipsabdruck des Patienten geformt. Je nach der Größe der Orthese können unterschiedliche Abschnitte der Wirbelsäule ruhiggestellt werden.

Eine Korsettversorgung sollte immer mit einer muskulär stabilisierenden Behandlung, z. B. einer Krankengymnastik, einhergehen, um einer drohenden Muskelabmagerung entgegenzuwirken.

Mögliche Nebenwirkungen

Wird die aktive muskuläre Therapie vernachlässigt, kann es zu einer Muskelerschlaffung und zu einer weiteren Verschlechterung des Krankheitsbildes kommen.

Alternative Behandlungsverfahren

Bei enger Indikationsstellung keine. In besonderen Fällen ist eine operative Versteifung des betroffenen Wirbelsäulenabschnittes (Spondylodese) indiziert.

Verordnung eines Mieders, bei dem das Becken nicht in die Orthese einbezogen ist.

Definition

„Krankengymnastik" ist der Sammelbegriff für eine große Anzahl unterschiedlicher heilgymnastischer Übungen, die der Normalisierung gestörter Bewegungsabläufe des Skelettsystems dienen.

Indikation

Typische Indikationen für eine krankengymnastische Behandlung sind durchgeführte Operationen an Muskeln, Gelenken, Knochen oder der Wirbelsäule. Krankengymnastische Verfahren sind angezeigt bei Fehlfunktionen des Skelettsystems, die durch eine große Anzahl von Erkrankungen ausgelöst werden können. Sie dienen der Harmonisierung der Bewegungsabläufe, der Kräftigung der Muskulatur, der verbesserten Durchblutung und Ernährung des betroffenen Körperabschnittes. Krankengymnastik kann auch angewandt werden bei Schmerzzuständen und hartnäckigen Muskelverspannungen, die als Folge einer einseitigen oder falschen Arbeitshaltung auftreten. Durch die Krankengymnastik wird sich der Patient der normalen Bewegungsabläufe bewußt. Sein Körpergefühl wird verbessert.

Therapeutischer Nutzen

Bei richtiger Indikation ist der therapeutische Wert der Krankengymnastik nicht hoch genug anzusetzen.

Viele Operationen können ihre volle günstige Wirkung überhaupt nur durch eine nachfolgende krankengymnastische Behandlung entfalten. Ziel der Krankengymnastik sollte es sein, den Patienten wieder in das „normale Leben" zu integrieren und seine Belastungsfähigkeit zu steigern.

Mögliche Nebenwirkungen

Bei korrekter Indikation und gezielter Anwendung keine.

Alternative Behandlungsverfahren

Physikalische Behandlungsmethoden, ggf. medikamentöse Behandlung.

Definition

Behandlung mit hochfrequenten Wechselströmen im Kondensator- oder Spulenfeld. Hierdurch entsteht eine dosisabhängige Erwärmung des bestrahlten Gewebes.

Indikation

Die Kurzwellenbehandlung ist angezeigt zur Behandlung degenerativer Skeletterkrankungen. Darüber hinaus können Myogelosen, Tendopathien, Zervikal- und Lumbalsyndrome mit diesem Verfahren behandelt werden. Besondere Vorsicht ist geboten bei der Behandlung chronisch-entzündlicher Gelenkerkrankungen, da die Kurzwelle hier über die erzeugte Hyperämie eine Aktivierung des Krankheitsprozesses bewirken kann.

Therapeutischer Nutzen

Durch die Erwärmung des Gewebes entsteht eine Hyperämie. Stoffwechselprodukte werden rascher abtransportiert, die Ernährung des bestrahlten Gewebes wird verbessert.

Mit der Abnahme des Muskeltonus sinkt auch die Anspannung der Sehnen. Tendopathien nehmen einen günstigen Verlauf.

Mögliche Nebenwirkungen

Unerwünschte Überwärmung, Aktivierung von Arthrosen oder entzündlichen Krankheitsprozessen, Beeinflussung von Herzschrittmachern (Kurzwelle bei Trägern von Herzschrittmachern kontraindiziert!).

Alternative Behandlungsverfahren

Dezimeterwellenbestrahlung, Iontophoresen, andere Reizstrombehandlungen, direkte Anwendung von Peloiden.

Laminektomie

Definition

Operationsverfahren, bei dem der hintere Bogenanteil des Wirbelkörpers einschließlich des Dornfortsatzes entfernt wird, um einen Zugang zum Rückenmark bzw. zur Bandscheibe zu bekommen. Bei der Hemilaminektomie wird nur einseitig ein Teil des Bogens reseziert; der Dornfortsatz bleibt stehen.

Indikation

Die Laminektomie kommt zur Anwendung, sofern das Rückenmark über eine größere Strecke freigelegt werden soll. Dadurch erhält der Operateur einen guten Ausblick auf die im Spinalkanal liegenden Strukturen. Tumoren des Rückenmarks, aber auch ausgedehnte Bandscheibenvorfälle können so freigelegt werden. In der Regel reicht zur Darstellung des Bandscheibenraumes eine Hemilaminektomie oder sogar nur die Einkerbung des Ligamentum flavum (Flavektomie).

Therapeutischer Nutzen

Mit der Laminektomie erreicht man neben der großflächigen Darstellung des Rückenmarkkanals auch eine Dekompression der Nerven bei raumfordernden Prozessen.

Mögliche Nebenwirkungen

Grundsätzlich besteht eine Stabilitätsminderung des betroffenen Wirbelkörpers. Aus diesem Grunde wird man sich auf eine so geringe Resektion wie – operationstechnisch – möglich, beschränken.

Alternative Behandlungsverfahren

Bei Bandscheibeneingriffen Hemilaminektomie, Flavektomie, arthroskopische Entfernung des vorgefallenen Nucleus pulposus.

Definition

Leichte Rumpforthese zur Stützung der Lendenwirbelsäule und des Abdomens.

Indikation

Degenerative Wirbelsäulenveränderungen, leichtere, rezidivierende Lumbalgien, Zustand nach operativen Eingriffen des Abdomens, durch Muskeltraining nicht zu behebende Insuffizienzen der Bauchmuskulatur.

Therapeutischer Nutzen

Die Leibbinde wirkt durch ihre wärmende und stützende Funktion. Die Wärmewirkung verbessert die Durchblutungs- und Stoffwechselsituation. Die Muskulatur bleibt geschmeidig, Kälteexpositionen führen nicht zu einer schmerzhaften Verspannung und einer nachfolgenden Lumbalgie. Die gelockerten Bandscheibensegmente werden stabilisiert, so daß schmerzhafte Reizerscheinungen abklingen bzw. nicht mehr auftreten.

Mögliche Nebenwirkungen

Es sollte auf die Möglichkeit einer weiteren Muskelatrophie geachtet werden, die sich durch sportliche Betätigung bzw. Krankengymnastik vermeiden läßt.

Alternative Behandlungsverfahren

Versorgung mit einem stärker stabilisierenden Korsett, intensive Krankengymnastik zum Auftrainieren der Rumpfmuskulatur.

Definition

Nach Adolf Lorenz benannter Becken-Bein-Gips zur Behandlung der angeborenen Hüftgelenkverrenkung. Der Lorenz-Gips dient der Retention des
Hüftkopfes nach erfolgter Einstellung desselben in die Gelenkpfanne.

Indikation

Angeborene Hüftgelenkverrenkung.

Therapeutischer Nutzen

Bei frühzeitiger Diagnose der Hüftgelenkluxation erfolgt die Einstellung
des Hüftkopfes in die Pfanne durch ein schonendes Zugverfahren, die sog.
Overhead-Extension (s. S. 318). Ist dies nicht möglich, so kommt auch eine
operative Reposition in Betracht. Der Hüftkopf muß nun in der Pfanne
gehalten werden. Dies geschieht durch die Anlage eines Becken-Bein-
Gipses, bei dem die Oberschenkel in einer Froschstellung von etwa 90 Grad
abgespreizt sind. Die Knie weisen einen rechten Winkel auf.

Der Hüftkopf kann nun nicht mehr luxieren; die Pfanne bildet sich weiter
aus.

Mögliche Nebenwirkungen

Als Folge der Reposition bzw. der Gipsbehandlung kann eine Durchblutungsstörung des Hüftkopfes bewirkt werden. Der sog. „Luxationsperthes"
ist die hierbei auftretende typische Komplikation. Es kommt zu einer anfänglichen Verformung und einem späteren Wiederaufbau des Hüftkopfes.

Alternative Behandlungsverfahren

Andere Formen der Schienenruhigstellung unter Einschluß des Beckens
und beider Beine und andere Formen des Becken-Bein-Gipses (z. B. in
Innenrotation und Abduktion).

Definition

Streichmassage zur Anregung des Lymphrückflusses.

Indikation

Lymphstauungen unterschiedlicher Genese sind eine Indikation für die Lymphdrainage. Hierzu gehören Veränderungen nach operativen Eingriffen (z. B. nach Mammaamputation mit Ausräumung der axillären Lymphknoten), primären oder sekundären Lymphgefäßveränderungen, insbesondere im Bereich der Beine (ausgeprägte konstitutionelle Lymphstauungen), und posttraumatischen Schwellungszuständen.

Therapeutischer Nutzen

Mit Hilfe der Lymphdrainage kommt es zu einem guten Rückgang der Schwellung, einer Verbesserung der Trophik der betroffenen Extremität und zu einer günstigen Beeinflussung des Wohlbefindens des Patienten.

Mögliche Nebenwirkungen

Bei korrekter Anwendung keine.

Alternative Behandlungsverfahren

Thermotherapie mit kalten Abduschungen, Kältetherapie und medikamentöse Behandlung, Tragen von Kompressionsstrümpfen.

Manuelle Therapie

Definition

Anwendung von Zug-, Gleit- und Komplexbewegungen auf funktionsbeeinträchtigte Gelenke und die Wirbelsäule mit dem Ziel, Funktionsstörungen zu beseitigen.

Indikation

Schmerzhafte, von den Gelenken und der Wirbelsäule ausgehende Fehlstellungen und Blockierungen, die zumeist reflektorisch entstanden sind (akuter Hexenschuß, Schiefhals, Schmerzen, die von blockierten Wirbelgelenken ausgehen). Arthrosen.

Therapeutischer Nutzen

Durch spezielle Zug- und Gleitbewegung ist es möglich, eine Verbesserung der Gelenk- bzw. Wirbelsäulenbeweglichkeit zu erreichen und schmerzhafte Muskelverspannungen zu beseitigen.

Gerade beim akuten Schiefhals und bei Schmerzzuständen der Lendenwirbelsäule, die mit Blockierungen der kleinen Wirbelgelenke einhergehen, ist der therapeutische Nutzen als hoch einzustufen.

Mögliche Nebenwirkungen

Nebenwirkungen sind vor allem dann zu befürchten, wenn Bandscheibenvorfälle, akute Entzündungen und schwere Wirbelsäulenabnutzungen nicht ausgeschlossen wurden. Sofern bei derartigen Erkrankungen behandelt wird, besteht die Gefahr einer Quetschung des Nervs und einer nachfolgenden Muskellähmung.

Alternative Behandlungsverfahren

Physikalische Therapie, Anwendung von Wärme, stützende Verbände, Gabe von schmerz- und krampflösenden Medikamenten, Neuraltherapie, Extension mit Geräten.

Definition

Operatives Verfahren zur Stabilisierung von Röhrenknochen von Gerhard Küntscher (1900–1972) entwickelt. Durch eine operativ geschaffene, fern des Bruches liegende Öffnung wird ein die gesamte Markhöhle ausfüllender Nagel aus Implantatstahl eingeschlagen. Der Nagel verschwindet komplett im Knochen, die Wunde wird primär verschlossen.

Indikation

Eine Küntscher-Nagelung (Marknagelung) ist vor allem bei Frakturen des Oberschenkels und des Schienbeins angezeigt.

Therapeutischer Nutzen

Durch die schlüssige Ausfüllung des Markraumes mit einem lastübernehmenden Stahlnagel kann die betroffene Extremität praktisch sofort nach der Operation belastet werden. Ein langes Krankenlager entfällt. Eine Entlastung wie bei der Plattenosteosynthese ist nicht erforderlich.

Im Gegensatz zum Streckverband bzw. zum Gips können die benachbarten Gelenke frei bewegt werden. Eine Atrophie der Muskulatur tritt aus diesem Grunde in geringerem Maße als bei den konservativen Verfahren und der Plattenosteosynthese (Entlastung!) auf.

Mögliche Nebenwirkungen

Allgemeines Operationsrisiko, Gefahr der Drehfehlstellung, Verkürzung des betroffenen Gliedmaßenabschnittes. Die Marknagelung ist bei Kindern wegen der noch offenen und aktiven Wachstumsfugen kontraindiziert. Der Nagel wird nach kompletter Durchbauung der Fraktur, ca. 1 Jahr später, entfernt.

Alternative Behandlungsverfahren

Konservative Behandlung mit Gips bzw. Extensions-(Streck-)Verbänden, Plattenosteosynthese, Verwendung eines äußeren Festhalters zur Knochenbruchstabilisierung.

Massage

Definition

Von außen auf den Körper einwirkende Reizbehandlung, die durch Druck oder Zug auf die Haut und das darunterliegende Gewebe angewandt wird und eine Stoffwechselanregung bewirkt.

Massagen können von Hand, durch Wasserstrahl, maschinelle Hilfe oder Ultraschall ausgeübt werden.

Indikation

Eine Vielzahl von Erkrankungen und Veränderungen kann mit Massagen behandelt werden. Stellvertretend genannt seien schmerzhafte muskuläre Verspannungen, Gewebeverklebungen, z. B. nach Operation, die Beeinflussung von inneren Organen durch Reflexzonenmassage, die Entstauung des Gewebes durch Sportmassage oder Lymphdrainage usw.

Diagnostische Aussagekraft und therapeutischer Nutzen

Bei richtiger Indikationsstellung kann der therapeutische Nutzen als hoch eingestuft werden. Schmerzhafte muskuläre Verspannungen lassen sich mittels der Massagen günstig beeinflussen. Durch die verbesserte Durchblutung kommt es zu einer günstigeren Nährstoffsituation im behandelnden Bereich. Gleichzeitig wird mit der Massage ein entstauender Effekt erreicht.

Ganzkörpermassagen, z. B. nach einem Saunagang, sollten nicht als eine medizinische Therapie angesehen werden. Ihr Ziel ist eher die Steigerung der allgemeinen Lebensfreude.

Mögliche Nebenwirkungen

Durch unsachgemäße Massagen kann es zu Einblutungen in die Muskulatur, stärkeren Muskelverhärtungen und akuten Schmerzzuständen kommen. Nach frischen Verletzungen dürfen Massagen nur mit äußerster Vorsicht angewandt werden, da hier sonst eine entzündliche Reaktion des Gewebes eintreten kann.

Alternative diagnostische und therapeutische Verfahren

Elektrotherapie, Extension, Krankengymnastik, medikamentöse Therapie, Injektionsbehandlung.

Therapeutische Lokalanästhesie

Definition

Anwendung von Lokalanästhetika zur direkten Schmerzausschaltung oder reflektorischen Schmerzlinderung.

Indikation

Akute Wurzelreizsyndrome ohne neurologische Ausfälle, schmerzhafte Muskelverspannungen, therapieresistentes Zervikalsyndrom, Lumbalgien, Interkostalneuralgien.

Therapeutischer Nutzen

Mit Lokalanästhetika wie Procain, Lidocain, Mepivacain usw. läßt sich eine Schmerzausschaltung erreichen. Therapeutisch kann man sich diesen Wirkungsmechanismus sowohl im Rahmen einer direkten Schmerzausschaltung durch Umspritzung des entsprechenden Nervs oder durch die Anwendung in gereizten Muskelarealen (Triggerpunkte) zunutze machen.

Bei schmerzhaften Muskelverspannungen und wiederkehrenden Reizzuständen, wie Zervikal- und Lumbalsyndromen hat sich auch die Quaddelbehandlung bewährt. Intra- bzw. subkutan werden wenige Milliliter infiltriert. Es kommt zu einer intensiven Hautrötung und Durchblutungsvermehrung. Die Patienten berichten oftmals von einer erheblichen Linderung ihrer Schmerzen. Nicht selten läßt sich nach einigen wenigen Injektionsbehandlungen eine völlige Schmerzfreiheit erzielen.

Mögliche Nebenwirkungen

Nebenwirkungen sind selten, systemische Nebenwirkungen praktisch nicht vorhanden. Allergien auf Lokalanästhetika sind beschrieben.

Basistherapeutika zur Behandlung der rheumatoiden Arthritis

Definition

Es handelt sich um unterschiedliche Stoffgruppen, die nach längerer, mehrmonatiger Einnahme einen entzündungshemmenden Effekt auf die rheumatoide Arthritis ausüben. Verwandt werden Goldsalze, Chloroquin, D-Penicillamin und Immunsuppressiva.

Indikation

Sofern die rheumatoide Arthritis nicht allein mit nichtsteroidalen Antirheumatika gelindert und in ihrer Aggressivität eingedämmt werden kann, ist ein Versuch mit Basistherapeutika angezeigt.

Therapeutischer Nutzen

Goldsalze: Hier stehen unterschiedliche injizierbare und einzunehmende Präparate zur Verfügung. Bei etwa ⅔ der Patienten kommt es nach einigen Monaten zu einer Besserung der Beschwerden und zu einem Rückgang der entzündlichen Aktivität der rheumatoiden Arthritis. Das Präparat muß langfristig eingenommen werden.

Chloroquin (Resorchin): Nach mehrmonatiger Einnahme kommt es bei etwa 40 % der Patienten zu einer Beschwerdebesserung.

D-Penicillamin: Langsamer Rückgang der rheumatischen Entzündung mit entsprechender subjektiver Linderung.

Immunsuppressiva: Dosisabhängige Wirkung, relativ gutes Ansprechen auf die Entzündungsparameter. Wegen der Hemmung des Zellwachstums und der Regenerierung nur sehr vorsichtiger Einsatz.

Mögliche Nebenwirkungen

Haut- und Schleimhautveränderungen, toxische Blutbildreaktionen, Nieren- und Leberschädigungen.

Chloroquin (Resorchin): Schmerzen im Magen-Darm-Trakt, Hautveränderungen, Ablagerungen in der Hornhaut, Netzhautschädigungen.

D-Penicillamin: Hautreaktion, Blutbildveränderungen, Nieren- und Leberschädigungen.
Immunsuppressiva: Leber-, Nieren- und Hautschädigungen, Blutbildveränderungen.

Alternative Behandlungsverfahren

Niedrig dosierte Cortisontherapie, andere Basistherapeutika.

Cortisonpräparate (Glucocorticoide)

Definition

Glucocorticoide werden in (der Zona fasciculata) der Nebennierenrinde gebildet. Bei der Behandlung rheumatischer Erkrankungen macht man sich ihre antientzündlichen und abschwellenden pharmakologischen Wirkungen zunutze.

Indikation

Wegen möglicher Nebenwirkungen ist die Indikation eng zu stellen (s. unten).

Zu den Erkrankungen, die mit Glucocorticoiden behandelt werden können, gehören die rheumatoide Arthritis und andere rheumatische Gelenk- und Muskelerkrankungen. Die aktivierte Arthrose kann durch eine intraartikuläre Injektionsbehandlung mit Cortisonabkömmlingen in eine ruhende Phase überführt werden. Bei hochgradig akuten Schmerzzuständen als Folge von Wurzelreizsyndromen (z. B. bei Bandscheibenvorfall) kann die ein- oder mehrmalige intramuskuläre Gabe von Cortisonpräparaten eine erhebliche Schmerzlinderung und Besserung der Symptomatik herbeiführen. Zum Teil kommen Cortisonpräparate auch zur Behandlung von Tendinosen, Periostosen und Tenosynovitiden zur Anwendung.

Kaum ein anderes Präparat wird so kontrovers beurteilt wie das Cortison. Ursächlich dafür sind die schweren Nebenwirkungen, die nach jahrelanger Therapie auftreten und die auch dem informierten Laien bekannt sind.

Das Cortison ist bei vielen immunologisch bedingten Erkrankungen das letzte „Rückzugspräparat", das auch dann noch eine lindernde Wirkung zeigt, wenn andere Medikamente keinen Effekt mehr aufweisen. Ein typisches Anwendungsgebiet ist die rheumatoide Arthritis, bei der sich oftmals die langfristige Einnahme eines Cortisonpräparates nicht vermeiden läßt. Bei einmaliger oder sehr kurzfristiger Anwendung und lokaler Therapie werden die Nebenwirkungen jedoch weit überschätzt. So kann die Infiltration von einigen Milligramm Prednisolon den Patienten mit einem springenden Finger vor einer sonst nötigen Operation bewahren. Ein monatelang erfolglos behandelter Tennisellenbogen (Epikondylitis) spricht nicht selten auf eine einmalige Injektion gut an.

Die unter aseptischen Bedingungen durchgeführte Cortisoninjektion in ein Kniegelenk kann bei der aktivierten Arthrose ein wochenlanges Krankenlager beenden. Häufig angewandte synthetische Corticoide sind das Prednisolon, Triamcinolon und das Dexamethason, die sich in ihrer Stärke unterscheiden.

Mögliche Nebenwirkungen

Bei langfristiger Therapie: Osteoporose, Muskel- und Hautatrophie, Thromboseneigung, Zuckerkrankheit, Magengeschwüre, Gesichtsveränderungen.

Bei kurzfristiger intraartikulärer oder lokaler Infiltration: Gefahr der Infektion, lokale Reizzustände und Gewebeschädigungen.

Nichtsteroidale Antirheumatika (NSAR)

Definition

Antirheumatisch wirksame Medikamente, die zu einer Entzündungshemmung und Schmerzlinderung führen.

Medikamentöse Behandlung in der Orthopädie – ausgewählte Beispiele

Indikation

Aktivierte Arthrosen, entzündlich-rheumatische Erkrankungen wie die rheumatoide Arthritis, die Bechterewsche Erkrankung, der Morbus Reiter. Akutes Zervikal- und Lumbalsyndrom als Folge einer Wurzelirritation, akute entzündliche Prozesse, posttraumatische und postoperative Schmerz- und Schwellungszustände.

Therapeutischer Nutzen

Die nichtsteroidalen Antirheumatika bewirken eine Schmerzlinderung, eine Abnahme der vorhandenen Schwellung und eine verbesserte Beweglichkeit.

Auf dem Markt befindet sich eine Vielzahl unterschiedlicher Präparate, die sich im wesentlichen von der Dauer der Wirksamkeit unterscheiden. Zu den Präparaten mit kurzer Halbwertszeit von 3–5 Stunden gehören u. a. die Acetylsalicylsäure (Aspirin, ASS), Diclofenac (Voltaren) und Indometacin (Amuno). Eine mittlere Halbwertszeit von ca. 12 Stunden weisen Diflunisal (Fluniget) und Azapropazon (Prolixan) auf. Das Präparat Piroxicam (Felden) sei als Beispiel eines Antirheumatikums mit langer Halbwertszeit (über 24 Stunden) genannt.

Mögliche Nebenwirkungen

Magenunverträglichkeit, Ulkus und Blutungen, Leberschädigungen, Schwindel, Kopfschmerzen usw.

Je höher die Dosierung und je länger die Verweildauer des Medikamentes (die Halbwertszeit) eines Präparates sind, desto höher ist die Wahrscheinlichkeit des Eintritts von Nebenwirkungen.

Definition

Therapeutische Lokalanästhesie. Injektionsbehandlung, bei der ein schmerzausschaltendes Präparat (Lokalanästhetikum) in oder unter die Haut bzw. den Muskel oder in die Nähe eines Nervs oder Gelenkes eingebracht wird.

Indikation

Die Neuraltherapie ist vor allem bei schmerzhaften Krankheitszuständen im Bereich der Wirbelsäule oder der Extremitäten angezeigt. Typische Beispiele sind der akute Schiefhals, der Hexenschuß, schmerzhafte Nervenreizungen der Brustwirbelsäule, Interkostalneuralgie, aber auch Schmerzzustände an Armen oder Beinen.

Therapeutischer Nutzen

Der therapeutische Wert der Neuraltherapie ist als hoch einzustufen. Da die Nebenwirkungen gering sind, kann die Indikation großzügig gestellt werden. Eine sehr gute Linderung von akuten und schmerzhaften Muskelverspannungen im Bereich der Hals- und Lendenwirbelsäule kann durch die Injektion von schmerzausschaltenden Präparaten erreicht werden. Der gesamte Organismus wird durch die Verabreichung dieser Präparate nicht belastet, der Abbau geschieht am Ort der Injektion. Die Präparate wirken durch die direkte Krampflösung und Muskelentspannung. Oftmals tritt eine sofortige Schmerzbefreiung ein.

Mögliche Nebenwirkungen

In extrem seltenen Fällen kann eine allergische Reaktion auf die Lokalanästhetika eintreten.

Alternative Behandlungsverfahren

Physikalische Behandlungsverfahren, Massagen, Krankengymnastik, stabilisierende Verbände und Orthesen, medikamentöse Behandlung (z. B. mit Antirheumatika).

Definition

Meßverfahren zur exakten Bestimmung der Beweglichkeit sämtlicher Gelenke und der Wirbelsäule.

Indikation

Die Neutral-Null-Methode ist eine allgemeingültige Meßmethode, mit der sich Abweichungen vom normalen Bewegungsspiel eines Gelenkes oder der Wirbelsäule exakt beschreiben lassen. Alle Veränderungen in der Beweglichkeit eines Körperabschnittes sollten mit der Neutral-Null-Methode erfaßt und der Behandlungsverlauf dokumentiert werden.

Diagnostische Aussagekraft

Durch eine genaue Protokollierung der Gelenkbeweglichkeit im Verlauf einer Erkrankung bzw. einer Behandlung läßt sich der Behandlungsverlauf dokumentieren.

Fortschritte und Rückschläge in der Therapie können erkannt und in die weitere Behandlungsplanung einbezogen werden.

Zur Technik der Neutral-Null-Methode:

Als Ausgangsposition, „Null-Position", wird ein stehender Mensch mit angelegten Händen mit nach vorn gerichteten Daumen und parallelen Füßen angenommen. Aus dieser „Null-Position" wird der Winkel gemessen, der bei der Bewegung durchlaufen wird. Am Ellenbogen, bei dem eine Überstreckung von 5 Grad besteht und bei dem eine volle Beugung möglich ist, wäre die korrekte Bezeichnung 5-0-135 Grad.

Definition

Operative Entfernung eines Bandscheibenvorfalles oder einer Bandscheibenvorwölbung mit der dazugehörigen Bandscheibe mittels konventioneller oder mikrochirurgischer Operationstechnik.

Indikation

Man unterscheidet eine absolute und eine relative Operationsindikation. Eine absolute Operationsindikation liegt dann vor, wenn das ausgetretene Bandscheibengewebe einen Nerv so sehr komprimiert, daß eine relevante Lähmung im Bereich des versorgten Gliedmaßenabschnittes (Arm, Bein) oder eine Lähmung von Blase und Mastdarm vorliegt. Relative Indikationen sind geringfügige Beeinträchtigungen der Nervenfunktion (z. B. Großzehenheberschwäche und sensible Störungen). Das gleiche gilt für Schmerzzustände, die von einer Wurzelkompression ausgehen. Bei unbeeinflußbar heftigen Schmerzen ohne neurologische Ausfälle wird man sich auch zu einem operativen Eingriff entschließen müssen. Sofern keine wesentliche Lähmung vorliegt, sollte erst ein konservativer Behandlungsversuch unternommen werden.

Therapeutischer Nutzen

Liegt eine wesentliche Kompression des Nerven vor, so bewirkt die operative Ausräumung des Bandscheibenvorfalles eine sofortige Druckentlastung und Schmerzerleichterung. Motorische und sensible Störungen gehen in den allermeisten Fällen in den kommenden Wochen und Monaten zurück.

Um zu verhindern, daß erneut Bandscheibengewebe aus dem gleichen Bandscheibenraum gegen den Nerven vorfällt, wird die Bandscheibe soweit wie möglich mit ausgeräumt. Der Effekt einer operativen Behandlung ist um so sicherer, je größer die Kompression des Nerven und die dadurch bewirkten Schmerzen bzw. der motorischen und sensiblen Ausfälle sind.

Mögliche Nebenwirkungen

Allgemeines Operationsrisiko, abnutzende Veränderung im Bandscheibenraum (Osteochondrose und Spondylose), Reizzustände der kleinen Wirbelgelenke bei einer Spondylarthrose, Postnukleotomie-Syndrom (anhaltende Schmerzen nach Bandscheibenoperation durch unterschiedliche Ursachen; s. S. 168f.).

Alternative Behandlungsverfahren

Konservative Behandlung mit Extensionen, milden physikalischen Maßnahmen, krankengymnastischer Behandlung, hydroelektrischen Vollbädern (Stanger-Bäder), Fangopackungen, krampflösenden Massagen; medikamentöse Behandlung durch Antirheumatika und systemisch wirksame Medikamente, Infiltrationsbehandlung mit Lokalanästhetika; Chemonukleolyse.

Definition

Durchführung operativer Eingriffe am Skelettsystem zur funktionellen Verbesserung, Schmerzlinderung, anatomischen Korrektur von Fehlstellungen sowie zur Behandlung von Verletzungen und ihrer Folgen.

Indikation

Eine operative Behandlung ist immer dann angezeigt, wenn sich mit konservativen Methoden keine wesentliche Besserung der Funktion bzw. Linderung des Beschwerdebildes erreichen läßt und die vorhandene Schädigung die Lebensqualität des Patienten wesentlich beeinträchtigt.

Wegen möglicher Nebenwirkungen sollte vor jeder Operation eine sorgsame Abwägung von Nutzen und Risiken stehen.

Therapeutischer Nutzen

Eine allgemeine Aussage über den therapeutischen Nutzen kann nicht gemacht werden und ist je nach Krankheitsbild mit dem behandelnden Arzt eingehend zu besprechen.

Der Wert der Naht eines Kreuzbandrisses ist als sehr hoch einzuschätzen, da die volle Funktion des Kniegelenks wiederhergestellt werden kann. Das gleiche gilt für einen Bruch des Oberschenkelknochens und die operative Stabilisierung mit einem Marknagel (Küntscher-Nagel). Hierdurch wird die volle Gehfähigkeit in wenigen Tagen wieder erreicht. Ein monatelanges Krankenbett kann vermieden werden.

Als ein Beispiel für oftmals unbefriedigende Resultate kann die Brandessche Operation an der Großzehe bei einer Zehenfehlstellung (Hallux valgus) angesehen werden. Hierbei verbleibt oftmals eine Fehlstellung der Großzehe im X-Sinne; gleichzeitig tritt eine Verkürzung und Bewegungseinschränkung der Zehe ein. Bei enger Indikationsstellung kann jedoch auch die zuletzt genannte Operation eine Funktionsverbesserung des Fußes zur Folge haben.

Mögliche Nebenwirkungen

Infektionen, Gefäß- und Nervenschäden und funktionelle sowie kosmetische Beeinträchtigungen können die Folge einer Operation sein. Bei standardisierten Eingriffen sind die Risiken in der Regel gering.

Alternative Behandlungsverfahren

Konservative Therapie.

Definition

Orthopädietechnisches Hilfsmittel zur Stabilisierung und Funktionsverbesserung von Gelenken, Gliedmaßen und der Wirbelsäule.

Indikation

Für eine Vielzahl von Erkrankungen des Bewegungsapparates stehen Orthesen zur Behandlung zur Verfügung. Die typische Orthese der Wirbelsäule ist das Korsett. Sie dient, wie Orthesen an anderen Gliedmaßenabschnitten, zur Ruhigstellung und kann den Ausheilungsprozeß einer Erkrankung beschleunigen. Auch bei schmerzhaften Arthrosen des Knie-, Hüft- oder Sprunggelenkes sowie des Hand- oder Daumengelenkes können stützende, zum Teil mit Schienen verstärkte Orthesen verordnet werden.

Therapeutischer Nutzen

Ziel der Orthese ist die zeitweilige Ruhigstellung, Entlastung oder Stabilisierung eines erkrankten Wirbelsäulen- bzw. Gliedmaßenabschnittes.

Mögliche Nebenwirkungen

Wird eine Orthese länger als unbedingt notwendig getragen, so kann es zu einer Erschlaffung derjenigen Muskeln kommen, die den durch die Orthese entlasteten Gelenk- oder Wirbelsäulenabschnitt im Normalzustand stützen und stabilisieren. Es sollte aus diesem Grunde immer überprüft werden, inwieweit eine Orthese noch notwendig ist.

Alternative Behandlungsverfahren

Physikalische Behandlung, Krankengymnastik.

Definition

Maßschuhe, die nach ärztlicher Verordnung durch einen Orthopädie-Schuhmacher hergestellt werden, um Patienten mit schweren Fußerkrankungen ein leistungsfähiges Gehen zu ermöglichen.

Indikation

Orthopädische Schuhe sind erforderlich, sofern schwere, angeborene oder erworbene Fußveränderungen vorliegen, bei denen ein normales Gehen trotz Schuhzurichtung, Einlagenversorgung, Fußbettung usw. nicht möglich ist. Der orthopädische Schuh bettet den erkrankten Fuß, entlastet schmerzhafte und veränderte Fußregionen und stabilisiert ihn als Ganzes. Er scheidet schmerzhafte Bewegungen (z. B. bei schweren Arthrosen oder bei dem Zustand nach Frakturen) aus.

Therapeutischer Nutzen

Bei korrekter Indikationsstellung ist der Wert eines orthopädischen Schuhes für den Patienten sehr hoch. Unter Umständen erlangt er durch ihn überhaupt erst eine ausreichende Gehfähigkeit.

Vor der Verordnung eines orthopädischen Schuhes sollten alle Möglichkeiten der Zurichtung von normalen Konfektionsschuhen und der Einlagenversorgung ausgeschöpft sein.

Mögliche Nebenwirkungen

Keine.

Alternative Behandlungsverfahren

Ggf. korrigierende Fußoperation zur Normalisierung der Fußform und Fußfunktion.

Definition

Operative Knochenbruchbehandlung bzw. Einrichtung von Knochenfragmenten mit Schrauben, Nägeln und Platten.

Indikation

Die Osteosynthese dient der Knochenbruchbehandlung. Zusätzlich können korrigierende Eingriffe am Skelettsystem, sowohl an den Extremitäten als auch an der Wirbelsäule, durch die Osteosynthese behandelt werden.

Therapeutischer Nutzen

Im Gegensatz zur konservativen Behandlung ist mit der Osteosynthese eine exakte Reposition der einzelnen Knochenfragmente und eine Rekonstruktion unter Sicht möglich. Dadurch können Gelenkinkongruenzen (Gelenkunebenheiten) und Fehlstellungen vermieden sowie ein schlüssiger Gelenkschluß hergestellt werden.

Die Osteosynthese ermöglicht geplante, exakte und korrigierende Eingriffe am gesamten Skelettsystem. Fehlstellungen können mit ihrer Hilfe beseitigt werden.

Mögliche Nebenwirkungen

Allgemeines Operationsrisiko, Gefahr der Schädigung von Nerven und Gefäßen; Auftreten einer Osteomyelitis in 0,5–3 %, Entwicklung einer Pseudarthrose.

Alternative Behandlungsverfahren

Konservative Frakturbehandlung, bei Extremitätenfehlstellung ggf. Orthesenversorgung.

Definition

Schonendes Verfahren zur Reposition einer angeborenen Hüftgelenkluxation.

Indikation

Angeborene Hüftgelenkluxation.

Therapeutischer Nutzen

Durch die Overhead-Extension reponiert sich der Hüftkopf selbst und stellt sich in die Hüftgelenkpfanne ein. Damit wird ein Anreiz zur Ausdifferenzierung und zur Stabilisierung des Gelenkes gegeben.

Bei der Overhead-Extension werden die Säuglinge mit rechtwinklig gebeugten Hüften über einer Pflasterextension unter leichtem Zug in einen Rahmen gehängt. Nachdem zuerst einige Tage eine ausschließliche Extension in Längsrichtung ausgeübt wurde, wird nach und nach eine weitere Abspreizposition der Beine angestrebt. Der Hüftkopf wandert so mit der Zeit von selbst in die Hüftgelenkpfanne hinein. In der Regel reichen 3 Wochen für diese Reposition aus. Das Ergebnis ist mit einem Spezialgips (Lorenz-Gips, s. S. 302) zu halten.

Mögliche Nebenwirkungen

Bei zu rascher Extension und Abduktion kann es zu einer Druckschädigung des Kopfes und einer aseptischen Nekrose, einem sog. *Luxationsperthes,* kommen. Auch wenn der stationäre Aufenthalt insgesamt nur wenige Wochen dauert und die Kinder von den Eltern betreut werden können, ist die Gefahr des Hospitalismus gegeben.

Alternative Behandlungsverfahren

Behandlung mit der Pavlik- bzw. der Hoffmann-Daimler-Bandage, bei der eine Reposition durch aktive Strampelbewegungen des Kindes bei abgespreizten Beinen erreicht wird.

Definition
Riemenzügelbandage, die die Beinchen des Kindes in angewinkelter und abgespreizter Position hält und dadurch eine Reposition der Hüfte erreicht bzw. den korrekten Stand des Hüftkopfes in der Pfanne erhält.

Indikation
Angeborene Hüftluxation.

Therapeutischer Nutzen
Durch die Abduktion und Beugung in der Hüfte wandert der Hüftkopf langsam, nach wenigen Tagen bzw. Wochen, in die Pfanne. In dieser Position wird er gehalten, um eine weitere Ausdifferenzierung der Hüftpfanne anzuregen.

Mögliche Nebenwirkungen
Bei zu starker Extension und Abduktion besteht die Gefahr der Entwicklung eines *Luxationsperthes* (aseptische Nekrose als Folge der Druckerhöhung auf den Hüftkopf).

Alternative Behandlungsverfahren
Overhead-Extension, Hoffmann-Daimler-Bandage.

Definition

Extensionsverfahren, bei dem Hüft- und Kniegelenke rechtwinklig gebeugt sind und die Unterschenkel auf einer anhebbaren Platte gelagert werden. Durch kontinuierlichen Zug kommt es zu einem Abheben des Gesäßes von der Unterlage.

Indikation

Das Perlsche Gerät führt zu einer Entlordosierung und kann bei akuten Lumbalgien eine Linderung bewirken. Es darf nur angewandt werden, sofern die Lagerung und langsame Extension nicht zu einer Schmerzzunahme führt!

Therapeutischer Nutzen

Durch die Entlordosierung kommt es zu einer Druckentlastung in den kleinen Wirbelgelenken und zu einer Dehnung der Rückenstreckmuskulatur bei Entlastung des Ischiasnervs. Dadurch läßt sich in vielen Fällen eine Besserung des Krankheitsbildes erreichen.

Mögliche Nebenwirkungen

Bei sequestrierten Bandscheibenvorfällen besteht die Gefahr einer Kompression des austretenden Spinalnervs. Deswegen darf die Extension nur ausgeführt werden, wenn der Patient dabei keine zusätzlichen Schmerzen verspürt.

Alternative Behandlungsverfahren

Unterschiedliche Formen der Physiotherapie, krankengymnastische Maßnahmen, speziell Krankengymnastik im Schlingentisch.

Definition

Orthese zur Korrektur der Fußstellung bei einer Lähmung der Fußheber-
und Peroneusmuskeln, die unbehandelt zu einer Spitzfußstellung führt.

Indikation

Der Ausfall der Muskeln der Peroneusgruppe führt zum Ausfall der Prona-
tionsfähigkeit des Fußes. Die Fußhebung wird kraftlos. Bei jedem Schritt
sinkt der äußere Fußrand ab, es entsteht ein „Steppergang". Durch den
zusätzlichen Ausfall des M. tibialis anterior kann der Fuß gar nicht mehr
dorsal flektiert werden. Auslöser für die Tibialis-anterior- und die Pero-
neuslähmung sind überwiegend Kompressionssyndrome der austretenden
Spinalnerven der Wirbelkörper L_5–S_1. Hierzu gehören Bandscheibenvorfälle bzw. -vorwölbungen, traumatische Veränderungen und, in erheblich
geringerem Maße, tumoröse und entzündliche Prozesse.

Therapeutischer Nutzen

Die Peroneusschiene, von der eine große Anzahl unterschiedlicher Ausfüh-
rungen hergestellt wird, besteht im Prinzip daraus, daß die Wade und der
Unterschenkel als langer Schenkel eines Winkels benutzt werden, von dem
rechtwinklig eine nichtflexible Fußsohle abgeht, die bis zu den Köpfchen
der Mittelfußknochen reicht. Der Winkel verhindert das Absinken des Fußes und ermöglicht damit ein flüssigeres Gehen.

Mögliche Nebenwirkungen

Druckstellen durch unsachgemäße Anbringung bzw. Herstellung der
Schiene.

Alternative Behandlungsverfahren

Versorgung mit Fußhebeschienen, bei dem ein Absinken des Fußes vermieden und eine Dorsalflexion des Fußes durch eine angebrachte Feder übernommen wird.

Plattenosteosynthese

Definition

Operatives Verfahren zur übungsstabilen Verbindung von Knochenfragmenten mit Hilfe von speziellen Metallplatten und Schrauben. Zumeist werden die Knochenfragmente durch eine besondere Technik unter Druck gebracht, so daß der Bruchspalt bzw. Osteotomiespalt sehr klein wird.

Indikation

Die Plattenosteosynthese wird angewandt zur operativen Stabilisierung von Knochenbrüchen und zur Korrektur der Achse bzw. der Drehstellung bei planmäßig durchgeführten Osteotomien (Korrekturosteotomie).

Therapeutischer Nutzen

Durch die innere Stabilisierung eines Knochenbruches bzw. einer Osteotomie mit einer Plattenosteosynthese wird Bewegungsstabilität erreicht. Im Gegensatz zum Gipsverband müssen die angrenzenden Gelenke und Gliedmaßenabschnitte nicht mit ruhiggestellt werden. Die Plattenosteosynthese verringert die Gefahr der Gelenkkontraktur und einer stärkeren Muskelatrophie.

Mit Hilfe der Plattenosteosynthese ist eine exakte Rekonstruktion des verletzten Knochens möglich. Die Frakturenden werden direkt ineinandergestellt und verschraubt. Bei der Korrekturosteotomie ist eine exakte Stellung der Knochenfragmente nach entsprechender präoperativer Vorausberechnung möglich.

Mögliche Nebenwirkungen

Allgemeines Operationsrisiko, Gefahr der Keimbesiedelung bzw. Keimeinschleppung (Osteomyelitis), Gefahr der Entstehung einer Pseudarthrose.

Alternative Behandlungsverfahren

Konservative Frakturbehandlung mit Gips oder durch Extensionsverfahren bzw. Schienung. Küntscher-Nagelung, Versorgung der Extremitätenfehlstellung mit Orthesen bzw. Schuhzurichtungen.

Definition

Körperersatzstück (z. B. Kunstarm, Kunstbein).

Indikation

Die Versorgung mit einer Prothese erfolgt nach dem (Teil-)Verlust einer Extremität. Als Hauptursache sind insbesondere Verkehrsunfälle zu nennen. Darüber hinaus können auch bösartige Erkrankungen und therapieresistente Osteomyelitiden eine Amputation erzwingen.

Therapeutischer Nutzen

Für die obere Extremität stehen unterschiedliche Prothesentypen zur Verfügung. Zu nennen ist hier die Schmuckhand, die im wesentlichen eine kosmetische Funktion hat. Darüber hinaus werden passive Prothesen gefertigt, bei denen ein Haken, ein Ring oder eine andere Vorrichtung als Beihand für die gesunde Arbeitshand dienen.

Als dritter Prothesentyp sind funktionelle Prothesen zu erwähnen, die die Greiffunktion der Hand nachahmen. Als Kraftquellen können hier elektrische, pneumatische oder mechanische Antriebe benutzt werden.

An der unteren Extremität lassen sich Funktion und Ästhetik leichter miteinander vereinbaren. Das Kunstbein übernimmt beim Gehvorgang die Last des Körpers und ist in der Lage, ein weitgehend normales Gangbild zu garantieren.

Mögliche Nebenwirkungen

Bei korrekter orthopädietechnischer Anpassung keine. In der Anpassungsphase können sich Druckschäden der Haut entwickeln.

Definition

Langsames Beweglichmachen von Gelenkversteifungen durch orthopä-disch-technische Apparate oder redressierende Gipsverbände.

Indikation

Sofern als Folge von Erkrankungen oder Verletzungen Gelenkkontraktu-ren entstehen, die nicht knöchern fixiert, sondern durch eine bindegewe-bige Vernarbung entstanden sind, kann eine Quengelbehandlung durchge-führt werden.

Die Extremitätenabschnitte, die dem Gelenk benachbart sind, werden durch einen Gips, einen Hülsenapparat oder eine entsprechende Einrich-tung breit gefaßt, wobei das Gelenk selbst freigelassen und nur durch ein Scharnier überbrückt wird. Durch unterschiedliche Vorrichtungen kann ein Druck in Extension bzw. Flexion ausgeübt und die Gelenkeinsteifung gün-stig beeinflußt werden.

Therapeutischer Nutzen

Sofern mittels aktiver krankengymnastischer und physiotherapeutischer Maßnahmen allein keine vollständige Normalisierung der Gelenkfunktion gegeben ist, kann ein Quengel die Therapie der Kontraktur wesentlich effektiver gestalten. Der Quengel erhält und erweitert die bei der kranken-gymnastischen Behandlung erreichten Bewegungsausschläge.

Eine alleinige Quengelbehandlung ist in der Regel nicht angezeigt. Die Quengelbehandlung kann jedoch auch zur Vorbereitung von operativen Eingriffen durchgeführt werden (z. B. Gelenkkontrakturen bei Patienten mit spastischen Lähmungen).

Mögliche Nebenwirkungen

Durch mangelnde Abpolsterung können Druckgeschwüre entstehen. Bei zu rascher und zu starker Quengelung ist die Möglichkeit von irreversiblen Nervenschädigungen möglich (z. B. bei präoperativer Aufdehnung von Ge-lenkkontrakturen).

Alternative Behandlungsverfahren

Physiotherapie unter Einschluß von Krankengymnastik und auflockernden Massagen, Gelenkbewegung in Schmerzausschaltung (Narkosemobilisa-tion, Brisement forcé, s. S. 260).

Definition

Physiotherapeutisches Verfahren zur Behandlung von Veränderungen und Erkrankungen der Hände unter Benutzung von angewärmten, nicht gemahlenem Raps.

Indikation

Warme Rapsbäder eignen sich zur Behandlung der Heberden- und Bouchard- sowie der Rhizarthrose, sofern diese sich nicht in einem aktivierten Zustand befinden.

Darüber hinaus können auch posttraumatische und postoperative Folgezustände mit Erfolg im Rapsbad behandelt werden.

Therapeutischer Nutzen

Die Herstellung eines Rapsbades ist einfach und kann in jeder Praxis bzw. durch den Patienten selbst durchgeführt werden.

Eine Menge von 2–3 kg ungemahlenem Raps, die preiswert in einer landwirtschaftlichen Samengroßhandlung gekauft werden kann, wird im Ofen auf über 100 °C erhitzt. Nachdem der Raps vollständig durchgewärmt ist, wird er in eine Kunststoffschüssel umgeschüttet. Sobald die Temperatur es erlaubt, geht der Patient mit seinen beiden Händen in den Raps hinein.

Die Wirkung ist ähnlich der einer Fangopackung. Es kommt zu einer guten Erwärmung der Hand und der Finger. Die Beweglichkeit nimmt zu, es entsteht eine Schmerzlinderung und „Entkrampfung".

Mit gutem subjektivem Erfolg können auch bleibende rheumatische Erkrankungen behandelt werden. Nach Anleitung ist der Patient in der Lage, die Gelenke der betroffenen Hand selbst im Rapsbad zu mobilisieren.

Mögliche Nebenwirkungen

Auszuschließen sind entzündliche und tumoröse Veränderungen, aktive Arthritiden und aktivierte Arthrosen.

Alternative Behandlungsverfahren

Moorpackungen, Bäder in warmem Wasser, Ergotherapie.

Reflexzonenmassage

Definition

Massagetechnik, die über die Beeinflussung definierter „Reflexzonen", die ungefähr den Headschen Zonen entsprechen, zu einer Beeinflussung der inneren Organe bzw. des Nervensystems führt. Die Reflexzonen- oder Bindegewebsmassage wird vorwiegend mit der Kuppe des 3. und 4. Fingers durch intensives Streichen durchgeführt.

Indikation

Vegetativ bedingte muskuläre Verspannungen, Durchblutungsstörungen, Sehnenansatztendinosen, chronische, internistische Erkrankungen.

Therapeutischer Nutzen

Gerade bei chronischen Erkrankungen und vegetativ bedingten Verspannungen kann die Bindegewebsmassage eine günstige Wirkung entfalten.

Mögliche Nebenwirkungen

Zu beachten sind die Kontraindikationen: Auszuschließen sind entzündliche und tumoröse Erkrankungen des Skelettsystems bzw. der inneren Organe sowie akute internistische Erkrankungen.

Alternative Behandlungsverfahren

Massagen, Elektrotherapie, Ultraschallbehandlungen.

Definition

Die Rehabilitation bezeichnet alle Maßnahmen, die dazu dienen, einen Menschen, der durch ein angeborenes oder erworbenes Leiden behindert ist, in Familie, Arbeit und Gesellschaft soweit als möglich zu integrieren.

Indikation

Eine medizinische, soziale oder berufliche Rehabilitation ist angezeigt bei Menschen, die einen gesundheitlichen Schaden erlitten haben, der zu funktionellen Einschränkungen und einer sozialen Beeinträchtigung geführt hat.

Therapeutischer Nutzen

Voraussetzung für eine Wiedereingliederung ist die Erzielung eines bestmöglichen gesundheitlichen Zustandes. Hierzu dient die *medizinische Rehabilitation* mit allen ihren operativen und konservativen Behandlungsverfahren.

In vielen Fällen wird aber zusätzlich eine *berufliche Rehabilitation* erforderlich sein. Diese sollte in einer weiteren Qualifikation oder in einer Umschulung bestehen, sofern der betroffene Patient den eigenen Beruf nicht mehr ausüben kann.

Erst wenn auch die *soziale Integration* des Behinderten durch einen Arbeitsplatz und die gleichberechtigte Aufnahme in die Gesellschaft gewährleistet ist, kann von einer erfolgreichen Rehabilitation gesprochen werden.

Definition

Operatives Verfahren, bei dem die Beweglichkeit eines Gelenkes durch die Entfernung von knöchernen Gelenkanteilen erreicht wird.

Indikation

Bei kontrakten Gelenken kann oft nur durch die Entfernung der knöchernen oder fibrösen Versteifung eine Mobilisierung des Gelenkes erreicht werden. Die Resektionsarthroplastik ist eine Alternative zur Implantation eines Kunstgelenkes oder zur vollständigen Versteifung (Arthrodese).

Je weniger Last ein Gelenk zu tragen hat, desto günstiger sind die Ergebnisse. Resektionsarthroplastiken werden am Ellenbogengelenk, am Großzehengrundgelenk (Operation nach Brandes), an den Zehengelenken (Operation nach Hohmann) und an der Hüfte (selten) durchgeführt.

Therapeutischer Nutzen

Bei Gelenken, die keine besondere Belastung aufweisen, glätten sich die Knochenenden und überziehen sich mit einem fibrösen Narbengewebe. Dadurch ist eine schmerzfreie Bewegung im neugeschaffenen Gelenk möglich. So wird die Großzehe nach der Resektionsarthroplastik des Großzehengrundgelenkes wieder beweglich, der Fuß kann abgerollt werden.

Ein ähnlicher Erfolg kann auch am Ellenbogengelenk, das in ungünstiger, funktionsbeeinträchtigender Form versteift ist, erreicht werden.

Die Resektionsarthroplastik des Hüftgelenkes wird wegen der guten Erfolge der Endoprothetik nur noch selten angewandt.

Mögliche Nebenwirkungen

Stabilitätseinbußen, Verkürzung der Extremität.

Alternative Behandlungsverfahren

Implantation eines Kunstgelenkes, Arthrolyse.

Definition

Als Rheumafaktoren werden Antikörper gegen leichte Gammaglobuline (F-II-Fraktion nach Cohn) bezeichnet. Ihr Nachweis erfolgt durch die Agglutination von Blutkörperchen oder Latexpartikeln, die mit Gammaglobulinen beladen sind.

Indikation

Bei jedem Verdacht auf eine entzündlich-rheumatische Erkrankung sollte der Rheumafaktor mit bestimmt werden. Auch bei unklaren Krankheitsbildern, bei denen die Patienten über ziehende, rheumatische Beschwerden oder wiederkehrende Anschwellungen der Gelenke klagen, sind eine Blutabnahme und die Bestimmung des Rheumafaktors angezeigt.

Diagnostische Aussagekraft

70–80% aller Patienten mit einer primär-chronischen Polyarthritis (rheumatoide Arthritis) weisen den Rheumafaktor auf.

Bei einem kleinen Prozentsatz gesunder Menschen läßt sich ebenfalls ein positiver Rheumafaktor nachweisen. Die Zahl nimmt mit dem Alter zu (bei 60jährigen je nach Untersuchungsverfahren zwischen 2% und 28%).

Der Rheumafaktor gewinnt an Aussagekraft durch die Verbindung mit anderen Untersuchungen: Blutsenkungsgeschwindigkeit, kleines Blutbild, Elektrophorese und andere, weiter spezialisierte serologische Verfahren.

Definition

Anwendung von Röntgenstrahlen zur Darstellung strahlendichter Strukturen des menschlichen Körpers. Durch Absorption oder Streuung in den unterschiedlichen Geweben des Körpers entsteht ein kontrastreiches Schwarz-weiß-Abbild des exponierten Körperteils.

Indikation

Röntgenaufnahmen des Körperskeletts sind indiziert bei dem Verdacht einer knöchernen Verletzung sowie zur Diagnostik und zum Ausschluß von Erkrankungen des Skelettsystems. Auch die Darstellung der Achsenverhältnisse von Extremitäten und der Wirbelsäule können mittels der Röntgendiagnostik durchgeführt werden. Ein wesentlicher Teil der Röntgenaufnahmen wird durchgeführt, um schwerwiegende Erkrankungen ausschließen bzw. eine Aussage zur Prognose einer Erkrankung machen zu können.

Diagnostische Aussagekraft

Das Röntgenverfahren ist bisher in der Skelettdiagnostik unübertroffen. Es läßt eine exakte Beurteilung der Knochenstrukturen zu. Durch die Röntgenschicht- und Kontrastaufnahmen kann die Aussagekraft bei entsprechender Indikation weiter gesteigert werden. Auch zur Erkennung der Weichteile können spezielle Röntgentechniken indiziert sein. Bewährt hat sich hier die Xeroradiographie, die eine sehr detaillierte Beurteilung der Weichteilstrukturen zuläßt.

Mögliche Nebenwirkungen

Die Strahlenbelastung ist möglichst gering zu halten, da die ionisierende Strahlung grundsätzlich die Gefahr einer Zellveränderung in sich birgt. Bei den in der Strahlendiagnostik angewandten Dosen sind schädigende Wirkungen jedoch höchstens im statistischen Rahmen denkbar. Für das einzelne Individuum ist mit der radiologischen Diagnostik kein definierbares Risiko verbunden. Für schwangere Patientinnen gelten besondere Schutz- u. Vorsichtsmaßnahmen.

Alternative diagnostische Verfahren

Ultraschalldiagnostik, in besonderen Fällen Kernspintomographie.

Definition

Therapeutische Anwendung von Röntgenstrahlen zur Beeinflussung akuter oder chronischer Krankheitsprozesse.

Indikation

Therapieresistente, chronische Entzündungsprozesse, z. B. die Periarthritis calcanea und die Epicondylitis humeri radialis. Darüber hinaus können Arthrosen unterschiedlicher Gelenke, so z. B. der Hüfte, des Knies und des Daumengrundgelenkes, durch eine Röntgenreizbestrahlung behandelt werden.

Therapeutischer Nutzen

Durch die Anwendung der Röntgenstrahlen kommt es zu einer Veränderung des Gewebestoffwechsels. Der pH-Wert verschiebt sich ins Alkalische, und es entsteht eine Schmerzlinderung. Die im Rahmen der Entzündung vorhandenen Histiozyten, Lymphozyten und Plasmazellen werden zerstört, die Durchblutung angeregt. Das Ödem klingt ab.

Günstig wirken sich die verschiedenen physikalischen und chemischen Prozesse insbesondere bei den oben beschriebenen chronischen Erkrankungen aus.

Die Röntgenentzündungsbestrahlung sollte jedoch immer nur ein Mittel der zweiten Wahl sein, das dann zur Anwendung kommt, wenn die bisher durchgeführte konservative Therapie erfolglos war und ein operativer Eingriff nicht möglich oder angezeigt ist.

Mögliche Nebenwirkungen

Die Strahlenbelastung liegt erheblich höher als bei der Röntgendiagnostik. Die Einzeldosen liegen bei 20–100 rd., die Gesamtdosis bei maximal 600 rd.

Die Röntgenentzündungsbestrahlung sollte auf Menschen beschränkt werden, die sich nicht mehr im generativen Alter befinden. Auch hier ist noch eine sorgfältige Abwägung gegenüber der Strahlenbelastung angezeigt.

Alternative Behandlungsverfahren

Je nach Krankheitsbild physikalische, krankengymnastische, operative und medikamentöse Therapie.

Rucksackverband

Definition

Verband des Schultergürtels zur Behandlung des Schlüsselbeinbruches.

Indikation

Frakturen der Klavikula werden am günstigsten mit einem Rucksackverband behandelt. Dieser Verband läuft vor den Schultern wie die Riemen eines Rucksackes und wird hinter dem Rücken „geschnürt". Der obere und untere Teil des Verbandes werden miteinander verbunden. Es wird somit eine Bewegungseinschränkung im Bereich beider Schultergürtel erzielt. Eine absolute Ruhigstellung ist mit dem Rucksackverband jedoch nicht möglich. Brüche des Schlüsselbeins, die mit einer Sprengung des Schultereckgelenkes einhergehen, sowie Brüche, die stark disloziert sind und sich nicht reponieren lassen, sollten einer operativen Behandlung zugeführt werden.

Therapeutischer Nutzen

Durch die Rückführung der Schultern kommt es zu einer Entlastung im Bruchbereich und zu einer relativen Einschränkung der Beweglichkeit der Schultern. Der Rucksackverband hat damit eine schmerzlindernde und stabilisierende Funktion.

Mögliche Nebenwirkungen

Bei nicht korrekt angelegtem Verband kann es zu einer Nervenkompression im Bereich der Achsel kommen.

Alternative Behandlungsverfahren

Operative Therapie: Osteosynthese der Klavikula.

Definition
Watteverband der Halswirbelsäule, der die Beweglichkeit der Halswirbelsäule leicht einschränkt, sie stützt und wärmt.

Indikation
Akute Reizzustände der Halswirbelsäule, starke muskuläre Verspannungen, der muskuläre Schiefhals, leichtere Verletzungen der Halswirbelsäule (z. B. leichtes Schleudertrauma) können einfach, schnell und preiswert mit einem Schanzschen Verband versorgt werden.

Therapeutischer Nutzen
Durch die wärmende, krampflösende und leicht stabilisierende Wirkung können akute Schmerzzustände, die von der Halswirbelsäule ausgehen, positiv beeinflußt werden. Oftmals reicht bereits ein Schanzscher Verband, um in wenigen Tagen ein akutes Zervikalsyndrom oder ein leichteres Schleudertrauma zum Abklingen zu bringen.

Bewährt hat sich beim muskulären bzw. reflektorischen Schiefhals die Kombination einer Neuraltherapie mit einem Schanzschen Watteverband.

Mögliche Nebenwirkungen
Keine.

Alternative Behandlungsverfahren
Empfehlung, einen Woll- oder Seidenschal zu tragen, Versorgung mit einer vorgefertigten Zervikalstütze.

Schienenhülsenapparat

Definition

Orthese zur Stabilisierung eines Gelenkes oder einer Extremität.

Indikation

Liegt eine nerval, muskulär oder osteogen bedingte Instabilität einer Extremität vor, so kann die Stabilisierung mittels Schienenhülsenapparat erfolgen. Eine weitere Indikation ist die Versorgung ausgeprägter Schlottergelenke. Die überwiegend aus Walkleder gefertigten Hülsen liegen der Extremität an. Die Gelenke werden durch bewegliche Schienen überbrückt. Durch eine in den Gelenken eingebaute Sperre kann der Bewegungsradius des Gelenkes willkürlich bestimmt werden. Heute wird der Schienenhülsenapparat hauptsächlich bei Lähmungen, Pseudarthrosen und schwersten Gelenkinstabilitäten verwandt.

Therapeutischer Nutzen

Der Schienenhülsenapparat stabilisiert die Extremität und begrenzt die willkürlich nicht mehr steuerbare Gelenkbewegung. Dadurch wird eine funktionelle Verbesserung erreicht. Ein gelähmtes Bein kann belastet, ein pseudarthrotischer Arm bewegt werden.

Mögliche Nebenwirkungen

Druckschäden der Haut in der Eingewöhnungsphase bzw. durch unsachgemäße Herstellung.

Alternative Behandlungsverfahren

Schellenapparat, andere Formen der orthopädietechnischen Versorgung.

Definition

Schuhzurichtung, bei der unter die Auftrittsfläche der Mittelfußköpfchen eine rollenförmige Sohlenerhöhung angebracht wird. In der Mitte dieser Rolle befindet sich eine Aussparung für die Köpfchen der Mittelfußknochen 2–4. Die Schmetterlingsrolle ist mit einer leichten Absatzerhöhung verbunden.

Indikation

Die Schmetterlingsrolle ist bei einem dekompensierten und entzündeten Spreizfuß angezeigt.

Therapeutischer Nutzen

Durch die Entlastung der besonders schmerzhaften Fußköpfchen 2–4 kommt es zu einer Linderung der Beschwerden und zu einer Verbesserung des Gangbildes.

Hornhautschwielen bilden sich langsam zurück.

Mögliche Nebenwirkungen

Keine.

Alternative Behandlungsverfahren

Einlagenversorgung, redressierende und stützende Mittelfußverbände, in Extremfällen Verordnung eines orthopädischen Schuhes.

Definition

Erhöhung der Sohle oder des Absatzes eines Schuhes.

Indikation

Die Schuh- bzw. Absatzerhöhung dient dem Ausgleich von Beinlängendifferenzen bzw. der Behandlung statischer Skoliosen. Eindeutige Indikationen sind posttraumatische oder postoperative Beinverkürzungen. Hier wird durch den Schuhausgleich funktionell die alte Beinlänge wiederhergestellt. Eine Fehlbelastung der Wirbelsäule wird vermieden. Darüber hinaus können Menschen, die eine im Laufe des Lebens erworbene Beinverkürzung bzw. statische Skoliose aufweisen, probatorisch mit einer Schuherhöhung versorgt werden.

Therapeutischer Nutzen

Unumstritten ist der Schuhausgleich beim Ausgleich posttraumatischer oder postoperativer Beinlängendifferenzen. Hier beugt der Ausgleich der Entstehung degenerativer Veränderungen der Wirbelsäule sowie der Hüft- und Kniegelenke vor.

Kontrovers diskutiert wird die Erhöhung beim Vorliegen eines konstitutionellen Beckenschiefstandes bzw. einer statischen Skoliose. Durch die einseitige Erhöhung des Beckens findet sich eine mechanische Fehlbelastung der Kreuzbein-Darmbein-Fugen und der Wirbelsäule.

Ein solcher Ausgleich kann versucht werden, wenn therapieresistente oder rezidivierende Wirbelsäulenbeschwerden vorhanden sind, die nicht ausreichend auf eine konservative Therapie ansprechen. In vielen Fällen läßt sich durch eine Schuherhöhung eine Beschwerdelinderung oder sogar eine Beschwerdefreiheit erzielen.

Es darf jedoch nicht außer acht gelassen werden, daß ein Teil der Patienten entweder keine Änderung oder sogar eine Verschlechterung verspürt.

Auf ein weiteres Tragen der Erhöhung sollte dann verzichtet werden.

Mögliche Nebenwirkungen

Auftreten von Reizzuständen der Hüfte, der Kreuzbein-Darmbein-Gelenke oder der Wirbelsäule.

Alternative Behandlungsverfahren

Operative Beinlängenverlängerung oder -verkürzung, Ausgleich der Beinlänge mit einer im Schuh getragenen Einlage.

Definition

Orthopädietechnische Veränderung an einem Konfektionsschuh bei unterschiedlichen Erkrankungen des Fußes bzw. der unteren Extremitäten.

Indikation

Man unterscheidet Absatz- und Sohlenverbreiterungen sowie einseitige, innere und äußere Schuherhöhungen. Desgleichen können Erhöhungen und Veränderungen des Absatzes oder der Sohle jeweils einzeln oder gemeinsam durchgeführt werden.

Durch die Wahl unterschiedlicher Materialien können Stöße beim Gehen aufgefangen werden. Die jeweilige Indikation ist von der Erkrankung abhängig.

Therapeutischer Nutzen

Durch eine Schuhzurichtung läßt sich bei einer Vielzahl von Fußbeschwerden bzw. Fußerkrankungen eine Verbesserung des Gangbildes und der Belastbarkeit des Fußes erreichen.

Mögliche Nebenwirkungen

Bei allen Schuhzurichtungen ist die Auswirkung auf die Gesamtstatik mit zu berücksichtigen. Denkbar sind reflektorische Auswirkungen auf die Knie-, Hüftgelenke und die Wirbelsäule.

Alternative Behandlungsverfahren

Einlagenversorgung, stabilisierende Verbände, in besonderen Fällen Fertigung eines orthopädischen Schuhes.

Skelettszintigraphie

Definition

Nuklearmedizinisches Untersuchungsverfahren, bei dem kurzlebige Radionuklide, die sich vor allem im Knochen anreichern (z. B. ^{99m}Tc-Polyphosphatverbindungen), in die Vene injiziert werden. Die radioaktiven Substanzen reichern sich entsprechend dem Blutfluß vermehrt in denjenigen Regionen des Knochens an, in denen eine erhöhte Durchblutung besteht (Entzündungen, Frakturen, Tumoren).

Indikation

Eine Skelettszintigraphie sollte dann durchgeführt werden, wenn sich mit konventioneller Technik ein Krankheitsprozeß nicht weiter abklären läßt, aber der dringende Verdacht auf das Vorliegen eines entzündlichen oder tumorösen Prozesses besteht. Darüber hinaus stellen sich auch Zonen vermehrten Umbaues als Folge von Streßfrakturen oder Fissuren in der Szintigraphie eher als im Röntgenbild dar.

Diagnostische Aussagekraft

Die Skelettszintigraphie gibt frühzeitig Aufschluß über das Vorliegen, die Aktivität und die Lokalisation entzündlicher, tumoröser und anderer Knochenprozesse. Eine exakte Differenzierung des Krankheitsprozesses ist mit der Szintigraphie nicht möglich. Je nach Einzelfall müssen sich weitere Untersuchungen anschließen (Röntgenschichtaufnahmen, Labor, Biopsie usw.).

Nach operativer bzw. konservativer Behandlung maligner Erkrankungen dient die Szintigraphie dem Ausschluß bzw. Nachweis einer Skelettmetastasierung.

Mögliche Nebenwirkungen

Es besteht eine Strahlenbelastung, die insgesamt jedoch als relativ gering anzusehen ist und ungefähr der eines Röntgenbildes entspricht.

Definition

Operative Wirbelsäulenversteifung.

Indikation

Anderweitig nicht zu beeinflussende Instabilitäten der Wirbelsäule durch Trauma, degenerative Veränderungen, Entzündungen und tumoröse Erkrankungen können eine Indikation für eine Spondylodese darstellen. Vor Durchführung der Spondylodese sind alle anderen konservativen Verfahren auszuschöpfen.

Therapeutischer Nutzen

Bei schweren Verkehrsunfällen mit Zerreißungen der Bandscheiben stellt die Spondylodese ein Behandlungsverfahren dar, das relativ rasch wieder eine gute Stabilität des verletzten Wirbelsäulenabschnittes garantiert.

Bei Entzündungen der Wirbelkörper bzw. der Bandscheiben (Spondylitis, Spondylodiszitis) kann eine Spondylodese direkt nach Ausräumung des infektiösen Herdes durchgeführt werden.

Dadurch werden eine stabile Überbrückung und eine raschere Ausheilung des Krankheitsprozesses erreicht.

Bei schwersten abnutzenden Veränderungen der Bandscheiben, zum Teil auch bei Instabilitäten, die als Folge einer Bandscheibenoperation entstanden, ist die Spondylodese ein Verfahren, das eine Funktionsverbesserung und Schmerzlinderung bewirken kann.

Mögliche Nebenwirkungen

Wegen der engen Nachbarschaftsbeziehung zum Rückenmark besteht die Gefahr einer Gefäß- bzw. Nervenverletzung mit einer daraus resultierenden Querschnittslähmung.

Alternative Behandlungsverfahren

Korsett- und Gipsruhigstellung bei degenerativ bedingten Wirbelsäulenveränderungen; medikamentöse, physiotherapeutische und krankengymnastische Therapie, soweit es sich nicht um entzündliche oder neoplastische Erkrankungen handelt.

Definition

Transplantation von körpereigenem, spongiösem Knochen.

Indikation

Knochendefekte, Pseudarthrosen und nichtheilende Frakturen sind eine Indikation für die Spongiosaplastik. Die Spongiosa wird meist aus dem Beckenkamm, teilweise auch aus dem Schienbeinkopf oder anderen Knochen entnommen und ohne weitere Gefäßverbindung in den Defekt übertragen. Hier erfolgt aufgrund der osteogenen Potenz der Spongiosa ein knöcherner Einbau und die Überbrückung des Defektes.

Therapeutischer Nutzen

Die Spongiosaplastik ist ein technisch einfaches und nicht aufwendiges Verfahren, um anderweitig nichtheilende Knochendefekte zur Überbrückung zu bringen. Voraussetzung für den Einbau der Spongiosa ist eine exakte Ruhigstellung der Knochenfragmente.

Häufig wird die Spongiosaplastik bei infizierten Pseudarthrosen angewandt, nachdem die Osteomyelitis zum Stillstand gekommen ist und keine floriden Entzündungszeichen mehr bestehen.

Mögliche Nebenwirkungen

Stabilitätseinbuße in der Entnahmeregion, allgemeines Operationsrisiko mit der Gefahr der Infektion, Möglichkeit der Resorption der transplantierten Spongiosa.

Alternative Behandlungsverfahren

Transplantation gefäßgestielter Knochen.

Definition

Orthese zur Behandlung der kindlichen Hüftdysplasie.

Indikation

Bei unzureichender Pfannenentwicklung der Hüften (Hüftdysplasie) wird mit der Abspreizung beider Hüften eine tiefere Einstellung der Hüftköpfe in die Hüftpfannen bewirkt. Dadurch erhält die Pfanne einen Wachstumsreiz und kann sich besser ausdifferenzieren. Alle Formen einer leichteren Hüftdysplasie können mit einer Spreizhose behandelt werden. Bei instabilen Hüften bzw. Luxationshüften ist eine Vorbehandlung in der Overhead-Extension und in speziellen Abduktionsgipsen (Lorenz-Gips) erforderlich.

Therapeutischer Nutzen

Durch das sehr einfache und von den Eltern leicht über den Windeln anlegbare Spreizhöschen wird eine günstige Pfannenentwicklung bewirkt. Aus der dysplastischen Hüftanlage entwickelt sich ein vollwertiges und vollbelastbares Hüftgelenk.

In Zweifelsfällen sollte eher eine Spreizhosenbehandlung erfolgen als darauf zu verzichten. Die Behandlung ist erst dann abzusetzen, wenn die Pfanne eine gute Ausbildung erreicht hat.

Mögliche Nebenwirkungen

Bei korrekter Anwendung sind keine relevanten Nebenwirkungen zu befürchten. Die Laufentwicklung ist durch das Tragen einer Spreizhose leicht behindert, die Kinder holen diesen Entwicklungsrückstand jedoch rasch auf.

Alternative Behandlungsverfahren

Versorgung mit Schienensystem (z. B. Hoffmann-Daimler-Schiene, Pavlik-Bandage). Darüber hinaus werden regional verschiedene Orthesen verwandt, deren Grundprinzip die rechtwinklige Abspreizung im Hüftgelenk ist.

Stabile Galvanisation

Definition
Therapeutische Gleichstrombehandlung, bei der der zwischen Anode und Kathode liegende Körperteil gleichmäßig durchströmt wird.

Indikation
Neuralgien, Neuritiden, Wurzelreizsyndrome wie Ischiasbeschwerden sowie Arthrosen und Periarthropathien sind eine Indikation für die stabile Galvanisation. Darüber hinaus können auch rheumatische Erkrankungen und Myogelosen mit gutem Erfolg behandelt werden.

Therapeutischer Nutzen
Durch die Anwendung des gleichmäßig fließenden Stromes entsteht eine Ionenwanderung im Körper. Es kommt zu elektrochemischen Veränderungen an den Zellmembranen und einer ausgeprägten Stoffwechselveränderung, die sich rein äußerlich durch eine Hautrötung zeigt.

Der Stoffwechsel wird aktiviert, es läßt sich ein deutlich entzündungshemmender und resorptionsfördernder Heileffekt nachweisen. Gleichzeitig entsteht eine Schmerzlinderung.

Je nach Ursache und Lokalisation der Erkrankung können unterschiedliche Anwendungsformen der stabilen Galvanisation gewählt werden: Anwendung mit Plattenelektronen, in 2 oder 4 Zellenbädern und im Stanger-Bad.

Mögliche Nebenwirkungen
Aktivierung von Entzündungen, Hautreizungen, Beeinflussung von Herzschrittmachern (Kontraindikation!).

Alternative Behandlungsverfahren
Hochfrequenzbehandlung, wie z. B. Kurz- bzw. Dezimeterwellen, therapeutischer Ultraschall, medikamentöse Behandlung.

Definition

Vollbad mit Zusatz von Elektrolyten, bei dem ein galvanischer Strom den Körper durchfließt.

Indikation

Großflächige muskuläre Verspannungen, Neuritiden, Neuralgien, akute Wurzelreizsyndrome. Darüber hinaus können auch Patienten mit rheumatischen Erkrankungen im Stanger-Bad behandelt werden.

Bewährt hat sich die Anwendung bei Patienten mit Bandscheibenvorfällen ohne wesentliche neurologische Ausfälle.

Therapeutischer Nutzen

Mit der Tonisierung und Analgesierung durch den elektrischen Strom, der Wärme und der Gewichtsentlastung durch den hydrostatischen Druck kommt es in vielen Fällen zu einer guten Linderung der Beschwerden.

Da die Stanger-Bäder auch bei relativ akuten Krankheitsbildern angewandt werden können, bei denen andere physikalische Verfahren (z. B. Druckstrahlmassage oder manuelle Massage) kontraindiziert sind, weisen sie einen großen Anwendungsbereich auf.

Mögliche Nebenwirkungen

Auszuschließen sind Patienten mit schweren kardialen Leiden bzw. fieberhaften Erkrankungen. Kleinere Hautdefekte können abgedeckt werden, bei größeren Wunden muß die Abheilung abgewartet werden. Beeinflussung von Herzschrittmachern (Kontraindikation!).

Alternative Behandlungsverfahren

Je nach Krankheitsbild unterschiedliche physiotherapeutische und krankengymnastische Verfahren, medikamentöse Behandlung.

Definition

Strumpf, der eine komprimierende Wirkung auf das gesamte Bein und die Venen ausübt und den venösen Blutrückfluß zum Herzen begünstigt.

Indikation

Die Hauptindikation für Stützstrümpfe ist das Krampfaderleiden. Die Stützstrümpfe üben einen Druck auf die erweiterten Venen aus. Dadurch nimmt ihr Füllungszustand ab, und das Blut wird zum Herzen zurücktransportiert. Eine weitere Indikation sind Schwellungszustände der Beine. Sofern Krampfadern bis zur Leiste vorhanden sind, ist die Verordnung einer Stützstrumpfhose erforderlich.

Therapeutischer Nutzen

Konsequent getragen bewirken Stützstrümpfe eine deutliche Entlastung des Gewebes. Störungen der Ernährung durch den bestehenden Blutrückstau können vermieden oder günstig beeinflußt werden. Zusätzlich zur Verordnung von Stützstrümpfen sollte auch die physikalische Therapie nicht vernachlässigt werden (z. B. ausreichende Bewegung, Warm-/Kaltanwendungen, gesunde Ernährung usw.).

Mögliche Nebenwirkungen

Bei korrekter Anwendung keine.

Alternative Behandlungsverfahren

Wickeln mit elastischen Binden, Zinkleimverbände ausschließlich physikalische Therapie.

Definition

Einfaches, überall durchführbares Verfahren zur Lagerung von Patienten mit stark schmerzhaften Lumbalgien.

Hierbei werden mehrere Sofakissen bzw. Matratzen unter die Unterschenkel bei rechtwinklig gebeugten Hüftgelenken gelegt. Es kommt zu einer Entlordosierung und zu einer Spannungsverminderung des Ischiasnervs.

Indikation

Fast alle Lumbalgien lassen sich mit Hilfe der Stufenbettlagerung bessern. Durch die Schmerzlinderung kommt es zu einer Entspannung der Rückenstreckmuskulatur und, über die Druckminderung der Muskulatur, zu einer Schmerzlinderung.

Therapeutischer Nutzen

Die Stufenbettlagerung kann vom Patienten bzw. dessen Betreuer leicht zu Hause durchgeführt werden. Sie unterstützt andere physiotherapeutische und medikamentöse Maßnahmen zur Beeinflussung dieses Krankheitsbildes.

Mögliche Nebenwirkungen

Eine Stufenbettlagerung darf nicht erzwungen werden. Bei einem sequestrierten Bandscheibenvorfall kann es als Folge einer Druckerhöhung zur Nervenschädigung kommen. Die Stufenbettlagerung ist nur dann angezeigt, wenn der Patient sie als schmerzlindernd empfindet.

Alternative Behandlungsverfahren

Andere, schmerzarme Lagerungen, z. B. die Seitenlage. In Rückenlage können die Knie mit einer Rolle unterpolstert werden.

Definition

Operative Entfernung der Innenhaut (Schleimhaut) eines oder mehrerer Gelenke.

Wird die Synovektomie frühzeitig, d. h. bei gut erhaltener Gelenkfunktion durchgeführt, so spricht man von einer „Frühsynovektomie". Besteht die Erkrankung bereits seit längerer Zeit und sind bereits funktionelle bzw. morphologische Beeinträchtigungen eingetreten, so bezeichnet man den Eingriff als „Spätsynovektomie".

Indikation

Die typische Indikation für eine Synovektomie ist die progredient-chronische Polyarthritis (rheumatoide Arthritis). Hierbei kommt es zu einer pannusartigen Wucherung der Gelenkinnenhaut als Folge einer Antigen-Antikörper-Reaktion. Die Gelenkinnenhaut ist ausgesprochen aggressiv, sondert ein entzündliches Exsudat in das Gelenk ab und überwächst den Knorpel, der zerstört wird. Auch bei anderen Gelenkerkrankungen, wie z. B. therapieresistenten, aktivierten Arthrosen, mit rezidivierender Ergußbildung, der villonodulären Synovitis und bei bakteriellen Gelenkinfektionen kann eine Synovektomie indiziert sein.

Therapeutischer Nutzen

Durch die Entfernung der Gelenkinnenhaut wird der immunologisch aktive bzw. erkrankte und Gelenkflüssigkeit produzierende Teil des Gelenkes entfernt. Innerhalb weniger Wochen bildet sich eine neue Ersatzschleimhaut, von der keine destruktive bzw. übermäßig Flüssigkeit produzierende Aktivität mehr ausgeht.

Trotzdem verbleibt eine ausreichende „Schmierung" des Gelenkes durch die neue Schleimhaut. Gelenkform, Trophik und Funktion normalisieren sich.

Mögliche Nebenwirkungen

Die Synovektomie ist ein großer Weichteileingriff, bei dem viele Blutgefäße eröffnet werden. Neben dem allgemeinen Operationsrisiko besteht die Gefahr einer Nachblutung. Durch die großen Wundflächen können relativ leicht Verklebungen mit späterer Beeinträchtigung der Gelenkbeweglichkeit entstehen. Aus diesem Grunde wird direkt postoperativ mit einer individuellen oder maschinellen Bewegungstherapie begonnen.

Alternative Behandlungsverfahren

Systemische medikamentöse Behandlung, Gelenkinjektion mit Corticosteroiden, Synoviorthese.

Definition

Mikroskopische und biochemische Untersuchung eines Gelenkergusses.

Indikation

Alle unklaren Gelenkergüsse, bei denen eine mechanische Verursachung unwahrscheinlich ist, sollten einer Synoviaanalyse zugeführt werden.

Diagnostische Aussagekraft

Das typische Gelenkrheuma (rheumatoide Arthritis) und andere rheumatische Erkrankungen weisen spezifische Veränderungen in der Zusammensetzung der Gelenkflüssigkeit auf. Bei einer rheumatischen Entzündung sind mehr und andere Zellen nachweisbar als bei einem Reizerguß (z. B. bei einem Meniskusschaden). Allein aus der Untersuchung der aus dem Gelenk abpunktierten Gelenkflüssigkeit lassen sich weitreichende diagnostische Aussagen machen.

Mögliche Nebenwirkungen

Grundsätzlich besteht während einer Gelenkpunktion die Möglichkeit des Einbringens von Keimen in das Gelenk. Dieses Risiko ist jedoch als ausgesprochen gering einzustufen (ca. 1:14000).

Synoviorthese

Definition

Injektion von Radionukliden oder Osmiumsäure zur Behandlung eines durch eine rheumatische Entzündung betroffenen Gelenkes. Durch die Injektion der toxischen bzw. radioaktiven Substanzen wird die Gelenkinnenhaut geschädigt, der rheumatische Entzündungsprozeß klingt langsam ab.

Indikation

Die progredient-chronische Polyarthritis (rheumatoide Arthritis) und andere Mon- bzw. Oligoarthritiden können mit der Synoviorthese behandelt werden. Nach der Zerstörung der entzündeten Gelenkinnenhaut kommt es zu einer Vernarbung und einem Neuaufbau einer weniger reaktionsfähigen und den Knorpel nicht mehr zerstörenden Gelenkinnenhaut.

Therapeutischer Nutzen

Die Synoviorthese ist als alternatives Verfahren zur Synovektomie anzusehen. Bei Patienten, bei denen ein operativer Eingriff kontraindiziert ist, bzw. bei Gelenken, die operativ schlecht zugänglich sind, ist sie gegenüber der Synovektomie zu bevorzugen.

Ebenso wie bei der Synovektomie besteht der therapeutische Nutzen der Synoviorthese in der Hemmung des Wachstums der aggressiven und zerstörerischen rheumatisch veränderten Gelenkinnenhaut.

Mögliche Nebenwirkungen

Mit der Synoviorthese sind eine entzündliche Reaktion und eine Nekrose von Teilen der Gelenkinnenhaut verbunden. Dadurch kann es zu lokalen Reizerscheinungen und einem allgemeinen Krankheitsgefühl kommen. Bei versehentlich nichtintraartikulärer Injektion tritt eine Schädigung des umliegenden Gewebes ein. Wegen der Strahlenbelastung sollte eine radioaktive Behandlung nur bei Patienten vorgenommen werden, die keinen Kinderwunsch hegen.

Alternative Behandlungsverfahren

Systemische medikamentöse Behandlung, Injektion mit Corticosteroiden, Synovektomie.

Definition

Verband, der aus unelastischen Pflasterzügen aufgebaut ist und die Gelenkbeweglichkeit gezielt einschränkt bzw. das Gelenk stabilisiert.

Indikation

Für eine Vielzahl von Verletzungen und Erkrankungen können Tape-Verbände zur Anwendung kommen. Typische Beispiele sind Überdehnungen von Bändern am Sprung- oder Kniegelenk, Muskel- und Sehnenverletzungen, arthrotische Reizzustände usw.

Therapeutischer Nutzen

Der therapeutische Nutzen von Tape-Verbänden ist hoch. Im Gegensatz zum Gipsverband ist die Muskelatrophie weitaus geringer. Nur die schmerzhafte und funktionell geschädigte Bewegung wird ausgeschaltet. Die Mobilität bleibt weitgehend erhalten. Die normale Gelenkfunktion wird auf diese Weise nur in relativ geringem Ausmaße beeinträchtigt.

Mögliche Nebenwirkungen

Pflasterallergie. Bei falscher Anlage kommt es zu Durchblutungsstörungen.

Alternative Behandlungsverfahren

Gips, andere Formen von stabilisierenden Verbänden, z. B. Zinkleimverbände oder elastische Verbände.

Definition

Operative Sehnendurchtrennung.

Indikation

Die Tenotomie wird als ausschließlicher oder zusätzlicher Eingriff bei der Behandlung von Gelenkkontrakturen eingesetzt. Die Kontraktur kann primär auf eine Verkürzung der Sehne zurückgehen oder sich im Laufe einer Krankheit entwickelt haben (z. B. Beugekontraktur als Begleiterscheinung einer Arthrose). Eine besondere Indikation ist der muskuläre Schiefhals, der als Folge der Kontraktur des M. sternocleidomastoideus entsteht.

Therapeutischer Nutzen

Durch die Tenotomie kann das Bewegungsspiel des operierten, dadurch „befreiten" Gelenkes bzw. der Halswirbelsäule erweitert werden. Die Tenotomie ist die Voraussetzung für eine weitergehende, krankengymnastische bzw. rekonstruktiv-operative Therapie.

Mögliche Nebenwirkungen

Bei der subkutan durchgeführten Tenotomie wird die Sehne von einem kleinen Hautschnitt aus durchtrennt. Hierbei kann es zur Verletzung von Nerven und Gefäßen kommen.

Alternative Behandlungsverfahren

Übungen zur Dehnung der kontrakten Muskulatur, Quengelbehandlung, unterschiedliche Formen der Sehnenplastik.

Definition

Orthese, die der Entlastung eines Beines und des Hüftgelenkes dient. Hierbei wird das Gewicht von einer Schiene aufgenommen, die sich auf dem Sitzbein abstützt. Das Bein „hängt" weitgehend entlastet in der Schiene.

Indikation

Die Thomas-Schiene ist angezeigt bei Erkrankungen des Hüftgelenkes und des Oberschenkels. Die klassische Indikation ist die Behandlung der Perthesschen Erkrankung.

Therapeutischer Nutzen

Mit der Thomas-Schiene wird eine weitgehende Entlastung der betroffenen Extremität erreicht. Hierdurch kann auf eine langfristige Bettruhe verzichtet werden; die Patienten bleiben mobil. Kinder, die mit einer Thomas-Schiene versorgt sind, sind in der Lage zu rennen, Treppen zu gehen und sich weitgehend normal zu bewegen.

Mögliche Nebenwirkungen

Durch die Schienenentlastung entsteht eine Atrophie des betroffenen Beines. Es kann zu Druckschäden am Sitzbein kommen.

Alternative Behandlungsverfahren

Bettruhe, spezielle Gipstechniken, die das betreffende Bein entlasten.

Definition

Anwendung niederfrequenter Ströme mittels auf der Haut plazierter Elektroden zur Beeinflussung chronischer Schmerzzustände. Die transkutane Nervenstimulation wird vom Patienten nach Einweisung selbst vorgenommen. Da die Geräte leicht und nicht größer als eine Zigarettenschachtel sind, kann die Behandlung auch außerhalb des Hauses über mehrere Stunden täglich vorgenommen werden.

Indikation

Chronische Schmerzzustände im Bereich des gesamten Bewegungsapparates, die sich gegenüber anderen konservativen oder operative Therapiemaßnahmen als resistent erwiesen haben, sind eine Indikation für die TENS-Behandlung.

Therapeutischer Nutzen

Mit dem über längere Zeit angewandten Reizstrom soll durch neuroanatomische Hemmungsvorgänge eine Hypalgesie erzeugt werden. Der Patient selbst lokalisiert den Hauptschmerz und probiert den besten und effektivsten Sitz der Elektroden aus. Diese werden auf der Haut mit Pflasterstreifen unter Anwendung von Kontaktgel plaziert.

Der therapeutische Effekt der Behandlung läßt sich nur schlecht voraussagen. Nach fachgerechter Einweisung sollte eine längere Behandlungsserie durchgeführt werden, um über die unter Umständen monatelange Fortführung der Therapie entscheiden zu können.

Da das Verfahren praktisch nebenwirkungsfrei ist, erscheint bei chronischen Schmerzpatienten immer ein Versuch gerechtfertigt.

Mögliche Nebenwirkungen

Reizerscheinungen durch Pflaster- oder Elektrodencreme.

Alternative Behandlungsverfahren

Andere Formen der Elektrotherapie, Neuraltherapie, Massagen, Packungen, krankengymnastische Behandlung, autogenes Training.

Definition

Perkutane Applikation von Medikamenten mit Hilfe des Ultraschalls. Hierzu wird das anzuwendende Präparat in die Kopplungssubstanz eingegeben. Durch die Ultraschallwirkung kommt es zu einer Permeabilitätserhöhung und Durchblutungssteigerung der Haut, so daß kleinmolekulare Substanzen bis zu einem gewissen Grad in das umliegende Gewebe eindringen können.

Indikation

Die Ultraphonophorese ist dann angezeigt, wenn eine medikamentöse Behandlung der Haut bzw. der Unterhautgewebeschichten neben einer Behandlung mit Ultraschall gewünscht wird. In Frage kommen durchblutungsfördernde und entzündungshemmende Präparate, die auf den Stoffwechsel einwirken. Indikationen sind z. B. Narben, Kontrakturen und entzündliche Muskelsehnen oder Gelenkerkrankungen. Als medikamentöse Substanzen kommen z. B. 2%iges Natrium salicylicum oder Prednisolon in Frage.

Therapeutischer Nutzen

Durch die gefäßerweiternde und durchblutungsfördernde bzw. entzündungshemmende Wirkung verstärkt sich der Effekt der Ultraschallbehandlung. So können Myegelosen und schmerzhafte muskuläre Reizzustände durch die Kombinationsbehandlung besser behandelt werden.

Bei der therapieresistenten Epikondylitis läßt sich oftmals durch den Zusatz von einigen Milligramm Prednisolon eine erhebliche Wirkungsverstärkung und raschere Ausheilung erzielen.

Zur schnelleren Resorption von Hämatomen kann eine Ultraphonophorese mit heparinhaltigen Gelen versucht werden. Das Gel dient hier gleichzeitig als Kopplungssubstanz. Die Schwellung geht rascher zurück, das Hämatom wird in kürzerer Zeit resorbiert.

Mögliche Nebenwirkungen

Während durch die niedrigen Ultraschalldosen bei maximal 0,5 Watt/cm^2 keine wesentlichen Nebenwirkungen zu erwarten sind, muß an eine Allergisierung durch die verwandten medikamentösen Substanzen gedacht werden. In einem solchen Fall ist die Behandlung sofort abzusetzen.

Alternative Behandlungsverfahren

Alleinige Ultraschallbehandlungen, Iontophorese, systemische medikamentöse Therapie, Injektionsbehandlung.

Definition

Anwendung von Ultraschallschwingungen mittels einer Kopplungssubstanz auf den menschlichen Körper.

Indikation

Die Ultraschalltherapie hat ein ausgedehntes Indikationsgebiet. Überwiegend behandelt werden Erkrankungen der Weichteile, der Knochen und Gelenke. Jedoch auch entzündliche Erkrankungen wie die Bechterewsche Erkrankung und degenerative Wirbelsäulenveränderungen können einer Ultraschallbehandlung zugeführt werden. Für die Behandlung von Händen und Füßen sowie von Ulzera hat sich die Ankoppelung im Wasserbad bewährt (subaquale Therapie, Aquaschall).

Therapeutischer Nutzen

Der therapeutische Wert der Ultraschallbehandlung ist hoch. Es kommt an den Übergängen zwischen den einzelnen Geweben, so zwischen Fettgewebe und Muskel, Muskel und Sehne, Sehne und Knochen, zu einer Absorption der Ultraschallwellen und zu einer Wärmeentwicklung. Zusätzlich entsteht eine Mikromassage, die eine intensive Aktivierung des Stoffwechsels des beschallten Areals bewirkt. Eine Kombination mit anderen elektrotherapeutischen Verfahren, mit einer Bewegungstherapie und mit Eis ist möglich und führt zu einer Wirkungssteigerung.

Mögliche Nebenwirkungen

Wird die Ultraschalldosis zu hoch ausgewählt, dann treten Schmerzen auf. Mit weiteren Nebenwirkungen ist bei den heute angewandten Ultraschalldosen von bis zu 1 Watt/cm^2 nicht zu rechnen.

Alternative Behandlungsverfahren

Elektrotherapie, Wärme-/Kältetherapie, Massagen.

Definition

Massage, die mit Hilfe eines unter Druck stehenden Wasserstrahls im Wannenbad ausgeführt wird.

Indikation

Großflächige Muskelverhärtungen und Myogelosenbildung insbesondere der Wirbelsäule. Schmerzhafte Verspannungen im Bereich des Rumpfes und der Extremitäten, die durch arthrotische Veränderungen ausgelöst werden, sprechen sehr gut auf die Unterwasserdruckstrahlmassage an. Hierbei ergänzen sich die entspannende und detonisierende Wirkung des Wannenbades, der dadurch bedingte Auftrieb, die Gelenkentlastung und die spannungslösende Massage.

Therapeutischer Nutzen

Die Wirkung ist bei den unterschiedlichen posttraumatischen und arthrotischen Veränderungen, die mit einem Muskelhartspann einhergehen, sehr gut. Von vielen Patienten wird die Unterwasserdruckstrahlmassage als entspannender und schmerzlindernder empfunden als die manuelle Massage.

Mögliche Nebenwirkungen

Zu beachten sind die Kontraindikationen. Hierzu gehören akute entzündliche und tumoröse Prozesse, kardiale Veränderungen und frische Nervenkompressionen (z. B. akuter Bandscheibenvorfall).

Alternative Behandlungsverfahren

Manuelle Massage, Fangopackung, Rotlichtbestrahlung, krankengymnastische Behandlung.

Wärmetherapie

Definition

Behandlung mit Wärme zur Stoffwechselanregung oder Muskelentspannung.

Indikation

Angezeigt ist die Behandlung mit Wärme bei muskulären Verspannungen, zur Anregung des Stoffwechsels und bei chronischen Erkrankungen.

Kontraindikationen sind zu beachten. Hierzu gehören insbesondere akute Entzündungen, aktivierte, schmerzhafte Arthrosen und Tumoren.

Therapeutischer Nutzen

Die Anwendung der Wärmetherapie ist einfach und kann mittels eines Rotlichts leicht zu Hause ausgeführt werden.

Andere Behandlungsformen sind Packungen (z. B. Heublumenpackungen, Fangopackungen usw.).

Mögliche Nebenwirkungen

Bei falscher Indikationsstellung kann es zu einer Verstärkung des Krankheitsprozesses (z. B. der Entzündung) kommen. Von der Anwendung mit Wärme sollten auch schmerzhafte Schultergelenkveränderungen ausgenommen werden, da sonst mit einer Zunahme der Beschwerden zu rechnen ist.

Alternative Behandlungsverfahren

Elektrotherapie, Ultraschall, Kältetherapie.

Definition

Vorgefertigte Orthese zur Entlastung der Halswirbelsäule und Stützung des Kopfes.

Indikation

Akute Reizzustände, die von der Halswirbelsäule ausgehen und über einen längeren Zeitraum bestehen, können mit einer Zervikalstütze versorgt werden. Die auslösende Ursache ist hierbei nicht entscheidend. Es kann sich um Bandscheibenvorwölbungen, degenerative Veränderungen oder ausgeprägte, reflektorisch-muskuläre Verspannungen von Halswirbelsäule und Nacken handeln.

Darüber hinaus sind schwere Schleudertraumen und Verletzungen der Halswirbelsäule eine Indikation für die Zervikalstütze.

Therapeutischer Nutzen

Die Zervikalstütze stabilisiert die Halswirbelsäule. Dadurch wird die Muskulatur von ihrer statischen Funktion entlastet. Die muskuläre Spannung sinkt ab. Der Reflexkreis zwischen hoher Muskelanspannung, Schmerz und Kompression eines austretenden spinalen Nervs kann durchbrochen werden.

Nach Verletzungen werden Ödeme und kleine Hämatome besser resorbiert. Mit dem Tragen der Orthese ist auch eine wärmende Wirkung verbunden.

Die Zervikalstütze ist leicht an- und ablegbar und einfach anzuwenden.

Mögliche Nebenwirkungen

Durch ein längeres Tragen der Zervikalstütze kommt es zu einer Schwächung der Schulter-Nacken-Muskulatur. Die Patienten berichten, daß sie ihren Kopf nicht mehr halten können. Dadurch kann eine iatrogene Fixierung auf das Krankheitsbild erfolgen. Zervikalstützen sollten deswegen nur gezielt und für kurze Zeit eingesetzt werden. In der Anfangsphase schmerzhafter Funktionsstörung der Halswirbelsäule sollte immer erst ein Versuch mit einem Schanzschen Watteverband gemacht werden. Zur Vermeidung von Nebenwirkungen sind zusätzliche therapeutische Anwendungen und krankengymnastische Übungen indiziert.

Alternative Behandlungsverfahren

Schanzscher Watteverband, Tragen eines Schals, ausschließliche physiotherapeutische Behandlungen.

Zinkleimverband

Definition

Komprimierender Verband, bei dem mit Zinkleim getränkte Mullbinden verwandt werden.

Indikation

Typische Indikationen des Zinkleimverbandes sind Venenentzündungen, Krampfaderleiden, Muskelverletzungen und Stauungszustände an den Beinen.

Therapeutischer Nutzen

Mit dem Zinkleimverband kann ein günstiger, stützender Effekt erzielt werden. Der Zinkleimverband ist hautfreundlich und kann 14 Tage ohne die Gefahr einer Schädigung belassen werden.

Mögliche Nebenwirkungen

Bei korrekter Anwendung keine. Wird der Zinkleimverband zu fest oder fortlaufend angelegt, ohne die Binde nach jeder Tour abzuschneiden, so besteht die Gefahr von Stauungen und Durchblutungsstörungen.

Alternative Behandlungsverfahren

Wicklung mit elastischen Binden, Tape-Verbände.

Sachverzeichnis